国家社会科学基金青年研究项目《现代医院法人治理制度经济分析》
（项目批准号10CJY008）最终研究成果

现代医院法人治理制度经济分析

李习平 著

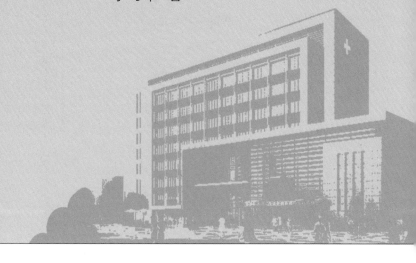

WUHAN UNIVERSITY PRESS
武汉大学出版社

图书在版编目(CIP)数据

现代医院法人治理制度经济分析/李习平著. —武汉：武汉大学出版社,2014.6
　ISBN 978-7-307-13288-7

　Ⅰ.现… Ⅱ.李… Ⅲ.医院—法人—监管制度—经济分析—中国 Ⅳ.R197.32

中国版本图书馆 CIP 数据核字(2014)第 092436 号

责任编辑:李　程　　责任校对:鄢春梅　　版式设计:马　佳

出版发行：武汉大学出版社　　(430072　武昌　珞珈山)
　　　　　(电子邮件：cbs22@whu.edu.cn　网址：www.wdp.com.cn)
印刷：武汉中科兴业印务有限公司
开本：720×1000　1/16　　印张：16.25　　字数：230 千字　　插页：1
版次：2014 年 6 月第 1 版　　2014 年 6 月第 1 次印刷
ISBN 978-7-307-13288-7　　定价：39.00 元

版权所有，不得翻印；凡购我社的图书，如有质量问题，请与当地图书销售部门联系调换。

序

党的十八届三中全会进一步明确了在医疗卫生领域改革的重点，积极推进公立医院改革，实行制度创新，构建完善的法人治理制度，让医疗资源实现合理配置，确保新旧机制的平稳转换，扭转基层医疗卫生机构的逐利性，实现公益性、积极性和可持续性的统一。

20世纪七八十年代，西方社会科学领域重新发现了制度分析在解释现实问题中的地位和作用，进而形成了新制度主义分析范式。20世纪90年代以来，新制度主义分析范式已经变成超越单一学科，遍及经济学、政治学、社会学乃至整个社会科学的分析路径。

在该背景下，本书将新制度理论的分析范式运用于分析医院法人治理制度，确立在怎样的制度约束下如何将市场机制运用到公立医院中来，在保证医院完成社会政策目标的情况下提高医院的效率。试图探索现代医院法人治理制度，运用新制度理论的研究思路和研究方法探讨我国医院的法人治理制度，将经济分析引入到医院法人治理制度中来，破解医院的制度设计难题，以缓解"看病贵，看病难"的社会问题。本书主要是从现代医院法人治理制度的理论和实践出发，针对现代医院法人治理制度体系及实践中存在的问题进行分析，综合运用经济分析模型，深入探讨现代医院的交易成本、关键资源及现代医院利益平衡，构建了现代医院交易成本模型、现代医院行为利益最优模型及利益相关者利益均衡模型，和现代医院投入产出指标体系。在此基础上，重构现代医院法人治理制度，实现在现代医院具有正外部性和社会公益性的条件下，达到现代医院公益性与自身利益的最优平衡，以体现现代医院在医疗保障

序

方面的社会责任。本书在遵循科学性和务实性的原则下,将理论模型与实证研究结合起来,既具有一定的理论高度和深度,又具有可读性,对当前新形势下推动医疗卫生体制改革工作具有一定的参考价值。

李习平同志是我熟知的一位年轻教师,近年来他一直在围绕医院管理开展理论研究和实践工作,本书不仅体现了他的学术功底,也展现了作者对中国卫生事业发展中诸多事件独到的见解。

二〇一四年元月十二日

前　言

2005年7月28日《中国青年报》刊登了由国务院发展研究中心公布的最新医改研究报告，得出了中国2005年以前的"医改"是失败的结论，研究报告认为，我国公立医疗机构的社会公益性质逐渐淡化，取而代之的是公立医院以利润为导向，以追求经济利益为目的的运作模式。该报告还对历年"医改"进行总结和反思。于是，政府提出了"新医改"。在这种背景下，我国医院的法人治理制度是否合适，如何实现医疗服务的公平性和可及性，体现医院的社会公益性，如何改变我国当前存在的"看病贵，看病难"的现状，这对我国"新医改"提出了严峻的考验。

一、本书研究成果的价值

从成果的学术价值来看，本书以现代医院法人治理制度为主线，以新制度理论为视角，研究现代医院的财产权归属、交易成本对医院及其参与者行为的影响分析，构建现代关键资源的控制对医技人员满足程度最大化的模型，进而提出现代医院法人治理制度。因此，本书具有较高的理论价值。

从成果的应用价值来看，本书从理论上深入探讨了产权制度对医院经营行为的影响，将医院利益相关者的利益均衡纳入其中进行分析，得出有实际意义的结论，并提出相应具有操作性的制度建议，这为我国公立医院改革以及社会资本办医提供了富有应用价值的政策建议，可以为卫生行政管理部门、医院管理层提供较好的资讯参考。因此，本书成果具有一定的应用价值。

从成果的社会影响和效益来看，本书通过对医院、医技人员以及供应商等参与者的利益分析，构建现代医院水平一体化的医院经营模式，提出了将基层医疗服务与卫生资源丰裕的医院实现水平一体化战略，重新构建了现代医院法人治理制度，这样可以实现居民对医疗卫生资源享用的公平性和可及性，在一定程上可以缓解"看病贵，看病难"的问题。因此，本书研究成果能对全社会，尤其是对医疗卫生服务市场产生一定的社会影响，并实现一定的社会效益。

二、现代医院法人治理结构的构建

本书提出现代医院应该实现两权分离，建立以董事会或医院管理公司为最高决策机构的法人治理结构，大量引入社会资本办医，丰富办医形式。在现行管理制度下，医院是以管理交易为主，契约或组织保障可以大大降低交易成本，这是现代医院实行水平一体化的内在动力。通过兼并重组或政府主导等方式实现医院与社区卫生服务中心(站)或县级医院的水平一体化，使现代医院实现外部交易内部化，切断大部分药品购销环节的利益链，降低医生寻租的概率。研究认为，现代医院的服务对象不能局限于病人，应扩展到亚健康人群和健康人群中的潜在顾客。政府应逐步使城镇基本医疗保险、合作医疗保险和商业保险发挥协同效应。取消药品加成政策，医院由此减少的收入或形成的亏损，通过增设药事服务费、调整部分技术服务收费标准和增加政府投入来补偿。发挥医疗服务市场的技术优势和资本市场优势，形成依靠资本市场、技术市场和劳务收入补偿的新思路。

三、重构现代医院的管理制度

建立以医技人员的医疗水平和职业声誉为基础的薪酬机制，实现严格的医技人员准入制度，执行严格的惩罚制度和强化医务人员的角色意识。研究显示，当医技人员获得的劳动报酬超过社会平均报酬时，医技人员寻租的机会成本很大，则医技人员会放弃寻租，反之，会加大寻租。运用医院与医技人员的合谋模型研究显示，现代医院在某一给定的货币回报下，医技人员的努力越大，医院货币价值越大，这说明了医院纵容医技人员寻租行为的必然性。当前医院和医技人员之间的默契行为，虽然带来了医院的利益最优化和医技人员效用最大化，但是造成的后果是患者的福利损失，即患者用于就医消费的消费剩余减少了。因此，现代医院只有实现了微观利益与社会利益的兼顾与均衡，其公益性的凸显才具有坚实的基础。同时，本书从理论上证明了当前医院争相提高诊疗技术，购买先进仪器，提高诊疗服务价格的内在驱动力，在分担契约成本约束参数的假设下，构建了现代医院最优交易成本模型。

四、重新界定现代医院公益性标准

现代医院的公益性不是患者不支付医疗费用，而是用患者的医疗支付与其收入相比较来评价；医院的公益性必须是居民基本医疗保健服务的公益性。基于 Cobb-Douglas 生产函数及修正模型，对 50 家综合医院的效率进行研究，研究显示，在现有的法人治理制度下，综合医院的病床利用率偏低，需要减少床位，此研究结果正好与我国当前的医疗体制所产生的后果是一致的。基于演化博弈理论，医院在与利益相关者之间进行博弈时，只有医院提出的主导契约被利益相关者接受时才能实行利益均衡，最终收敛于不同均衡的概率取决于系统演化的各参数。

综上所述，本书通过理论研究，提出了现代医院法人治理模式，并通过实证分析，获得了具有使用价值的分析成果。后续研究将主要在进一步完善医院财务数据的基础上，进行现代医院法人治理制度经济效率方面的研究。

目 录

第一章 导 论 … 1
第一节 问题的提出 … 1
一、我国医疗机构的改革历程 … 1
二、医院改革失败的原因 … 3
三、"新医改"的内容 … 5
四、"新医改"面临的挑战 … 7
五、小结 … 10
第二节 现代医院法人治理制度经济分析的意义 … 11
一、理论意义 … 11
二、实际意义 … 17
第三节 本书研究内容和研究方法 … 18
一、研究内容 … 18
二、研究方法 … 21
第四节 相关概念的界定 … 22
一、现代医院 … 22
二、医院法人 … 23
三、医院法人治理制度 … 23

第二章 国内外研究文献综述 … 25
第一节 医疗服务改革研究 … 25
一、医疗服务效率研究 … 25
二、医疗服务质量研究 … 33
第二节 医院法人治理研究 … 37
一、国外相关研究 … 37

目 录

　　二、国内研究 …………………………………………… 41
　　三、简短述评 …………………………………………… 44

第三章　现代医院法人治理制度的传导路径研究 ………… 46
　第一节　现代医院财产权分析 ………………………………… 46
　　一、产权、产权制度 …………………………………… 46
　　二、现代医院法人财产权的界定 ……………………… 49
　　三、我国医院产权制度改革分析 ……………………… 50
　　四、公立医院产权制度改革的国际经验 ……………… 54
　　五、公立医院产权制度改革案例分析
　　　　——以武汉市医改为例 ……………………………… 58
　　六、小结 ………………………………………………… 65
　第二节　现代医院交易成本分析 ……………………………… 66
　　一、交易成本理论综述 ………………………………… 66
　　二、现代医院交易成本的内容 ………………………… 70
　　三、现代医院交易成本的特征 ………………………… 76
　　四、现代医院交易成本影响分析 ……………………… 76
　　五、小结 ………………………………………………… 81
　第三节　现代医院关键资源分析 ……………………………… 82
　　一、现代医院关键资源的界定 ………………………… 82
　　二、现代医院关键资源的内容 ………………………… 83
　　三、现代医院医技人员对关键资源控制分析 ………… 84
　第四节　现代医院利益关系平衡分析 ………………………… 89
　　一、现代医院与供应商的利益分析 …………………… 89
　　二、现代医院与竞争者的利益分析 …………………… 91
　　三、现代医院与患者的利益分析 ……………………… 91
　　四、现代医院与医技人员的利益分析 ………………… 91

第四章　现代医院法人治理制度下经济分析模型 ………… 93
　第一节　现代医院交易成本经济分析 ………………………… 93
　　一、现代医院的优势效应分析 ………………………… 93

二、交易成本的存在对患者产生的外部性分析 …… 98
三、现代医院提高诊疗技术的内在动力经济分析 …… 101
第二节 现代医院最优交易成本模型的构建 …… 104
一、现代医院交易成本模型构建的目的 …… 104
二、现代医院交易成本模型的假设 …… 105
三、现代医院分担契约成本约束参数的选择 …… 107
四、现代医院控制变量的约束形式 …… 108
五、现代医院提供医疗服务过程控制变量的组合契约约束形式 …… 110
六、不同约束形式的优化目标 …… 112
七、结论 …… 114
第三节 现代医院行为的利益最优化分析 …… 115
一、政府对医院投入分析 …… 115
二、现代医院利益最优化分析 …… 116
三、医保制度下患者利益最优化分析 …… 119
四、现代医院与患者的收益平衡优化模型 …… 121
第四节 现代医院利益相关者利益均衡构建 …… 125
一、现代医院利益相关者的内容 …… 125
二、现代医院利益相关者的利益冲突 …… 127
三、医院利益相关者的利益需求分析 …… 129
四、现代医院利益相关者的利益均衡构建 …… 131
五、举例分析——以医院与患者的演化博弈均衡为例进行分析 …… 137

第五章 现代医院的投入产出分析 …… 141
第一节 我国当前医院的投入产出概述 …… 141
一、我国当前医院的投入分析 …… 141
二、我国当前医院的产出分析 …… 141
第二节 现代医院投入产出指标设计 …… 144
一、构建指标体系应遵循的原则 …… 145
二、利用德尔菲法确定现代医院投入产出指标 …… 146

第三节　现代医院投入指标分析……………………………… 150
　一、组织结构（A）…………………………………………… 150
　二、医疗投入（B）…………………………………………… 151
　三、管理水平（C）…………………………………………… 152
　四、医技人员（D）…………………………………………… 153
第四节　现代医院产出指标分析……………………………… 154
　一、公众健康水平（E）……………………………………… 154
　二、医疗享有权（F）………………………………………… 155
　三、公众经济承受力（G）…………………………………… 156
　四、社会外部性（H）………………………………………… 156
第五节　现代医院投入产出量化分析………………………… 157
　一、基于C-D生产函数的现代医院效率理论分析………… 158
　二、基于C-D模型医院产出能力的经验分析……………… 161
　三、基于C-D模型的医院效率经验分析…………………… 165
　四、民营医院对我国医疗服务行业影响的经验分析……… 172
　五、中国医疗服务行业全要素生产率增长经验分析……… 175
　六、小结……………………………………………………… 181
第六节　现代医院公益性的重新界定………………………… 182
　一、医院的属性分析………………………………………… 182
　二、我国医院公益性的现状………………………………… 183
　三、现代医院公益性的重新界定…………………………… 186

第六章　现代医院法人治理制度的构建……………………… 193
　第一节　国外医院法人治理制度的经验分析……………… 193
　　一、国外医院法人治理制度分析………………………… 193
　　二、国外医院法人治理制度综合分析…………………… 199
　第二节　现代医院法人治理制度构建的原则……………… 205
　　一、现代医院凸显社会公益性原则……………………… 205
　　二、政府履行其职责的原则……………………………… 206
　　三、现代医院利益相关者利益平衡原则………………… 206
　　四、社会资本参与办医原则……………………………… 206

第三节　现代医院法人产权归属制度探讨……………… 207
　一、现代医院法人产权的归属………………………… 207
　二、现代医院法人产权归属的特点…………………… 207
　三、现代医院法人产权归属的优势…………………… 208
　四、现代医院法人产权归属政策分析………………… 209
第四节　现代医院的法人制度设计……………………… 210
　一、现代医院治理结构的选择………………………… 210
　二、确立先进的现代医院经营理念…………………… 212
　三、建立新型用人制度和灵活的分配机制…………… 212
　四、理顺现代医院补偿机制…………………………… 212
第五节　现代医院法人治理制度优化…………………… 213
　一、现代医院医技人员的管理制度…………………… 213
　二、现代医院外部治理制度…………………………… 215
　三、现代医院内部激励制度…………………………… 218
　四、现代医院薪酬分配制度…………………………… 221
　五、现代医院的文化制度……………………………… 223

第七章　本书主要研究成果 …………………………… 224
第一节　研究成果………………………………………… 224
　一、现代医院法人治理制度的传导路径研究成果…… 224
　二、现代医院法人治理制度下经济分析模型研究成果… 226
　三、现代医院法人治理制度的构建研究成果………… 228
第二节　主要的创新点…………………………………… 229
　一、研究视角创新……………………………………… 229
　二、理论创新…………………………………………… 230
　三、利益相关者研究创新……………………………… 230
第三节　本书的不足……………………………………… 231
　一、定性指标的量化分析欠缺………………………… 231
　二、未能深入探讨公益性与医院利益最大化………… 231
　三、真实数据获取存在一定的困难…………………… 231
第四节　本项目的拓展方向……………………………… 232

目 录

一、"新医改"下医疗服务体系的构建研究 ……… 232
二、医院补偿模式研究 ……………………………… 232
三、基于"医药分业"现代医院的制度重构研究 …… 232
四、医院管理委员会的资本市场研究 ……………… 233

主要参考文献 ……………………………………… 234

后 记 ………………………………………………… 245

第一章 导 论

第一节 问题的提出

一、我国医疗机构的改革历程

新中国成立后,以公立医疗机构为主体来保障人民的基本医疗服务需求,国家或集体充当出资人和监管者的角色。因此,我国医疗机构的改革基本上就是对公立医疗机构的改革。

(一)1979年以前

改革开放前,我国公立医疗机构无论是筹资方式还是筹资模式都体现了社会主义的特征,居民的医疗费用按照共担原则(国家、社会和个人)进行支付。在当时的政治经济背景下,政府通过计划和预算来控制医疗机构的人财物。由于当时我国经济水平较低,物质相对匮乏,公立医疗机构提供的只能是低水平的医疗服务。然而,受到"文化大革命"的影响,我国医疗卫生事业遭到破坏,在国家医疗卫生事业政策的指引下,只重视对医疗卫技人员理论技能的培养,而忽视对医疗机构设备的更新。当时,公立医疗机构的运行基本上是负债运行。

(二)1979—1992年

十一届三中全会上确立了"以经济建设为中心",这为我国医疗卫生改革奠定了制度基础。1979年的价格改革为医疗服务制度改革确立了方向,1985年启动了医疗卫生体制改革,其核心内容是"放权让利,扩大医疗机构的自主权,由农村向城市推进"。为了贯彻按劳分配的原则,开始尝试拉开个人收入差距,事实上,这项改革为深化医疗服务机构的分配模式奠定了制度基础。这种政策导向虽然能缓解当时医疗机构在运行过程中的矛盾，但是也存在很多问题，这些问题在当时并没有考虑应对策略，以至于对当前我国医疗机构的改革造成了非预期的影响。卫生部提出了公立医疗机构承包经营责任制的改革，其改革主导思想是有政策没有钱，这种改革的结果是医疗机构关注经济效益，弱化了其公益性。

（三）1992—2005 年

这一阶段我国继续加大改革的力度，在国企改革推进的基础上，政府及医疗服务管理部门围绕"什么样的制度安排才能使我国公立医疗机构与我国市场经济体制相适应"的问题而展开。在公立医疗机构履行政策目标的基础上，提高我国公立医疗机构的效率。到 20 世纪 90 年代中后期，我国公立医疗机构的改革内容围绕规范政府和公立医疗机构的责、权、利的分配，转换公立医疗机构的经营机制、实行医疗机构的分类管理、扩大医疗卫生机构的经营自主权和规范医疗服务市场参与方的行为。从那时起，大部分大型公立医疗机构在充分挖掘国家政策的同时，进入了迅猛成长和扩张的时期。一些地方政府出现了把中小型医疗机构转制为股份制和私人医疗机构的情况。因此，在我国医疗服务主要由公立医院机构提供的背景下，虽然居民享受到了相应的医疗技术水平，也引发了"看病贵"的强烈不满。随着我国经济体制改革的不断深入，医疗服务市场化调动其积极性的同时也暴露出一些弊端，尤其 2003 年 SARS 事件直接暴露出了我国公共卫生领域存在的问题，促使人们反思现行的医疗卫生政策。2005 年 7 月 28 日《中国青年报》刊登了由国务院发展研究中心公布的最新医改研究报告，研究结论认为我国 2005 年以前的"医改"是失败的，公立医疗机构的社会公益性质逐渐淡化，取而代之的是公立医疗机构以追求经济利益为导向，并对历年医改进行总结和反思。

（四）2005 年至今

这一时期不但关注医疗机构的社会公益性质，而且还注重医疗机构服务质量的评估和管理，政府出台了一系列的政策措施来规范医疗行为，有利于改善医疗服务态度，进而提高医疗服务质量，降低医疗费用,试图解决"看病贵,看病难"这一突出问题,同时,在这一时期政府加大医疗卫生费用的投入(见图1-1)。

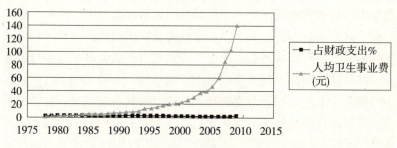

图1-1 财政支出与人均卫生事业费图

纵观我国医疗机构改革历程,医疗体制的改革是伴随着经济体制改革而展开的。事实上,我国医疗体制改革基本上是从调整医疗服务价格开始的,为了满足居民对医疗服务的需求,开始把我国医疗机构改革放到整个社会事业发展的背景下去设计。因此,医疗机构的改革是一种渐变式的改革过程,同时也是一个认识不断深化的过程。而且我国其他行业改革的理论和实践对医疗服务行业中医疗机构的改革产生了重要影响。改革开放30多年来,在我国经济体制改革的大背景下,由于受到财政管理体制的限制,卫生部门一直理性地把卫生改革作为社会事业一部分去推行。回顾我国30多年的医疗机构改革历程,公立医疗机构的改革应该从提高医疗服务行业福利角度进行整体设计。

二、医院改革失败的原因

在当前居民对我国医疗费用持续增长表示不满,医患关系趋于紧张的背景下,医疗卫生体制改革失败原因可从以下几个方面进行分析:

(一)医疗过度市场化

由于我国计划经济体制出现的弊端,在改革过程中,出现了对计划经济条件下医疗卫生体制的否定,医疗卫生体制改革采取"一刀切",但人是吃五谷杂粮的,无论地位高低都面临患病的可能性,加之贫富差距越来越大,在这种背景下,医疗服务市场也在走向市场化,其结果是医疗费大幅度提高、有限的医疗资源向大中城市集中,致使普通居民失去了选择费用相对较低的医疗机构治疗的权利。对于一般的商品而言,价格较高或购买困难,居民可以寻找替代品,甚至降低自己的生活水平或调整自己的偏好,而医疗服务是一种特殊的商品,当人患有疾病(如高烧或疼痛等症状),居民不可能不去求医。如果公立医疗机构按照市场的规则进行运营,势必会导致医疗服务购买者付出更高的代价,这就使得"看病贵,看病难"的问题显得尤为突出。因此,将医疗机构过度市场化是导致医改失败的原因之一。

(二)药品流通渠道监管失控

由于公立医疗机构除了向患者销售诊疗、护理等服务外,更重要的是销售与这些服务相关的附带产品(如药品、检查),其中药品是重要的一部分。大部分病人到医疗机构看病,尽管要经过一系列的流程,但一般而言要想治愈病痛,一定会使用药物,任何疾病不可能和医生见一面就自动治愈。因此,药品在公立医疗机构运营过程中具有重要的作用,这就是"以药养医"的根源,几元一盒的口服药物,几经转手,到医疗机构价格就变成了三十几元,高价药品的源头在于渠道管理混乱和监管失控。

(三)昂贵的医疗器械、医疗耗材和医疗技术

医院在为患者进行诊断治疗时经常会使用到一些昂贵的医疗器械和耗材,这些昂贵的医疗器械和耗材是否应该使用,应该使用多少,只能通过医生的医疗经验来进行判断,无法进行有效的监管,这使得一些缺乏诚信观念的医院、医生有机会通过滥用器械和耗材来牟利,由此衍生出一些滥用高价器械和耗材的现象。医院诊疗服务价格偏低的现实,加上医疗器械企业无孔不入的不正当竞争,在刚性需求下,供需的不平衡和信息的不对称,不仅导致患者缺乏话语权,就连医院采购时也难有议价能力,部分医生为了增加自己的收入,也乐于通过"过度治疗"方式以获得回扣,医疗器械行业有一个潜规则是"附加值越高、价格越贵的产品越好卖"。因此,影

响医用耗材价格的因素主要是购进价格、加价率和加价水平，这正是医疗器械价格虚高集中在高档耗材上的原因，部分医用耗材价格昂贵，导致患者和社会的医药费用负担沉重，助推了"看病贵"的问题，这也是导致医改失败的原因之一。

三、"新医改"的内容

2009年4月，国务院正式公布《中共中央国务院关于深化医药卫生体制改革的意见》（简称《意见》）。《意见》首次提出将基本医疗卫生制度当作公共产品向全民提供。到2011年基本医疗保障制度全面覆盖城乡居民，切实缓解"看病难，看病贵"的问题。《意见》强调，坚持医药卫生事业为人民健康服务的宗旨，以保障人民健康为中心，以人人享有基本医疗卫生服务为根本出发点和落脚点，从改革方案设计、卫生制度建立到服务体系建设都要遵循公益性的原则，促进基本公共卫生服务逐步均等化。

（一）"新医改"的目标

有效减轻居民就医费用负担，切实缓解"看病难，看病贵"的问题，建立健全覆盖城乡居民的基本医疗卫生制度，为群众提供安全、有效、方便、价廉的医疗卫生服务，充分认识深化医药卫生体制改革的重要性、紧迫性和艰巨性；深化医药卫生体制改革的指导思想、基本原则和总体目标；完善医药卫生四大体系，建立覆盖城乡居民的基本医疗卫生制度；完善体制机制，保障医药卫生体系有效规范运转；着力抓好五项重点改革，力争近期取得明显成效；积极稳妥推进医药卫生体制改革。

（二）"新医改"的五项改革

1. 五项改革的内容

第一，加快推进基本医疗保障制度建设。3年内使城镇职工和居民基本医疗保险及新型农村合作医疗参保率提高到90%以上。2010年，对城镇居民医保和新农合的补助标准提高到每人每年120元，并适当提高个人缴费标准，提高报销比例和支付限额。

第二，初步建立国家基本药物制度。建立科学合理的基本药物目录遴选调整管理机制和供应保障体系。将基本药物全部纳入医保药品报销目录。

第三，健全基层医疗卫生服务体系。重点加强乡镇卫生院、县级医院(含中医院)、困难地区城市社区卫生服务中心和边远地区村卫生室建设。

第四，促进基本公共卫生服务逐步均等化。制定并实施国家基本公共卫生服务项目，从2009年开始，逐步在全国建立统一的居民健康档案。增加公共卫生服务项目，提高经费标准。充分发挥中医药作用。

第五，推进公立医院改革。2011年逐步推开改革公立医院管理体制和运行、监管机制，提高公立医疗机构服务水平，推进公立医院补偿机制改革，加快形成多元化办医格局。

2. 五项改革的意义

第一，旨在着力解决群众反映较多的"看病难，看病贵"问题。积极推进基本医疗保障制度建设，将全体城乡居民纳入基本医疗保障制度，切实减轻群众个人支付医药费用的负担。建立国家基本药物制度，完善基层医疗卫生服务体系，方便群众就医，充分发挥医药作用，降低医疗服务和药品价格。促进基本公共卫生服务逐步均等化，使全体城乡居民都能享受基本公共卫生服务，最大限度地预防疾病。推进公立医院改革试点，提高公立医疗机构服务水平，努力解决群众"看病难、看病贵"问题。

第二，旨在落实医疗卫生事业的公益性质，具有改革阶段性的鲜明特征。把基本医疗卫生制度作为公共产品向全民提供，实现人人享有基本医疗卫生服务，这是我国医疗卫生事业发展从理念到体制的重大变革，是贯彻落实科学发展观的本质要求。医药卫生体制改革是艰巨而长期的任务，需要分阶段有重点地推进。要处理好公平与效率的关系。在改革初期首先着力解决公平问题，保障广大群众看病就医的基本需求，并随着经济社会发展逐步提高保障水平。逐步解决城镇职工基本医疗保险、城镇居民基本医疗保险、新型农村合作医疗制度之间的衔接问题。鼓励社会资本投入，发展多层次、多样化的医疗卫生服务，统筹利用全社会的医疗卫生资源，提高服务效率和质量，满足人民群众多样化的医疗卫生需求。

第三，旨在增强改革的可操作性，突出重点，带动医药卫生体制全面改革。建立基本医疗卫生制度是一项重大制度创新，是医药卫生体制全面改革的关键环节。五项重点改革涉及医疗保障制度建设、药品供应保障、医药价格形成机制、基层医疗卫生机构建设、公立医疗机构改革、医疗卫生投入机制、医务人员队伍建设、医药卫生管理体制等关键环节和重要领域。抓好这五项改革，目的是从根本上改变部分城乡居民没有医疗保障和公共医疗卫生服务长期薄弱的状况，扭转公立医疗机构趋利行为，使其真正回归公益性，有效解决当前医药卫生领域的突出问题，为全面实现医药卫生体制改革的长远目标奠定坚实基础。

（三）"新医改"的特点

第一，体现了公平性和公益性。公平性主要体现在提出了全民医保的目标，还提出了促进基本公共卫生服务均等化的内容。公益性主要体现在全国公立医院改革，维护公立医疗机构的公益性，通过建立国家基本药物制度来维护群众用药的公益性。

第二，强调政府职能。通过加大对医疗服务供需双方的投入，明确政府对群众健康的责任。

第三，在改革重点上突出基层、面向农村、惠及群众。在这个医改意见里面提出了要加强基层医疗服务体系建设，加大对基层医疗卫生人才的培训力度，提高基层医疗服务的水平和质量，使广大群众不出乡村社区就能够就近得到比较好的医疗服务。

第四，强调政府主导和发挥市场机制相结合。在突出基层保基本的同时，强调充分发挥市场机制，比如利用社会资本来形成多层次的医疗保障体系，形成多元化的办医格局，促进有序的竞争，满足人民群众多元化、多层次的医疗卫生需求。

四、"新医改"面临的挑战

在充分肯定"新医改"五项重点改革措施重要意义的基础上，推进这五项重点改革还面临着一系列挑战。

（一）基本医疗保障制度支付方式的改革问题

随着基本医疗保障覆盖面的迅速扩大和基本医疗保障水平的明

显提高，一方面让人民群众的医疗需求得到进一步满足；另一方面让供方获利的空间也得到进一步拓展。这就使得基本医疗保障制度管理者在费用控制方面的责任和压力越来越大。与此同时，由于政府对于基本医疗保障制度的投入加大，基本医疗保障的统筹层次提高，基本医疗保障制度作为医疗卫生服务的统筹者，其谈判实力和调节供方行为的杠杆作用也明显增强，完全可以通过改革供方付费与结算方式，在保障服务安全和质量的前提下，促使供方服务效率得到提高。国际经验显示：按项目付费是导致医疗费用上涨过快的主要原因之一。因此，加快推进基本医疗保障制度建设的主要任务之一是改变我国目前按项目付费作为主要付费方式的局面。付费方式改革的核心目标是让供方不再从提供过多不必要的医疗服务中获利。无论是按病种付费还是按人头付费，新的付费方式都需要界定供方在成本控制上的责任与风险。鉴于各种不同付费方式的优缺点以及实施条件的不同要求，应当鼓励各地在试点过程中，大胆创新，科学评估，探索出一套有中国特色的付费方式"组合拳"。

(二) 基本药物使用的界定和规范问题

医改方案中有关建立国家基本药物制度的行动规划包括由国家定期公布基本药物目录，由省级人民政府组织公开招标采购公立医疗机构使用的基本药物，不同层级医疗卫生机构基本药物使用率由卫生行政部门规定，其目的是控制药品价格，规范药品的使用。然而，这项改革实施中的主要问题是：如何界定和推行"基本药物"目录？如果界定"基本药物"的主要手段是针对常见病、多发病所可供使用的药品集中采购，运用成本-效果原则进行筛选的话，这会不会与基本医疗保障制度所强调的"保大病"的基本原则发生冲突？因为价廉的药，很多人也许都能支付得起，而恰恰是一些效果好，临床必需，价格昂贵的药，病人负担不起，因此，需要医疗保障制度的帮助。

(三) 基层医疗卫生服务体系水平和信誉的提高问题

"新医改"方案实施的最大直接受益者也许是基层医疗卫生服务机构，这包括37 295所乡镇卫生院和7 861所城市社区卫生服务中心①。

---

① 2012年《中国卫生统计年鉴》。

随着这些基层医疗卫生机构硬件和软件的加强，加之基本医疗保障制度提高报销比例，基层医疗卫生服务体系的利用率有望得到一定的提高。然而，消费者是否使用基层医疗卫生服务，除了方便和价格的因素外，主要取决于其对于服务提供方信任与否。主要原因是消费者担心基层医疗卫生机构缺乏鉴别诊断与及时处置的能力，甚至还担心在转诊的过程中延误了最佳干预时机。由于医学的复杂性、科技的更新换代速度常常超出了基层医疗卫生机构的应对能力，因此，不断提高基层卫生水平和服务利用率的最有效方式是建立起医疗资源的纵向整合、区域医疗中心与基层卫生机构紧密协作的机制。但是，在《意见》中有关于医疗资源纵向整合的内容，在重点实施方案中却只字不提，孤立地搞基层卫生机构的硬件和软件建设，显然效果是有限的。

（四）医疗机构的预防保健职能有效发挥的问题

"新医改"方案将公共卫生体系建设放在了一个非常显著的地位，这是值得充分肯定的。然而，除了强调明确国家基本公共卫生项目、建立健全疾病预防控制、健康教育、妇幼保健、应急救治、采供血、卫生监督和计划生育等专业公共卫生服务网络，对于如何有效地发挥医疗机构的预防保健职能却未予以高度的重视。医疗机构毕竟是人民群众接触最多、掌握人群健康状况动态变化信息最广的地方。同时，医务工作者的专业威信和职业道德都使得他们在同患者及其家属的接触过程中，应该在有病早治、无病早防、树立健康的生活方式等方面成为服务对象的良师益友。然而，由于传统医学模式的束缚、医务工作者职业道德教育的缺乏、体制机制上的不健全等原因，除防保科室外，医疗机构的其他科室基本上是只看病，不见人，严重忽视了预防保健的职责。这种局面不改变，要真正实现"加强对严重危害人民健康的各种疾病的监测、控制、预防，提高人民群众健康水平"的目标就很困难。

（五）公立医院如何落实其"公益性"的问题

新医改方案十分强调"公共医疗卫生服务的公益性"。从公立医院的角度来看，保持"公益性"意味着不以赢利为主要目的，不赚钱的项目照样能够开展，付不起医药费的穷人照样能够享受服务。关键问题在于谁来为"公益性"埋单？在政府向公立医院投入有限的情况下，指望公立医院能够自觉自愿地维护其公益性是不现实，也是不可持续的。在实现全民医保覆盖之前，困扰医院"公益性"的主要瓶颈问题是如何有效解决"医疗欠费"问题。另外，随着"多点执业"的合法化，会不会影响公立医院医生的"主业"，出现人才外流、外泄的情况？

综上所述，要想成功实施这五大改革，就要清醒地认识到所面临的主要问题，认真地寻找有效的解决办法。正因为尚未找到包括上述问题在内的许多操作层面问题的答案，所以才要更加重视未来3年试点工作的针对性（针对难点问题）、创新性（鼓励各地勇于探索，广泛开启社会各界的智慧大门）、科学性（对于试点的结果进行客观、科学的评估，而且一定要先设计好评估指标，再收集基线调查数据）。国内外大量经验都证明：只有充分重视并鼓励多元化、多样化试点工作的开展，才能在此基础上"以点带面"，积极推动全国范围内的医改，从而建立起覆盖全民的公平、高效的基本医疗卫生制度。

五、小 结

从我国医改的历程可以看出，医改之路曲折而艰巨。在我国，公立医院承担着公共卫生服务和基本医疗服务的职能，是实现政府卫生政策目标的重要基础。由于医疗服务行业本身和公立医院自身的特殊性，使对公立医院的治理成为世界性难题。新中国成立后针对旧中国遗留的问题，中国政府一方面需要在各地建立起足够多的公立医疗机构，培训卫生人员，解决缺医少药的问题；另一方面需要提供足够且低廉的医疗卫生服务，保证国民能够看得起病。改革开放后，医院改革借鉴企业改革的模式，走向了市场化。具体而言，就是确立在怎样的制度约束下如何将市场机制运用到公立医院中来，在保证公立医院完成社会政策目标的情况下提高公立医院的效率。因此，这个阶段公立医院的经济政策主要是探索公立医院如何利用市场机制的问题。但是，由于各种原因，公立医院改革以企业改革理论为指导，改革的历程也主要是走企业改革的老路，而实际上政府没有明确在市场经济条件下公立医院的社会政策目标究竟应该是什么，理论界则陷入了对卫生事业性质的探讨中。随后，国家对公立医院的定性也发生了变化，由原来的完全福利型事业转变为实行一定福利政策的社会公益事业。2005年国务院发展研究中心公布的最新医改研究报告，认为中国2005年以前的"医改"是失败的。政府开始了新一轮的医改，称为"新医改"，在"新医改"中明确提出了此次医改的任务、目标以及改革的重点等内容。因此，在该背景下，本书试图探索现代医院法人治理制度，运用新制度理论的研究思路和研究方法，探讨我国医院的法人治理制度，将经济分析引入到医院法人治理制度中来，破解医院的制度设计难题，缓解"看病贵，看病难"的社会问题。

第二节 现代医院法人治理制度经济分析的意义

一、理论意义

（一）拓展现代医院法人治理的研究领域

本书是基于新制度理论的视角，拓展现代医院法人治理的研究领域，把制度的研究和经济分析置于统一框架下进行分析，因此具有全局性、前瞻性。

1. 传统医院法人治理研究中的假定及内容

（1）传统医院法人治理研究中的假定。过去研究医院法人治理主要借鉴企业法人治理(在西方称为"公司治理")的理论，其研究思路是借鉴传统的分析方法，其主要特征表现在两个方面：一是关于人的行为理性假设，二是"均衡"概念的提出。前者是将"最大化行为"目标函数用于分析之中，后者则是用于刻画"最大化行为"存在条件的分析工具。其假设条件为：

第一，稀缺性与欲望无限假设。医院的各种资源均具有较强的差异性和专用性，正是由于其稀缺导致了医院在利用资源或转让资源时必须获得较高的回报，医院的所有参与者均有追逐自己利益的驱动力，在满足低层次需要后会迈向更高层次的需求。

第二,"经济人"假设。医院的控制人、经理人或利益相关者等均具有追求自身利益最大化的欲望,希望在现有的投入下获得更大的利益,如医生希望在提供同样的诊疗服务时能获得更多的报酬。无论是医院的管理者还是执行者或医护人员都会对自己的行为(如决策、提供医疗服务、投入特殊的劳务等)进行成本收益分析。尽管政策、制度对医院的性质及其外部性进行了一些有代表性的规定,但是在我国改革开放后,医院的运营基本上是按照市场化运作模式进行运作的,患者的就医行为基本上是自愿选择就医,患者在支付一定的医疗费用后,获得自己的满足最大化(最主要的满足就是治愈疾病或某种不适得到缓解),而作为医院而言,有客观的业务收入,医技人员能通过自己的诊断投入获得高额的回报(丰厚的奖金或回扣等)。

第三,理性假设。过去研究医院法人治理时,基本上假定政府决策部门对医院管理的决策是正确的,不存在过错,且决策是能达到预期政策目标的,而医院的经营管理是按照利益均衡的决策依据进行运营,其运行机制是符合政府和医院自身发展需要的。患者选择就医时,在理论上是基于政府决策的正确性,医院提供所有医疗服务的运营机制信息是公开透明的,而且符合医疗行业规制,在以上这些理性分析的基础上来构建医院经营管理的"两权分离",研究分析相应的所有权性质、经营权的监控以及法人治理结构的构建。

第四,不存在交易费用假设。在过去研究经济组织的经济行为时,对收集信息的成本、政策设计、实施和监管成本均未进行相应的核算,也就是假定其交易成本为零,认为医院在与所有参与者进行交易时均是无摩擦和无成本的。

第五,技术外生假设。医院所有的技术均是外生的,医院利用新技术后理所当然可以制定高价来获得更多的经济租金,技术的革新能带来更大的经济效益,同时通过政府的宏观政策来给技术所带来的经济租金保驾护航。

(2)传统医院法人治理研究的内容。研究传统医院法人治理时,主要从以下几方面进行分析:一是医院的产权结构。我国的社会主义制度决定了医院是政府出资委托医院负责人进行代管的产权结构，这说明了医院的所有权归政府。因此，过去的研究主要围绕医院的产权结构模式以及这种产权结构对医院法人治理产生的影响。二是医院法人治理结构。医院的管理主要是由医院管理层、监管层和政府主管部门组成管理体系，并对医院进行监控。具体包括医院管理体系中各主体的职能、管理类型、管理体系内部的组成结构等。三是医院各参与人员激励机制的制定，包括激励的基本形式、激励机制的设计、薪酬模式的设计。四是医院在运行过程中的行为监管。

2. 本书研究的假设及内容

（1）本书研究的假设条件。在现代医院法人治理中引入新制度理论的分析方法，拓展研究思路。本书的研究假设并不是对传统医院法人治理研究假设条件的否定，而是根据环境的变化对过去研究的假设条件进行修正和拓展。

第一，关于人类行为基本假设的修正和拓展。一是对追求最大化的经济人假设的拓展。过去的研究是把医院所有参与者解释成追求自身利益最大化的经济人，这一假定能够揭示出参与者行为的基本特征，使问题简单化；同时可以使用曲线来代替个人行为，消除现代医院各参与者在进行交易过程中的不确定性和复杂性（如患者在同医生交谈的过程中，医生会给患者多种选择治疗的方案，患者不会一味接受医生的治疗建议，他们的决策呈现出不确定性和复杂性）。但是追求自身利润（或满足）最大化的假定显然不能完全符合现实，例如医院并不是一味追求完全的利润最大化，医院要把社会公益性，医院的荣誉、外在形象、社会福利等因素均纳入到目标函数集中去。同时医院在现实行为中存在着许多利他主义因素，如医院的义诊活动，为居民免费检测某种疾病等。虽然追求利润最大化是现实生活中医院的一个基本事实，但是单纯的经济人假设，无法解释现实生活中的许多问题。本书借用新制度理论中的假设不是否认最大化的经济人假设，而是要从医院法人治理制度出发，从医院所有参与者出发，探究是什么样的经济人，追求的是何种最大化。也就是不仅要研究现代医院所有参与者追求最大化的假设，而更重要的是研究这些参与者的目标函数集合及形成所有参与者目标函数集合的制度基础和制度结构;要探究何种制度结构引起何种目标序列的最大化,研究的对象不应仅仅是最大化经济人而更应该是其背后的制度结构。二是机会主义的行为假设。机会主义倾向是指人们借助于不正当手段谋取自身利益的行为倾向。按照新制度理论的假设由于人的理性有界、不完全竞争、不确定性、不完全信息和正交易费用,在这种现实制度环境中,医院所有参与者在利益最大化行为动机的驱使下,利用信息的不对称和正交易费用等客观经济现实,以违背对未来行动的承诺等不合法手段来获得自身利益,如当前医院出现"看病贵、看病难",医生拿回扣,过度检查等现象。医院各参与者的机会主义倾向在信息不对称、针对专用性资产交易等方面最易实施,如医生对某种疾病的症状、治疗的方案及治疗周期等有一个大致的判断,但患者不是专家,无法获得与医生同样完备的信息,医生就更有可能出现采取大处方、多检查等过度医疗手段获利的机会主义倾向。三是个人偏好的内生性假定。传统的研究一般是假定个人偏好是外生性的,是既定的,在分析相关限定、资源配置、市场交易和相关决策时,往往容易忽视经济环境以及社会对个人偏好产生的影响。本书则把个人偏好作为医院分析的一部分进行研究,并用医疗服务运行系统这个术语来强调该假设。认为医院的运行不能脱离医疗卫生制度和政治制度。医疗卫生制度系统会对医院利益相关者的偏好产生影响,该影响不是外生和固定的而是作为内生变量而存在,并随医疗卫生系统影响因素的变化而变化。四是行为假定为理性且有界。根据西蒙给出的定义:"理性是指一种行为方式,其特点是:适合实现指定的目标;在给定的条件下和约束的限度之内。"①事实上,理性是经济主体在特定环境限定下,按照行为目标来实施行为(包括认识能力、行为能力)。本书利用该假定来说明医院所有参与者在进行决策判断时,他们的认识系统为他们展示一个真实世界的模型,在认识到主观模型、理性有界与医疗市场真实模型间有差别的前提下,采取各种适宜的契约形式以

---

① 西蒙:《现代决策理论的基石》,北京经济学院出版社1989年版,第3页。

防范因理性有界为其带来的不利影响。

　　第二，关于环境因素前提假定的修正与拓展。一是制度资源稀缺性的环境假定，资源的稀缺性是相对于需要而言的，这种稀缺状态不因科技的进步而消失。经济学的研究目的就是将自然界的稀缺性资源进行合理配置和充分利用，以求经济福利最大化。这里的关键问题是如何界定资源内涵。本书引入制度分析，认为制度也具有同其他资源一样的稀缺性特点。主要是凸显制度的重要性，把经济分析引入到现代医院法人治理制度中来，将医院法人治理制度视为医院发展的一种稀缺资源。从逻辑起点上来看，由于其他有形资源具有稀缺性，而制度是对这些稀缺资源进行约束的契约。因此，制度稀缺性的起源是有形资源稀缺。引入这种分析主要是探究现代医院法人治理制度这一稀缺资源的意义、效用、发展演变及对医院运行绩效的影响力，试图拓展研究现代医院法人治理制度这种资源的运用也完全是符合成本-收益、替代性以及均衡的经济学原则的。二是不确定性、不完全信息、复杂性的环境假定。分析医院法人治理中引入时间因素，把影响医院法人治理变量均当作是复杂的、不确定的，这正好符合疾病发生的不确定性，从而导致医疗服务市场中参与主体行为的不确定性和复杂性，设计制度来限制其行为，降低交易费用。因此，随着不确定性和复杂性的变化，设计更适宜的制度来取代旧制度。三是不完全竞争的市场环境假定。因将制度视为稀缺资源，则在医院的运行过程中会存在制度供给和制度需求之间的不平衡。制度市场属于不完全竞争市场，在不同的政治体制下有可能属于垄断市场。通常情况下，制度的主要供给者应该是政府，从医疗服务市场来看，医院的产权制度的确立必须依靠政府出台的相关法律来界定。四是交易费用不为零的假定。交易费用的存在假定是本书的前提和基础。试图突破传统对医院法人治理的研究思路，正视现实中医院所有参与者之间的交易都是有费用的，并考虑正交易费用的存在对于医院参与者之间行为的约束或限制。分析医院现有价格制度运行的代价，提出医院运行存在正交易费用的制度运行成本问题。因为医疗服务市场的不确定性说明药品或医疗服务的价格、质量、医疗技术、患者群体及供求双方的预期等均是不确定的，具有可变性，这使得医院提供医疗服务以满足需求时存在较大的困难，参与各方因未来不确定性使自身的利益受损最小，在契约制定中会将未来可能出现的变化考虑在内，这就会导致交易费用的上升。

(2)拓展了本书的研究内容。本书除了研究医院法人治理的相关内容以外，还要探讨现行的各种可供选用的有关现代医院法人治理社会法规(产权)和医院如何影响参与者的行为、资源配置和均衡结果；在同样的法律制度下，医院的治理结构为什么会使参与者的行为发生变化，建立什么样的医院法人治理制度来平衡各参与主体的利益，使其社会福利达到最大。

(二)丰富了现代医院法人治理的研究方法

将经济分析引入现代医院法人治理研究理论中，丰富了现代医院法人治理理论的研究方法。本书引入经济分析的意义有：第一，从经济分析的角度来分析所有权、经营权与收益权的分离。公司制企业最本质的特征是所有与控制的分离(separation of ownership and control)或所有权与控制权的分离，国内一般称为所有权和经营权的分离或"两权分离"，公司治理就是为解决"两权分离"所带来的代理问题而产生的。从狭义上看，指公司董事会的结构、功能、股东权力等制度安排；从广义上看，指公司剩余索取权、控制权分配的一整套文化、法律以及制度性的安排。事实上，公司治理就是一系列契约性的安排，这些安排主要明确了如下问题：公司目标是什么？在什么状态下谁在实施控制以及如何控制，如何分配收益和应对风险？对于包括公立医院在内的非营利性组织，同样存在所有权与经营权的分离问题。以公立医院为例进行分析，我国的公立医院绝大部分都是全民所有制医院，其余为集体所有制医院，加上国有企业、事业单位举办的医院，国有医院是我国医院的主体。改革前全民所有制医院完全由国家直接投资举办，形成了国家和医院之间、所有者和经营者之间两权分离的事实，就需要设计一种机制或合同，这正是法人治理所要解决的问题。第二，用委托代理模型方法来分析医院法人治理中的多重委托代理关系。事实上，委托代理关系是现代医院存在的一个普遍现象。医院所有权、控制权与收益权相分离这一客观事实的存在，也导致多层委托代理关系的出现。

现代医院的委托代理关系实际上是一种契约关系，委托人会通过授权的形式向代理人授权，让代理人为实现委托人的利益而从事相关活动。公立医院存在三个不同的利益者：一是政府作为出资人希望其投入的资本能保值，试图以最少的投入解决最多的医疗卫生问题；二是医技人员在提供医疗服务中使自身收益最大化；三是医院管理层在经营管理医院的过程中实现个人利益最大化。由此可以看出，公立医院内部的三个利益者的目标不完全一致。政府与医技人员、医疗机构之间存在信息的不对称性，使得委托人要对代理人实施监督，要求对其披露相关信息。换言之，倘若缺乏对代理人的有效监督，代理人在代理活动中就可能表现出机会主义行为来达到其个人利益最大化，从而间接损害委托人的利益。所以用经济分析通过契约来规范各行为主体的行为，从而降低代理成本。第三，拓展研究的层次，医院法人治理的研究不仅仅研究出资者、管理者和患者的关系，更要研究与提供医疗服务的所有参与者之间的关系，现代医院的利益相关者的严格界定是极其困难和复杂的，但这一群体至少包括政府主管部门、医院经营者、员工、病人、医药和医疗器械供应商、专业协会、所在社区等。其实这是现代医院法人治理的难点。本书引入利益相关者分析理论正好弥补了委托代理理论关于委托人主体资格仅限于股东的缺陷，这使得医院法人治理结构的理论体系更加完善。第四，运用经济分析方法来佐证现代医院法人治理的公平与效率，实现基本医疗服务的公平是由医院的社会功能与社会属性决定的，这也是现代医院法人治理研究的落脚点。现代医院法人治理研究的最终归宿有两点：一是实现基本医疗服务的公平，二是提高医疗服务体系的效率。

二、实际意义

第一，现代医院法人治理制度经济分析模型的建立将现代医院作为一个组织与其所赋予的组织性质紧密结合起来，对研究现代医院的社会效应具有重要的意义。本书利用投入-产出的分析方法，将医院的投入与医院的产出分别进行分析。从投入来看，主要从四个方面进行研究：组织结构、医疗投入、管理水平和医务人员。从产出来看，主要从公众健康水平、医疗享有权、公众经济承受力和社会外部性来进行衡量，当然在进行定量化分析时存在一定的难度，但对这些指标的分析有利于探寻医院治理制度的构建。因此，在医务人员行为和利益相关者行为的影响下，构建医院法人治理模型及利益均衡模型具有重大的现实意义。同时，通过本书的研究从经济分析的角度评价现代医院法人治理制度，从其可行性、产生的影响、绩效等方面利用成本、收益理论分析制度的优劣性，进而重构现代医院法人治理制度，使这些制度能够在一定程度上更好地体现医院社会公益性。

第二，从新制度理论视角，深入地研究现代医院建立什么样的法人治理制度来实现现代医院的社会公益性和医院自身利益最大化的均衡。新制度理论是用经济学的方法分析和研究制度的经济问题，它着重于研究人、制度与经济活动之间的关系。强调制度的作用，认为在经济发展中制度的作用是决定性的，其逻辑是制度影响着人的动机，动机决定了人的经济活动和行为方式，这些经济行为和经济活动就会产生经济绩效。由此可以看出，制度间接地决定着经济绩效好坏以及评价标准。过去的医院比较注重医院自身利益最大化的分析，而忽视医院社会公益性的体现，缺乏相应的制度。本书利用新制度理论，将制度作为一种稀缺资源来进行研究分析，通过制度来规范医院各参与者的行为及医院的经营行为，使医院所提供的医疗服务实现其正的外部性。进一步深入研究如何规范医院的管理层、医技人员的行为及其相关利益者之间的行为等具体问题，有利于政府更好地对医院进行有效的管理，从这个意义上说，本书研究具有较强的现实意义。

第三节　本书研究内容和研究方法

一、研究内容

（一）问题的提出

在分析现代医院法人治理现状的基础上，指出本书是运用新制度理论来研究现代医院法人治理制度。同时，在回顾现有文献观点、内容、研究方法的基础上，指出目前现代医院法人治理制度研究的不足之处，为本书研究内容的确定指明拓展的方向。

(二)现代医院法人治理制度的传导路径研究

1. 医院交易成本(Transaction Costs in Hospitals，简称 TCH)研究

现代医院是对医疗市场的替代，这种替代之所以能够发生乃是因为当一种成本的节约与另一种成本的上升在边际上相等时，这种替代就将停止①。这实际上给出了现代医院存在的动力是什么，一项交易要选择可供选择的交易成本最小的"治理结构"来完成，要把属性各不相同的交易成本和效能各不相同的治理结构"匹配"起来，经济组织的核心问题在于节省成本②。沿着这个思路研究现代医院在提供医疗服务中的行为是如何的以及为什么表现出这种行为。

2. 医院财产权利(Property Rights in Hospitals，简称 PRH)研究

PRH 研究把着眼点放在财产权利上③，而财产权利又主要表现为现代医院的所有权(ownership)结构，所以本书探索现代医院法人治理制度中有关医院所有权的归属研究，试图研究如下命题：第一，在政府与医院的隶属关系中，存在政府对医院专用性投资不足的问题；第二，在一定的法人治理制度下，政府的投资决策是无

---

① 张五常著，易宪容等译：《经济解释》，商务印书馆 2002 年版，第 351～379 页。

② 威廉姆森著，段毅才等译：《资本主义经济制度：论企业签约与市场签约》，商务印书馆 2002 年版；威廉姆森著，王健等译：《治理机制》，中国社会科学出版社 2001 年版；Williamson. *The institutions of governance. American Economic Review*, Papers and Proceedings, 1998, 88(2):75-79; Williamson. *The theory of the firm as governance structure: from choice to contract. Journal of Economic Perspective*, 2002, 16(3):171-195.

③ Grossman and Hart. *The cost and benefits of ownership: a theory of vertical and lateral integration. Journal of Political Economy*, 1986, 94(4):691-719; 哈特著，费方域译：《企业、合同与财务结构》，三联书店、上海人民出版社 1998 年版。

弹性的，或政府对医院的投资是相对缺乏生产力的，那么医院是否应该拥有全部控制权；第三，公立医院和民营医院是严格互补的，那么以某种形式的合并是否是最佳的。

3. 医院关键资源(Critical Resource in Hospital，简称 CRH)研究

利用关键资源理论①本书试图研究命题有：第一，医院的医务人员对关键性资源是否拥有控制权，限制控制权是否是降低医疗费用的有效途径；第二，提高医务人员的福利水平是否会弱化医务人员对关键性资源进入权的控制。

综上所述，从新制度理论的视角来理解现代医院法人治理制度，从一阶关系和二阶关系的角度对问题进行全局性的把握，一阶关系属于"分立结构"(功能上互补/边际上替代的组织)的问题，二阶关系属于"操作层面"的问题，更通俗地说，一阶关系属于假设医院如何组织交易的问题，二阶关系属于假设医院的法人治理对社会产生怎样影响，对社会成本影响如何的问题。

(三)现代医院法人治理制度下经济分析模型构建

从制度的角度来研究，引入一些经济学的思想进行分析，本书通过医院的投入和产出，在医务人员和相关利益者的行为(Evans，1974)影响下，构建现代医院法人治理制度经济分析模型，为此分别构建四个投入指标和四个产出指标，并构建二级量化指标体系，进行量化研究。在投入-产出模型的作用下，使现代医院社会公益性的特点得以体现，同时使医院自身也能获得相应的经济租金。

(四)现代医院法人治理制度的建立

基于新制度经济学理论的视角，在现代医院法人治理制度经济分析模型研究成果基础上，结合中国实际，借鉴他国经验，建立现代医院法人治理制度。具体而言，建立最优的医院法人治理制度需

---

① Raghuram Rajan and Luigi Zingales. *Power in a theory of the firm.* Quarterly Journal of Economics, 1998, 113(2): 387-432; Raghuram Rajan and Luigi Zingales. *The firm as a dedicated hierarchy: A theory of the origins and growth of firms.* Quarterly Journal of Economics, 2001, 116(3): 805-851; Raghuram Rajan and Luigi Zingales. *The influence of the financial revolution on the nature of firms.* American Economic Review, Papers and Proceedings, 2001, 91(2): 206-211.

要解决的问题有：医院法人归属，医院的交易成本、组织激励和组织行为。研究这些问题后重构新的医院法人治理制度，以期达到医院的利益与社会公益性相一致的目的。

二、研究方法

本书在研究的过程中综合运用多种分析方法来研究相关内容，具体有以下研究方法：

(一)模型分析法

1. 供求分析法

供求分析法是经济分析中经常用到的一种方法，在本书中对微观经济学中的供给与需求概念进行拓展，由于在传统微观经济学中的假设条件是市场是完全竞争的、交易成本为零、完全理性和利益最大化，然而在本书中运用供求分析法则突破了传统经济研究的假设，在不完全竞争、交易成本为正、有限理性和社会利益均衡的假设条件下，研究制度的供给与需求，以及如何达到均衡。

2. 投入-产出法

在一定的经济理论指导下，利用投入产出表和相应的投入产出模型，对各种经济活动的投入产出关系进行经济分析和预测。这里的投入是指医院提供医疗服务过程中对各种资源要素的消耗与使用，包括对医用物质产品的使用、对医技人员的消耗与使用、对各种提供服务资源的消耗与使用。产出是指提供医疗服务后，疾病治愈率、享受医疗公平性、居民的健康水平及外部性，建立投入产出模型，即反映投入和产出关系的数学模型。

3. 模型工具分析法

本书主要借鉴和拓展格罗斯曼、哈特、穆尔的所有权-控制模型，利用该模型分析医院控制权的配置对激励和对信息获得的影响，以及对医院治理结构的作用等分析。同时借用数学最优模型分析政府与医院、医技人员与患者之间在信息不对称的情况下，"配置效率"和"信息租金"之间存在的利弊得失。该分析工具可以分析医院中医生开大处方、过度医疗与医院在组织内部的共谋问题，以及政府对医生收受回扣、红包的规制问题，还可以说明医院管理的集权与分权的利弊问题。

(二)定性分析

对某些难以量化的问题，如组织结构、管理水平、公众的经济承受力、医疗享有权等，在模型架构下，提出基本原则和实施要点，为构建二级指标体系进行量化分析奠定基础。

(三)比较分析

本书将在分析美国、德国、英国、新加坡等国医院法人治理制度经验的基础上，提出对中国医院管理的借鉴意义。

第四节 相关概念的界定

一、现代医院

什么是现代医院？目前学术界尚未形成统一的认识，有的学者认为是高度智能化的医院，有的认为是高度信息化的医院，也有认为主要是指运用现代管理理论和方法进行运作的医院。不难看出，这些定义都只是从一个角度对现代医院进行了描述，真正的现代医院应该是一个完整、系统的组织体系。因此，有必要从理论上对现代医院做出明确而且具体的界定。医院是指以防治疾病为主要任务并具有病房的医疗预防机构。随着现代医学的发展和现代科学技术广泛地向医学渗透，医院的任务不断扩大，传统的办院模式已被打破，上述的医院概念已不能完全反映现代医院的特征。因此，本书界定现代医院的概念为：所谓现代医院就是在所有权和经营权分离的基础上，有现代设备装备的、具有现代建筑、能体现现代医学发展的特点，有一支开拓型和智力型的医学科学技术队伍，主要为病人提供及时、安全、经济、正确、有效的医学服务以及舒适的生活服务的机构。现代医院不仅在医院内给病人提供诊疗、预防、康复和生活等服务，还承担社会医疗和家庭医学的服务。现代医院已从过去单纯医疗型转变为多元的医疗预防康复型，从封闭型转变为开放型。因此，现代医院的管理模式也发生了很大变化，已从传统经验管理型逐步转变为现代管理型。现代医院管理是指用现代自然科学、社会科学和管理科学知识及成就应用于医院管理工作，促使医院管理现代化、科学化所进行的计划、组织、指挥、监督和调节等一系列活动的总称。也就是说，用现代科学的思想、组织、方法和手段，对医院大医疗技术和医院经济进行有效的管理，使之创造最佳的社会效益和经济效益。

二、医院法人

法人是具有民事权利能力和民事行为能力，依法独立享有民事权利、承担民事义务的组织。在组织内建立出资人制度，其关键是确立其财产权。要想使医院成为真正医疗市场主体，就必须通过契约形式明确医院享有其法人财产权，并取得相应的法人资格，能独立承担民事责任。事实上，医院实现"两权分离"（即医院的所有权与经营权的分离）就是所有权与法人财产权的分离。所谓的医院法人财产权就是医院对出资人授予其经营管理的财产拥有独立的支配权。这实际上是医院经营权与法人制度的一种结合。当然，该权利只能就出资人授予经营管理的财产进行经营的权利，不是归属意义上的医院所有权。因此，医院经营权与所有权的分离就是权利和责任的一种划分，出资人不干预医院正常的经营行为，医院不得损害出资人的权益。实行医院"两权分离"就是既要保障医院出资人的所有权，又要落实医院经营权。

三、医院法人治理制度

本书对现代医院法人治理制度的概念是按照企业法人治理制度的内涵进行定义的，现代医院法人治理制度是指在社会公益的基础上来维护出资人及利益相关者权益主体的利益，对医院的权力制衡关系和决策系统所做出的制度安排。从这个概念可以看出，医院法人治理制度的目标与依据就是维护以出资人为核心的相关权益主体的利益，它所规范的基本内容包括：各相关权益主体之间的权力制衡关系，为保证现代医院目标的实现而建立的科学决策系统。现代医院法人治理制度构成为法人治理结构与治理机制。事实上，加强现代医院法人治理制度的建设具有非常重要的意义，改革与完善现代医院法人治理制度是建立现代医院管理制度的核心,现代医院法人治理制度构成现代医院管理系统的关键环节,对医院绩效起决定作用。

第二章 国内外研究文献综述

第一节 医疗服务改革研究

一、医疗服务效率研究

(一) 国外医疗服务生产率的研究

1. 随机前沿方法(Stochastic Frontier Approach,简称 SFA)在国外医疗服务生产效率测度方面的研究

Donald 等早在 1981 年对纽约 166 所床位范围在 23~1 070 张的综合医院,应用长期对数成本函数模型,对医院的规模经济进行了评价①。Chirikos 使用了随机前沿成本函数对 1952—1993 年佛罗里达州的 186 家医院的生产效率进行了测度,研究结果发现,该州医院的无效率的比率为 15%②;Zuchenrman 在利用随机前沿分析医疗效率的测量过程中进一步完善了生产函数公式,这一研究对医院生产效率的问题进行了深入探索,结果表明,从前沿面的偏离不可能总是医院行为的结果,通常来说,较重的病情,或意料不及的花费都会引起成本的上升,而这些不能简单地认为是医院效率低下造成的③。事实上,医院之间存在着较大的差异,在进行医院间的比

---

① Donald F. Vitallano. *On the estimation of hospital cost function. Health Economic*, 1987(6): 305-318.

② Chirikos. *Further evidence that hospital production is inefficiency. Inquiry*, 1999(4): 408-416.

③ Zuchenrman S, et al. *Measuring hospital efficiency with frontier function. Journal of Health Economics*, 1994 (13): 225-280.

较时，有必要对其生产效率的因素做出调整，以减少各医院之间由于条件的不同对其结果造成的影响。基于此，Rosk 选用 1989 年宾夕法尼亚州 195 家医院的资料，在探讨随机前沿分析法的使用和有关因素调整的基础上，采用病例组合指数对研究样本的生产效率进行了调整。研究结果显示，经调整后，医院的低效得分从 18% 降低到了 7.5%；而另一调整指标——病例严重程度指标的加入则影响较小(低效得分从 7.38% 上升到 8.20%)[①]。Bryce 和 Engberg 等在利用随机前沿成本分析研究医院生产效率时表明，由于受分布的影响，不同模型的效率值之间存在一定的差异，但他们通过对不同模型的低效率值进行相关分析发现：虽然不同模型的效率值不同，但它们的排位是基本相同的。进而他们指出，在评价某些医院效率高低时，无论用哪个模型其结论都是一致的[②]。Alistar 利用先验对数模型对医院的产出和行为进行了一些假设性的限定，在此基础上对 28 所非教学医院的配置性效率进行了量化[③]。Michael 引入总支出、病例调整指数、门诊人次、人员经费等变量，利用随机前沿成本函数对美国 616 家医院的低效率进行了分析，结果表明，低效率情况的上升是因为营利性所有制和老年医疗保险股份制的准入[④]。

在运用随机前沿方法进行实证分析时，由于包含技术效率因素和随机扰动因素两个不可观测变量，故方程估计成为随机前沿分析早期应用中的主要障碍。Schmidt 和 Sickles 也总结了随机前沿方法

---

① Michael D. Rosko, et al. *Estimating hospital inefficiency: does case mix matter?*. Journal of Medical System, 1999(1)57-71.

② Bryce C L, Engberg J B, Wholey D R. *Comparing the agreement among alternative models in evaluating HMO efficiency*. Health Services Research, 2000, 35 (2):509-524.

③ Alister Meguire. *The measurement of hospital efficiency*. Social Science of Medicare, 1987, 24 (9):719-724.

④ Michael D.Rosko.*Performance of US teaching hospital: a panel analysis of cost inefficiency*.Health Care Management Science, 2005(7).

实证分析中的三个困难①：第一，将观测值的统计误差和技术效率作为整体随机项的估计结果可能是不一致的；第二，虽然对于某些特殊分布假定、技术效率可以被有效地估计，并被分解出来，但这些假定不一定具有良好的稳健性并且符合现实；第三，技术效率与投入要素等其他回归变量可能是相关的，这将给估计带来更大困难。正是由于上述问题的存在，因而 Battese② 和 Meeusen③ 都一致认为，早期的研究一般假定技术效率指数不随时间变化，且与投入无关。随机前沿方法也主要被用来研究行业内不同企业的技术效率，或对不同行业企业效率进行比较，即使在面板数据下也只能估计生产者在观测期内的平均技术效率。Greene④ 等发展起来的最大似然估计较好地解决了上述第一个困难，Coeili 等认为，在计算机的帮助下数值计算的繁琐程度大为降低之后，最大似然估计更为方便可行。Pitt 和 Lee⑤ 发展的面板数据随机前沿模型很好地解决了上述第二个问题。Battese 等认为，面板数据极大地扩大了参数估计的自由度，从而允许对观测误差和技术效率的分布做出更为一般的假定⑥。更为重要的是，在恰当的参数和随机项分布假定下，面板数据方法能够在得到投入要素回归系数的同时，一致地估计时间

---

① Schmidt P, Sickles R E. *Production frontiers and panel data. Journal of Business and Economic Statistics*, 1984(2):367-374.

② Battese, Corra E. *Estimation of a production frontier model: with application to the pastoral zone of eastern Australia. Australian Joural of Agricultural Economics*, 1997, 21(3): 169-179.

③ Meeusen W, Broeck J. *Efficiency estimation from Cobb-Douglas production functions with composed error. International Economic Review*, 1977(18):435-444.

④ Greene W. *Gamma distributed stochastic frontier model. Journal of Econometrics*, 1990, 46(1): 141-164; Greene W. *Simulated likelihood estimation of the normal-gamma stochastic frontier function. Journal of Productivity Analysis*, 2003, 9(3):179-190.

⑤ Pitt M, Lee L. *The measurement and sources of technical inefficiency in Indonesian weaving industry. Journal of Development Economics*, 1981(9):43-46.

⑥ Coelli T, Rao P and Battese E. *An introduction to efficiency and productivity analysis*, kluwer academic publishers, 1998.

趋势和其他因素对技术效率的影响，这就部分地解决了 Schinidt 和 Sickles 提出的第三个困难。Battese 和 Coelli 的成果表明，在面板数据下的最大似然估计中，应当采用随机前沿函数还是传统生产函数，观测误差和技术效率的分布假设稳健与否，技术效率是否随时间或其他因素的影响而变动，都可以通过似然比检验来甄别和比较。也就是说，面板数据下的最大似然估计能够较好地估计随机前沿生产函数并分解出技术效率，因而它已经成为目前随机前沿模型的主要估计方法①。

2. 数据包络分析（dateenvelopment analysis，简称 DEA）DEA 方法在国外医疗服务生产效率测度方面的研究

随着 DEA 方法的广泛应用，国外学者采用 DEA 方法对医疗卫生系统效率的测度进行了大量的研究。通过对现有文献的梳理，可将其分为方法适用性研究和模型的应用性研究两类。

在适用性研究方面，Sherman②、Michael③、Alavrez④ 等均在卫生健康组织效率适用的优越上做了探讨，并一致认为，DEA 是识别效率低的根源和数量方面的主要方法。Ozcan 选择了 3 000 家城市医院来研究医院的特征与医院效率的关系⑤。Lynch 分析了 853 家倒闭医院与包括效率在内的影响因素的关系⑥。Michael 在《测量卫生健康组织效率》一文中列出 16 篇应用 DEA 方法评价卫生

---

① 傅晓霞、吴利学：《随机生产前沿方法的发展及其在中国的应用》[J]，载《南开经济研究》，2006 年第 2 期，第 130~141 页。

② Sherman H D. *Hospital efficiency measurement and evaluation. Med-Care*, 1984(22):922-938.

③ Michael D. Rosko. *Measuring technical efficiency in health care organization. J-Med-Syst*,1990(5): 307-322.

④ Alvarez M R, Figreroa M E,et al.*Data envelopment analysis:its uses to assess efficiency of hospital preventive medicine services of andalusia.Rev-Sanid-Hig-Publica-Madr*,1993(6):455- 464.

⑤ Yasar Ozcan,et al. *Measuring the technical efficiency of psychiatric hospital. Journal of Medical System*, 1996 (3):141-150.

⑥ Janet R.Lynch.*Hospital closure:an efficiency analysis hospital.Health Service Administration*, 1994(2): 205-220.

健康组织效率文章中的评价指标,得出根据不同目的选择不同系列的指标的结论①。Chilingerian 等人借助 DEA 方法,确定医院有效性评价的指标体系②。Magnussen 利用13家医院的资料来验证 DEA 的使用规律,研究结果显示,决定了医院最终的效率得分的因素是医院效率指标中产出指标的选取③。Ersoy 分析了土耳其573家综合医院的效率,发现只有9.4%的医院是有效率的,与有效率的医院相比,平均多使用了32%的专科医生、47%的初级医院和119%的床位,少产出了13%的门诊人次、16%的住院人次和57%的手术次数④。Jaume Puig-Junoy 使用 DEA 方法评测 OECD 国家的健康生产效率⑤。Burgess 和 Wilson 用 DEA 模型分析了美国1985年至1988年间公立医院的技术效率,并用回归分析探讨了技术效率的影响因素⑥。Shelton 和 Shen 探讨了1989年到1994年间美国维吉尼亚医院效率的变化及其相关影响因素,研究结果发现医院所在区域对效率没有显著影响。Juan Ventura 运用 DEA 方法评价了西班牙公共医院效率⑦。同时,国外的研究指出,DEA 方法的评价结果受指标选择和数据准确性的影响较大,二者直接关系评价结论的科学性与准确性。

在模型的应用性研究方面,1978年由 Chames 等人提出的 DEA

---

① Michael D. Rosko. *Measuring technical efficiency in health care organization. J-Med-Syst*, 1990(5): 307-322.

② Chilingerian.*Evaluating physician efficiency in hospital:a multivariate analysis of best practices. European Journal of Operational Research*, 1995(80):548-574.

③ Magnussen.*Efficiency measurement and the operationalization of trimming production. Health Services Researth*, 1996(4):22-37.

④ Korkut Ersoy, et al. *Technical efficiencies of Turkish hospital: DEA approach.Journal of Medical System*, 1997(2):121-139.

⑤ Jaume Puig-Junoy. *Measuring health production performance in the OECD. Applied Economics Letters*, 1998(5): 255-259.

⑥ Burgess,Wilson.*Hospital ownership and technical inefficiency.Management Science*, 1996, 42(1):110-123.

⑦ Juan Ventura. *Efficiency and program-contract bargaining in Spanish public hospitals.Annals of Public and Cooperative Economies*, 2004, 75(4):549-573.

模型以分式形式给出(即 C^2R 模型),1984 年由 Barker 等人从公理化的模式给出了 BC^2 模型,同时证明它与 C^2R 模型具有相同形式。1985 年 Chames、Cooper 和 Golany 等人对 C^2R 模型进行改进,提出了另一个评价相对效率的 DEA 模型 C^2GS^2 模型①。1993 年 Andersen 和 Petersen 提出了超效率模型。与上述模型相比,该模型重新计算了上述模型中效率为 1 的决策单元的效率,最终区分了原来都处于前沿面上决策单元的技术效率水平。在经济学中还有其他数十种 DEA 模型,但上述几种模型在我国应用最为普遍②。

(二)国内医疗服务生产率的研究

1. SFA 方法在国内医疗服务生产效率测度方面的研究

吴明、李曼春等利用随机前沿成本函数方法对威海市县级以上医院的生产效率进行了研究,结果表明,威海市县级以上医院平均低效率为 8.51%,最高达 24.5%;平均每家医院因低效率导致的无效成本支出为 122.27 万元。产生低效率的原因是医院的成本结构不合理,存在着不同程度的无效成本支出。他们进而认为,与其他评价生产效率的方法相比,随机前沿成本函数方法的综合性强,不仅可以反映某地区医院的总经济效率,也可以评价各个医院的相对效率水平,并可直观反映低效率给医院带来的损失程度③。王伟成、曾武等为反映全国中医院技术效率现状,探讨低效率的影响因素,他们应用平行数据随机前沿成本模型,分析了全国 60 所中医院的技术效率,并运用多元逐步回归分析探讨低效率的影响因素。结果显示,60 所中医院的平均低效率为 22.59%,且东部、中部、西部有低效率增加的趋势;病床使用率、卫生技术人员占全院职工

---

① Chames A, Cooper W W, Golany B, Seiford L and Stutz J. *Foundations of data envelopment analysis for pareto-koopmans efficient empirical production functions*. Journal of Econometrics, 1985, 30(1):91-100.

② 李双杰、范围超:《随机前沿分析与数据包络分析方法的评析与比较》,载《统计与决策》,2009 年第 7 期,第 25~28 页。

③ 吴明、李曼春等:《随机前沿成本函数方法在医院经济效率评价中的应用》,载《中华医院管理杂志闭》,2000 年第 8 期,第 207~209 页。

数的比例等五个指标对总成本增加的影响有统计学意义①。刘启贵、宋桂荣等利用随机前沿成本模型，选取总成本为因变量，选取医院床位数为投入指标，医院级别、手术人次、综合指数、周转率、床位利用率和出院人数为产出指标，对我国铁道部各铁路局所属的二级以上的101家医院的生产效率进行了研究。研究表明，在评价单位的运行效率时，采用随机前沿模型可不用过多考虑低效率的分布假设，因为它们之间的结论是一致的，相对而言服从截尾正态更合适②。宁岩、任冉运用随机前沿生产函数模型构造乡镇卫生院的卫生服务产出前沿，对辽宁省25所乡镇卫生院的生产效率进行了评估。结果显示，在25所样本乡镇卫生院中，技术效率有效的乡镇卫生院占12%，效率得分低于0.500的乡镇卫生院接近半数（44%），说明乡镇卫生院在目前的卫生资源配置条件下，还有相当大的潜在卫生服务空间。在此基础上，他们进一步分析乡镇卫生院生产效率低下的原因③。张鹭鹭等采用随机前沿成本模型，选取总成本为因变量，选取总诊疗人次、总出院人次、出院者平均住院日、平均工资、床位数、治愈率和非卫生技术人员所占比例为自变量，对某区域内22家医院的医疗服务供给技术效率进行了对比研究，结果显示平均低效率损失为27.45%，郊县医院低效率情况严重，说明医院经营管理水平较低，与其规模及供给能力不符④。

2. DEA方法在国内医疗服务生产效率测度方面的研究

DEA方法在我国最早由中国人民大学博士生导师魏权龄教授于1987年正式提出并应用研究，该方法也由此逐渐为卫生经济和医院管理领域内的专家学者所认知和接受。经过20多年的实践研

---

① 王伟成、曾武等：《随机前沿成本模型在中医院技术效率评价中的应用》，载《中华医院管理杂志明》，2005年第5期，第333~336页。

② 刘启贵、宋桂荣：《随机前沿方法在评价医院效率中的应用》，载《中国卫生统计明》，2005年第5期，第303~305页。

③ 宁岩、任冉：《随机前沿生产函数在乡镇卫生院服务效率测量中的应用》，载《中国卫生经济闭》，2005年第3期，第18~19页。

④ 张鹭鹭等：《医院医疗服务供给技术效率研究》，载《中华医院管理杂志》，2000年第5期，第267~269页。

究专家学者一致认为，应用 DEA 方法对医院效率进行评价具有很强的适用性和可行性，具有其他方法不可替代的优越性①，已逐渐成为国内外卫生经济和医院管理领域评价相对效率的主要评价方法之一。在 DEA 评价结果的利用方面，国内学者应用 DEA 方法对医院效率进行评价研究时，一般都会计算出各医院总体效率值。对于非有效的医院，还会给出它们每项投入、产出指标的理想值以及实际值和理想值之间的差距。根据这些计算结果，研究者不仅能对评价对象总体效率水平进行判断、确定每个医院的相对效率，而且还能为非有效医院在投入、产出方面的改进方向提出建议②。同时，研究显示将 DEA 方法与其他方法结合应用，其评价效果将更加显著，如通过比率分析法（Ratio）、加权评分法、多维关联率法的分析比较证实了各种评价方法之间存在着密切的相关关系，评价结果均表现出良好的一致性。

尽管国内外很多学者运用 DEA 模型对医院的效率进行了评价，也得出了很多有意义的结论，对医院管理提供了一些有益的帮助，但 DEA 方法的主要缺陷在于难以考虑随机因素对产出造成的影响。基于此，国外很多学者运用 SFA 方法估算医院的技术效率以及对 DEA 和 SFA 进行比较研究。在国内只有少数学者利用 SFA 方法分析医院效率及其影响因素，主要集中在系统效率的测算和不同产权制度对医院效率影响的测算。无论是运用 DEA 还是 SFA 分析，现有研究基本局限于关于不同类型医院的效率比较上，对公立医院效率影响因素的进一步研究较少。而且，已有关于影响因素的研究也仅仅停留在统计意义上的显著性与相关关系的研究。

（三）简要评述

第一，通过对上述文献研究发现，在生产效率核算指标的选取方面，以上研究基本均未对指标的筛选原则、过程及方法进行详细

---

① 余春华：《DEA 方法应用于医院效率评价的研究进展》，载《医学与社会》，2005 年第 10 期，第 59~61 页。

② 刘宏韬、房耘耘：《应用 DEA 方法评价医院效率的研究进展》，载《中华医院管理杂志》，2004 年第 7 期，第 420~423 页。

研究，也基本上没有对投入产出指标之间的相关性进行必要的处理。

第二，在研究范围上，以上研究主要集中在省级层面，且多数研究的样本量有限，目前基本上还没有研究对全国各地区医院生产效率的现状及纵向变化进行系统分析。

第三，从现有文献来看，有关技术效率的研究成果较多，而对配置效率的研究成果较少。配置效率着眼于整个卫生系统的资源利用，在提高资源利用效率中具有举足轻重的地位。只有从宏观上解决了资源的合理配置问题，把有限的卫生资源用于最能满足人们需要的服务，才能更好地提高效率，增进健康。

第四，由于医院的最终产出是病人健康状况的改善，但其测量难度较大，因而，利用 DEA 方法核算医疗服务生产效率时，国内外研究者一般用诸如出院病人人次、门急诊人次等中间变量当作医院产出的指标。由于医院之间存在着较大的差异，因而在进行医院间生产效率比较时，有必要对其产出进行必要调整，以减少各医院之间由于条件的不同对其结果造成的影响。但目前国内文献中除了极个别研究者采用了调整指数对个别产出指标进行了调整外，其余研究基本上都没有对产出指标进行调整。

第五，患者对医疗服务产出的数量和质量都具有重要的影响，忽略患者对医疗服务产出的影响，就不可能对医疗服务产出做出准确的分析。而现有的少数文献虽然也考虑了医疗服务投入中患者的投入及服务产出中患者的产出对医疗服务效率的影响，但缺乏相应的实证研究，这有待于今后进一步研究。

二、医疗服务质量研究

(一)患者满意度测评研究

国外对于患者满意度的测评研究，主要是利用服务业满意度的研究成果并结合医疗服务组织医疗服务的特点展开，较为典型的研究成果如下：第一，丹麦学者研究的重点在评价顾客满意度的稳定性上。结果表明，患者及其家属的主观评价是稳定的，这些结果为运用满意度评价医疗服务质量提供了前提条件；第二，学者还对加拿大一所教学医院进行的研究证明：顾客满意度调查对改善服务质量有着重要的意义。顾客满意度不仅是一种质量指标，也是患者及其家属对治疗、护理、检查、医疗费用等项服务满意的一个组成部分；第三，英国政府在改善初级卫生保健计划时，调查结果是患者及其家属对医疗保健的满意度越高，对医生的诉讼率就越低；第四，美国在卫生系统也广泛开展顾客满意度调查，把医疗质量和患者满意看作是同义词，认为医疗服务组织发展战略的重点是从物资设备逐渐转向制度更完善的改革，以提供最佳服务并使患者得到最大程度的满意。他们认为医疗行业的质量实际上不仅是技术性问题，而应从服务的项目、实施过程及最终结果三个方面进行测量。围绕顾客满意度问题，我国学者在借鉴国外研究成果的基础上，近几年也进行了较为深入的研究。针对服务业如何认知、实施使顾客满意提出了系统的理论、依据和应用方法。然而，如何应用顾客满意理论研究医疗服务顾客（患者）满意原理，建立顾客（患者）满意度测评体系，目前可见到的研究成果主要是一些医疗服务组织在推行ISO9000中所撰写的经验性总结中有所提到，并无系统的理论和应用研究。

（二）医疗服务质量指标及其评价研究

美国学者对医疗服务质量指标及其评价的研究较为系统和成熟。这些研究包括对全科医疗服务工作成就与工作程度的评价，其中Stafield提出了评价各种医疗保健机构的工作结构、过程与结果的工作模型，认为医疗服务评价至少应包括以下五个内容：测定卫生目标、简单描述目标取得的进展、测量与判断目标所取得的效果、衡量目标所取得的社会与经济效益和对今后的工作提出建议。这种认识反映了医疗服务质量指标建立与评价的基本原则。世界卫生组织欧洲办事处也提出了六条评价指标：平等性指标，改善健康、减少疾病及其后果的指标，促进健康的生活方式的指标，保证健康的生活环境的指标，适当的医疗保健指标和知识的发展及其他指标。此外，国际上其他国家也进行了相关研究，如意大利皮埃蒙特地区采用的四大类评价指标为行为指标、平等性指标、生产指标和生命质量指标。日本则从以下几方面来进行评价：动态与静态人口指标、平均期望寿命、期望寿命、健康状况和接受治疗的状况、与健康有关的问题、经济指标和人力指标。在评价方法上,美国的研究比较系统,主要有:三级结构质量评价法、质量方针目标评价法、病种质量管理和诊断相关系统评价、医疗服务质量综合评价法和顾客满意度评价法。

近几年,在原有基于计划体制下所确定的医疗质量指标及评价的基础上,有不少学者结合患者满意程度进行了相关研究。其中研究比较系统,具有代表性的如浙江大学管理学院《医疗服务质量及其评估研究》课题,该研究做出了探索性的工作,建立了包括医疗服务组织的基础设施、医疗服务组织药品质量及管理质量、技术质量、医务人员的责任心、对医疗服务组织的信任感等5大类24小项的医疗服务组织医疗服务质量评价指标体系。又如武汉市儿童医院结合医院实际进行了研究,建立了以工作效益评价、经济效益评价、工作质量评价、医德医风建设评价、专科建设评价、科研论文水平评价等为内容,集内科、外科、医技科室、急诊科、门诊部、手术室、药剂科及智能科室为一体的综合医疗质量评价指标体系。上述研究有其一定的先进性和可操作性,但是,在指标分类上考虑的因素尚不够系统、全面,也未对分项指标与医疗综合质量做相关性检验分析,这导致指标体系本身的科学性、准确性不易于评估,由此影响其在实践方面的推广应用;另外,在指标体系中,指标数据的采集及处理主要采用列表打分、计算均值、标准差的方法,比较单一,数据的可信度和效度有所下降。从我国医疗服务组织现行应用的评价指标体系看,尚未形成一套科学、全面,适用于各级不同类型医疗服务组织使用的指标体系,评价范围局限于事后检查,缺乏对医疗服务全过程的控制,缺乏对社会医疗及体现顾客满意度(以患者为中心)方面的指标。此外,指标体系一旦建立,往往是很长一段时间不变更,不能充分体现持续质量改进的管理理念。

(三)医疗服务的公平与效率研究

公平与效率是各国健康服务保障改革中两个最基本的原则,我国目前医疗卫生制度的改革策略是"效率优先,兼顾质量和公平"。

福利经济学属于微观经济学的一个组成部分,它探讨如何使要素投入达到最适度分配,而医疗服务效率是技术效率与配置效率相互作用的结果。技术效率又称生产效率(productive efficiency),是指医疗服务组织利用最佳的生产要素组合和最佳管理方式,在给定的资金条件下生产出最大量的符合消费者需要的卫生服务。配置效率则是反映医疗资源(用于医疗服务组织提供的人、财、物等有形资源)在不同服务项目或地区之间的配置状况,使其最大限度地满足人群对医疗服务的需求,从而提高资源使用效率。医疗服务的公平则是医疗服务组织"救死扶伤"的人道主义职能及不断满足患者需求的服务宗旨,在医疗服务价格、住院天数、服务提供等方面的体现。依据福利经济学的"帕累托最优(pareto optimum)",医疗服务组织所建立的医疗服务质量管理体系的绩效目标应是公平与效率可以同时提高,也即应以患者需求为导向,制定包括质量、时间、成本及患者满意的多目标体系,激励医护人力资源,优化配置床位、器械等物力资源,实现医患双赢。

(四)简要评述

从我国医疗服务组织质量管理理论研究及医疗服务组织质量管理现状看,主要存在下述两大问题:

第一,未系统研究并建立"以患者为中心"的医疗服务质量管理体系模式。目前,国内有愈来愈多的医疗服务组织正尝试建立"以患者为中心"的医疗服务质量管理体系,卫生部也组织开展"以患者为中心,百姓放心医院"活动。但从理论上,对"怎样以患者为中心?患者的需求是什么?医疗服务组织的服务质量特性是什么?医疗服务组织的质量控制重点是什么?"等问题尚无一个准确的定位,不能从理论上指导我国医疗服务组织建立有效的医疗服务质量管理体系。与此同时,未从理论和实际应用上系统研究医疗服务质量管理体系的目标、特点、建立的步骤和要点以及其有效性评价等问题,不能为我国医疗服务组织提供可借鉴的医疗服务质量管理体系模式。

第二,未形成三位一体的体现"公平与效率"的医疗服务质量指标及其评价体系。医疗服务质量指标是反映医疗服务组织医疗工作质量特征的科学概念和具体数值表现的统一体。科学、完善的医疗服务质量指标及其评价体系，既是对医疗服务组织医疗服务质量的综合评定，也是对医疗服务组织医疗服务质量管理体系绩效的评价。然而，上述评价指标与评价方法尚存在以下问题：评价主体单一，评价主体只是政府主管部门，未考虑患者（包括社会）及医疗服务组织自身这两大评价主体，评价角度偏重医疗技术质量指标，而对医疗服务质量指标、患者（包括社会）的经济性指标以及医疗资源在全社会的配置效率指标未给予充分重视；未考虑质量管理体系评价指标。

第二节 医院法人治理研究

一、国外相关研究

国外对医院治理的研究从 20 世纪 80 年代中后期开始逐步活跃和深入，1980 年 Umbdenstock 主要对医院治理的基本问题和可能的发展趋势进行了讨论①，同时 1985 年 Quintana 也探讨了医院治理与企业变革的关系②。而更早的文章并不多见，究其原因，学术界对公司治理本身的研究并不系统，加之医院"类公司化"治理的倾向不明显，研究重点集中在医疗服务和技术管理方面。事实上，Johnson 对医院的研究经历了慈善服务、全方位临床服务和经济竞争三个阶段③。因此，国外对医院治理的研究主要集中在以下几个方面：

（一）关于卫生服务体系治理效率的研究

Sameen Siddiqia、Tayyeb I. Masuda 和 Sania Nishtarb 主要对发

---

① Umbdenstock R J. *Hospital governance comes of age. Hospitals*, 1980, 54 (7): 85-88.

② Quintana J B, Duncan W J, Houser H W. *Hospital governance and the corporate revolution. Health Care Manage Rev*, 1985, 10(3): 63-71.

③ Johnson R L. *Hospital governance in a competitive environment. Health Care Manage Rev*, 1995, 20(1): 75-83.

展中国家卫生系统治理进行结构化的分析评估，整合了现有的治理评估体系，提出了 10 项原则的卫生系统治理评估框架，改进卫生系统治理的干预点①。Marks 等还针对利益相关者对公共卫生体系治理进行了研究，不同的治理措施和治理方法可影响到各国家和地区的整体卫生服务战略、公共健康实践和绩效管理制度，并对区域健康水平产生直接的影响②。

(二)医院治理总体特征的研究

Weiner 和 Alexander 基于美国医院协会的数据提出了"公司型治理"和"慈善型治理"两类③；Hundert 还从财政监督的角度对医院的治理进行了考察④。Schaengold 研究认为，有效率的医院治理，关键在于控制医院风险点⑤；Pouvourville 认为关于这方面的研究进展不明显、许多传统问题依然存在，改革医院治理似乎是不可能完成的任务⑥。Eeckloo 认为尽管由于医院涉及大量目标和行为模式各异的利益相关者，公司治理的原则和方法不能不作调整就简单地照搬到医院治理中来，但是不管医院和普通公司的差异有多大，公司治理仍然为医院治理提供了一个有效的"参照系"⑦。

---

① Sameen Siddiqia, Tayyeb I. Masuda, Sania Nishtarb. *Framework for assessing governance of the health system in developing countries: Gateway to good governance. Health Policy*, 2009,90(1):13-25.

② Marks L, Cave S, Hunter D J. *Public health governance: views of key stakeholders. Public Health*, 2010,124(1): 55-59.

③ Weiner B J, Alexander J A. *Corporate and philanthropic models of hospital governance: a taxonomic evaluation. Health Serv Res*, 1993,28(3): 325-355.

④ Hundert M. *Issues in the governance of Canadian hospitals III: financial oversight. Hospital*, 2003,6(3): 63-66.

⑤ Schaengold P S. *Effective hospital governance: compliance risk areas. Trustee*, 2005,58(3): 31-32.

⑥ Pouvourville G. *Reforming hospital governance: mission impossible?. Presse Med*, 2007,36(4): 636-637.

⑦ Eeckloo K, Van Herck G, Van Hulle C, et al. *From corporate governance to hospital governance: Authority, transparency and accountability of Belgian nonprofit hospitals' board and management. Health Policy*, 2004,68(1): 1-15.

(三) 围绕医院董事会的相关研究

这部分研究主要从董事会组成、结构、职能、薪酬及其与 CEO 的关系等方面进行探讨。Lee 等对医院董事会进行了总体分类[1]，各种类型的董事会对医院工作的参与度和治理导向均有各自的特点，医院董事会职能中，维护医疗质量的职责被反复研究和强调。此外，Weiner 和 Alexander 研究医院治理与医疗质量的关系[2]，Joshi 和 Hines 认为对医疗质量相关知识了解程度的差异与所在医院的综合质量水平有显著相关性[3]。同时，Epstein 也发现医院董事会行为与医疗质量的关系[4]。Alexander 等发现非营利性医院(not-for-profithospital)的董事会和首席执行官(CEO)之间有着潜在而重要的矛盾[5]。Barry 还研究了医院董事会和 CEO 的关系[6]；Eddy Cardinaels 认为当医院监事会的平均薪酬较高，或者监事会成员的专业知识相对欠缺时，CEO 的薪酬也较高[7]；Blank 和 Van Hulst 的研究还显示董事会以及监事会的高报酬并不能直接导致医院有较

---

[1] Lee S Y, Alexander J A, Wang V, et al. *An empirical taxonomy of hospital governing board roles. Health Serv Res*, 2008, 43(4): 1223-1243.

[2] Weiner B J, Alexander J A. *Corporate and philanthropic models of hospital governance: a taxonomic evaluation. Health Serv Res*, 1993, 28(3): 325-355.

[3] Joshi M S, Hines S C. *Getting the board on board: Engaging hospital boards in quality and patient safety. Jt Comm J Qual Patient Saf*, 2006, 32(4): 179-187.

[4] Epstein A. *Hospital governance and the quality of care. Health Aff (Millwood)*, 2010, 29(1): 182-187.

[5] Alexander J A, Lee S Y, Wang V, Margolin F S. *Changes in the monitoring and oversight practices of not-for-profit hospital governing boards 1989-2005: evidence from three national surveys. Med Care Res Rev*, 2009, 66(2): 181-196.

[6] Barry D R. *Governance: critical issues for hospital CEO and boards. Front Health Serv Manage*, 2005, 21(3): 25-29.

[7] Eddy Cardinaels. *Governance in non-for-profit hospitals: Effects of board members'remuneration and expertise on CEO compensation. Health Policy*, 2009, 93(1):64-75.

好的业绩①。

(四)对医生、护士及其他利益相关者参与医院治理的研究

医生参与医院治理是一个基本的趋势,也是研究的重点。医生与医院的整合策略对医院财务表现产生影响,Goes 和 Zhan 研究表明医院和医生的治理整合还需要更完善的设计,其成效也可能需要较长的时间才能体现出来②,Goldfield 在研究中整体阐述了医生在医院治理中角色的转变③。Kocher 等研究显示医生参与医院治理,可以有效地减少医生和医院的矛盾冲突④。同时,Gourdin 和 Schepers 围绕医院管理自主权的演进进行研究得出:在专业知识和医院管理科层化的互动中,医生正逐步成为"专家性经理人"⑤。在护士参与医院治理方面,Prybil 认为护士参与医院共同治理在提升病人满意度、提高沟通和决策水平、提升专业知识和提高敬业精神等方面都有着积极的意义⑥,Elizabeth Bayley 的研究为未来医院更好地实施共同治理提供了指导⑦。

(五)医院治理的多样化发展演进研究

研究内容还涉及医院治理与社区的相关性。公立医院治理需要

---

① Blank J L, Van Hulst B L. *Governance and performance: the performance of dutch hospitals explained by governance characteristics. J Med Syst*, 2010(24): 136-167.

② Goes J B, Zhan C. *The effects of hospital-physician integration strategies on hospital financial performance. Health Serv Res*, 1995, 30(4): 507-530.

③ Goldfield N. *The changing role of physicians in hospital governance. Physician Exec*, 1996, 22(4): 29-30.

④ Kocher C, Kumar K, Subramanian R. *Physician-hospital integration strategies: impact on physician involvement in hospital governance. Health Care Manage Rev*, 1998, 23(3): 38-47.

⑤ Gourdin G, Schepers R. *Hospital governance and the medical practitioner in Belgium. Health Organ Manag*, 2009, 23(3): 319-331.

⑥ Prybil L D. *Nursing involvement in hospital governance. J Nurs Care Qual*, 2007, 22(1): 1-3.

⑦ Elizabeth Bayley, RNa, Dyane Bunnell. *Evaluation of the development of nursing shared governance in a pediatric hospital. European Journal of Oncology Nursing*, 2010, 14(1): 74-79.

更多的以社区为视角。Neville 等研究认为，为了有效地发挥公立医院的作用，医院董事会都需要建立自己与社区更加直接的联系，学会与他们分享决策制定①；Gorsky 研究认为在医院治理上更大的社会参与增进了医院与当地居民之间的信任，是一个有意义的尝试②。Wocher 强调研究方法在医院治理中的应用③。Alexander 提出医院董事会在适应市场竞争和社区传统变革方面都倾向于"选择性改革"而不是"整体改革"④。此外，Ditzel 提出在这一时期内医院董事会与 CEO 的合作以及对 CEO 的审查都有显著的增强⑤。

二、国内研究

国内的医院治理研究相对起步较晚，伴随并适应国家医疗卫生体制和公立医院改革的推进而不断深入，其研究主题也有着一定的递进和调整，从最初的医院"产权制度改革"，到"完善公立医院法人治理结构"，再到近期的"公立医院治理模式"研究。总体上看，国内关于公立医院改革和医院治理有以下几类代表性的研究：

（一）公立医院产权改革研究

研究者分析了公立医院产权改革进程，阐释了国际上衡量医院产权改革由公到私过渡的尺度，并依据该尺度对我国公立医院产权改革存在的问题进行衡量，卞鹰指出医院产权制度的明确是我国公

---

① Neville C, Chenoy M. Pharm. *Changing perspectives on hospital governance. Healthc Manage Forum*, 1993,6(1): 4-18.

② Gorsky M. *Community involvement in hospital governance in Britain: evidence from before the national health service. Int J Health Serv*, 2008,38(4): 751-771.

③ Wocher J. *Hospital governance and the balanced scorecard-new concepts for Japanese hospitals?. Jpn Hosp*, 2004,(23): 38-39.

④ Alexander J A, Lee S Y, Wang V, Margolin F S. *Changes in the monitoring and oversight practices of not-for-profit hospital governing boards 1989-2005: evidence from three national surveys. Med Care Res Rev*, 2009,66(2): 181-196.

⑤ Ditzel E, Strach P, Pirozek P. *An inquiry into good hospital governance: a New Zealand-Czech comparison. Health Res Policy Syst*, 2006(6): 4-12.

立医院改制的基础①。赵玉华通过对公立医院目前的产权制度运行机制存在的问题及改革的必要性进行分析,提出运用经济型医院治理模式来治理医院,以加快医院改革的步伐,推进医疗卫生体制的改革,进行产权改革,实现产权结构多元化,完善法人治理结构②。大量研究支持我国公立医院的产权改革,我国公立医院产权不清、流动性很差,不利于医院资产重组和医疗资源优化组合,这种状况不改变,医疗体制改革便无法继续深入,医疗机构难以适应市场经济的运行环境。殷大奎认为各级国有医院的产权改革与并购重组,已成为我国医疗体制改革的现实选择和必然趋势,尤其对国有大型医院来说,以产权改革为关键的医院改制只是时间问题,早改早主动③。公立医院产权制度改革中,对为何要建立出资人制度、出资人组织构架及法人治理结构、出资人与政府各部门之间的关系等方面进行了阐述,叶露和胡善联提出了建立卫生部门国有资产出资人制度的几个关键环节④。

(二)公立医院法人治理结构方面的研究

文献研究显示,对我国公立医院建立"法人治理结构"的改革探索进行了较多的研究,总结国内公立医院法人治理结构的现状,并对原因进行深入探讨;分析公立医院的法人治理模式及治理变革路径方面的研究,提出公立医院建立法人治理结构及激励约束机制。事实上,医院治理结构所要解决的是委托和代理两大问题,是为了实现代理人不断追求所有者目标而进行的制度设计。公立医院走向法人化,才能为其发展创造良好的制度环境。但并不是所有的公立医院都具备健全的法人治理结构的主客观条件。学界还对吸纳

---

① 卞鹰:《中国医院产权制度改革研究》,载《国际学术动态》,2002年第4期,第20~23页。

② 赵玉华:《公立医院的产权制度改革的问题及对策》,载《中国卫生事业管理》,2005年第4期,第223~224页。

③ 殷大奎:《从SARS危机事件看临床医学与公共卫生融合》,载《中国循证医学杂志》,2004年第2期,第71~75页。

④ 叶露、胡善联:《公立医院出资人制度及其治理结构》,载《中国卫生资源》,2005年第3期,第105~107页。

公益资本后的公立医院治理结构进行了实证研究，发现吸纳公益性社会资本，创建多元投资主体的公立医院，建立现代法人治理结构，能够促进管办分离、资本多元化、监督多元化、院长经营管理职业化，由此提出吸纳公益性社会资本是医疗产权改革的首选，建立法人治理结构符合公立医院创建社会效益并实现持续发展的目标。

(三) 公立医院法人治理模式研究

应当注意到在改革过程中，健全和完善政府举办和社会举办的非营利性医院的治理结构是一项比公立医院的产权结构调整和转移更为重要的任务。顾昕研究指出，改制只是为深化医院内部改革和强化医院管理开辟了新的道路，或是一个新前提，并不能代替医院自身管理等基础性的工作。从国家医疗服务提供的制度安排角度来看，对我国公立医院的法人治理模式变革进行了比较深入的剖析，不论采取哪种新的公立医院模式，最为重要的是"实质性地改变医院与政府的关系"，所有改革均涉及以新型的契约关系来取代原有体制下政府医院之间的行政关系。由政府"建立并且维护一个公平的市场竞争环境和监管体系，平等对待所有医院，无论公立还是民办，对于改革的成功是不可缺少的必要条件"。还对我国公立医院治理的现状、问题、目标进行比较全面的梳理，分析了我国公立医院治理存在的体制性、结构性矛盾，认为现行公立医院治理结构是造成公立医院效率低下、费用上涨的重要原因之一[①]。李卫平、周海沙和刘能认为，我国公立医院实行公益法人治理结构改革的时机还不成熟，可行的选择是全面规范公立医院自主化改革，在小范围内试点公益法人化改革[②]。2006年之后，随着改革进程的加快，相关研究也更为广泛。尹世全、杨燕绥分析了交易成本理论在医院治理中的应用，分析医疗卫生领域存在的"准利益集团"的特征，

---

① 顾昕：《全球性公立医院的法人治理模式变革——探寻国家监管与市场效率之间的平衡》，载《经济社会与体制比较》，2006年第1期，第46~55页。

② 李卫平、周海沙、刘能：《我国公立医院治理结构研究总报告》，载《中国医院管理》，2005年第8期，第5~8页。

并将社会评价与监督的治理机制延伸,提出共同治理模式与协同治理模式,以达到改善医院治理绩效和节约交易成本的目的①。梁铭会、李敬伟和王霞研究了我国部分公立医院治理结构改革实例,包括董事会模式、托管模式、医院集团模式等,并对其优劣进行了分析研究,对公立医院治理的委托代理关系进行了探索②;朱丰根指出多层委托代理的关系,加之委托人与代理人的效用函数不同、信息不对称等原因,两权分离产生道德风险、委托代理问题,从而会损害委托人的利益③。马丽平、吴奇飞对一味追随国企改革的倾向进行了反思,对公立医院改革模式进行了回顾,讨论了公立医院套用国企改革模式的理论缺陷,指出基本医疗服务不同于一般商品的特征决定了公立医院必须遵循与国有企业不同的改革逻辑④,效仿国有企业的改革模式无法从根本上解决目前卫生领域最突出的"看病贵"问题。

三、简短述评

总体而言,近年来我国国内的医院治理研究呈现出以下几个特征:一是概念不够明晰,对"医院治理"的概念在相当长一个时期并未形成,对公立医院"法人治理"的理解也不够统一,解释较多,内涵理解也不一致;二是受国有企业改革理论影响显著,大量研究较多借鉴了国有企业产权制度改革的相关理论和实践模式;三是理论分析多,实证研究少,甚至有相当比例的文章只是从理论到理论的简单堆砌,研究的深度有待提高。当然,随着公立医院改革的强

---

① 尹世全、杨燕绥:《交易成本理论在医院治理中的应用》,载《中国卫生经济》,2007年第5期,第10~13页。
② 梁铭会、李敬伟、王霞等:《我国部分公立医院治理结构改革实例》,载《中国医院》,2007年第5期,第11~14页。
③ 朱丰根:《公立医院治理的委托代理关系探索》,载《中国医院管理》,2009年第6期,第10~12页。
④ 马丽平,吴奇飞:《公立医院改革模式的回顾与反思——兼论公立医院套用国企改革模式的理论缺陷》,载《中国卫生经济》,2006年第2期,第16~19页。

第二节 医院法人治理研究

力推进，上述情况正在逐步改变，关于公立医院治理模式的深入探讨正日渐增多。同时必须指出的是，之所以呈现上述特征，很核心的一点原因，是我国公立医院体系在长期的自主发展中，形成了不同于其他国家的鲜明特色，医院一般也不具有类似企业或公司的基本治理结构，国际通行的一些治理学研究模式，难以简单在国内公立医院改革中套用。因此，本书试图在现代医院具有正外部性和社会公益性的条件下构建现代医院法人治理制度经济分析模型，建立现代医院法人治理制度，实现现代医院公益性与自身利益的最优平衡。

第三章 现代医院法人治理制度的传导路径研究

第一节 现代医院财产权分析

一、产权、产权制度

(一)产权的概念

1. 马克思主义的产权理论

所谓产权理论指的就是以 Ronald H. Coase（英国产权经济学家）为首的产权学派所提出的经济理论。现代产权经济学研究是从 Ronald H. Coase、A. Alchain、H. Demsetz 等人开始的。事实上，马克思在其著作中未提到"产权"一词，但从资本的所有权关系作为切入点，分析资本主义的制度结构，提出了有关产权理论的诸多论述。从马克思关于 19 世纪以前的资本主义私有权运动发展过程中可以总结出马克思对产权的理解，即产权(所有权)是一种以私人间的排他性来界定的、可以进行市场交易并在交易运动中不断增值的经济权利。马克思产权理论的观点有：

第一，生产资料所有权观点。马克思始终将生产资料的所有权(狭义的所有权)作为对生产资料的支配、使用、占有甚至收益权(广义的所有权)的决定因素，提出所有权决定整个社会经济活动过程(包括生产、交换、分配和消费)。还提出该所有权关系不是永恒的、抽象的，而是不断演变的。就私有财产而言，以法律制度形式确立的私有财产才称为财产制度。最初对私有财产的界定是不受法律保护的私人占有。当社会进步到一定阶段后，私有财产受到法律保护。

第二，产权可以分解。马克思认为财产的多种权利是可以相互分离的，重点研究了所有权与支配权、占有权、使用权、经营权的分离问题。马克思认为：其一，股份制企业的所有权与经营权能够分离的经济条件是相互之间具有信用关系；其二，股份制企业对自有资本，无论在法律上还是经济上均拥有完整所有权，但是对借贷的资本仅拥有经济意义上的所有权；其三，对劳动管理仅是其经营权中的某一具体层次，也就是说是日常活动组织的指挥权，但不具有经营决策权。

第三，资本管理人的出现。伴随股份企业的管理职能与资本所有权的分离，出现了"单纯经理"社会阶层。马克思认为在股份企业中实际执行职能的资本家转化为单纯的经理人，而资本所有者则转化为单纯的所有者，即单纯的货币资本家。由此可见，人力资本条件之一就是"单纯经理"的出现使得法人财产权与股份资本所有权相互分离。

综上所述，马克思产权理论所解决的主要问题是所有制问题。马克思的研究同现代产权理论相比，较多地阐述上层建筑，较少提及经济效率。尽管分析了产权制度对生产力及效益的影响，但相对较少。

2. 新制度理论对产权的界定

第一，产权的内涵。Ronald H. Coase 在《社会成本问题》（1960）中首次引入现代意义的产权概念。主要从权利行使的角度定义产权，重点分析在交易中获得行使某种实物的权利。阿尔钦强调产权是一组对于经济品的使用权利，将产权定义为一种通过社会强制而实现的对某种经济物品的多种用途进行选择的权利，强调拥有该权利的意义是其自由选择性，实现需要依靠强制力来保障。德姆塞茨强调，产权的功能是逐渐引导如何实现外部性尽量转化为内在化激励。把产权看作是多种权利的集合体，从不同的角度（受益受损、外部性内在化、交易的预期等方面）对产权进行了定义，该定义被新制度理论研究者所认可，并将产权总结为是协调人与人之间关系的一种社会工具。综合上述观点可知，从现代经济学意义上对产权进行定义，所谓的产权就是权利的集合，它既指狭义上的所有权，也包括使用权、占有权、交易权和支配权等多项权能。从这个定义中可以看出产权的内涵有：其一，以财产为基础的多项权能集合体（包括占有权、所有权、使用权、支配权等权能）；其二，所有权是产权的核心和基础，所有权是以财产所有权为基础的一种社会性行为权利；其三，产权所集合的各项权能，既能分解、分离或组合，也可以进行统一，而且在一定的条件下，还可以发生转化，如通过一定的契约或制度转化成占有权或使用权。

第二，公有和私有产权。Ronald H. Coase、A. Alchain、H. Demsetz 等人提出的产权理论主要侧重研究私有产权，否定公有产权，认为仅在分析外部性产品及生产时涉及公有产权，公有产权同低效率等价。所谓的私有产权是指把某种财产或资源的权利赋予给特定的人，但其不拥有和掌控这些权利。私有产权可以由多人拥有，只要每个人拥有相互不重叠的产权，多个人同时拥有该资产或资源的行使权仍然属于私有产权。当某人利用这些资源或资产时，其他人则不能同时利用这些资源或资产，这就使得他在独自占有其权利所获得收益的同时，还可以同有类似权利的资源或资产相交换，这种交换能否实现的决策权取决于所有权的行使人。所谓的公有产权是指与某种财产或资源有关的权利被所有人共同支配的一种制度安排。根据公有产权的内容，全体居民对某种资源拥有某种权利时，其他人同样拥有该资源的行使权利，也就是拥有共同产权。与私有产权相比，公有产权的最大特点是在个人之间产权是不可分的。也就是说，任何人对某资源均拥有其全部的产权，但该资源并不独属于哪个人。因此，该资源没有经其他集体成员许可是不能转让的。在公有产权内部没有排他性，该产权往往给资源的利用产生"外部性"。所谓的准公共产权是处于私有产权和公有产权之间的产权形式。某种产权若属于集体，行使资源多种权利的决策是由集体的决策机构用民主程序对权利的运作制定规则，并做出约束。准公共产权通常采取委员会民主表决的形式对所行使的产权和资源利用问题进行决策。

(二)产权制度的概念

在产权概念界定的基础上,西方产权理论的重要目的在于说明企业作为经济组织存在的原因和确立合理产权制度的安排。因为市场交易必然出现交易费用,所以出现了代替市场的企业组织。企业产权制度设计的意义就是企业产权关系明晰,防止企业内部"偷懒"现象的出现,并进行有效监督,这是使企业效率提高的制度保障。因此,所谓的产权制度就是以产权为依托,对财产关系进行合理有效的调节、组合的制度设计。而现代产权制度是权、责、利高度统一的制度,其基本特征是权责明确、归属清晰、流转顺畅、保护严格。现代产权制度的基础是明确产权主体的归属和产权收益的归属,现代产权制度的基本要求是权责明确,现代产权制度健全的标志是财产权利、流转顺畅以及利益对称。新制度理论所确定的产权制度是以现代西方产权理论为基础而逐渐发展起来的,其主要包括交易费用理论、产权效率的分析、产权制度的选择和实践。其中,交易费用理论是产权理论的先导,只要交易费用存在,产权制度的存在是必要的。因此,现代产权理论阐述的就是企业作为经济组织为什么存在,以及为此确立合理的产权制度。

二、现代医院法人财产权的界定

现代医院法人财产权是医院产权制度研究中的一个非常重要的范畴。对现代医院法人财产权的认识是研究医院产权制度不容回避的问题。现代医院作为独立法人只有拥有财产所有权才可以独立承担财产责任。倘若现代医院法人对所拥有的法人财产无法享有全部所有权,则意味着政府仍是现代医院财产的出资者,这种产权形式的后果是:假如出资者不能完全行使所有权职能,就会出现出资者缺位;倘若出资者能积极行使所有权职能,出资者就会对现代医院的经营活动进行干预,就无法实现政府与医院经营分开;假如现代医院无法拥有财产所有权,就不能独立地承担责任,自然就不能成为一个真正自主的经营主体。基于这种观点给出的现代医院法人财产权是经过分解的所有权。认为法人财产权不是所有权,而是经营权。创设法人制度的目的是为确立投资者与经营者间有关财产的权利与义务关系。事实上，现代医院的经营权是一种新型物权，其除了履行所有权法定或约定的义务外，还具有排他的特点。

本书提出的现代医院法人财产权，其涵义主要从以下两个方面进行理解。现代医院法人财产权首先必须明确医院法人和医院法人财产。现代医院法人是指拥有提供救死扶伤等行为能力，能依法独立享有相应的权利和承担义务的组织。现代医院法人作为独立人格化的主体，它与自然人的区别在于它是政府法律的衍生物，除了具备依法设立的组织特征和人格特征之外，还必须具有财产特征，即拥有法人财产。因此，现代医院法人为了能够独立行使相应的权利和义务，一定以占有法人财产为其物质基础，现代医院法人财产是由出资人自有的股份和医院在运营期间负债共同组成的。因此，该法人财产属于全体出资者共有，除了医院出资人投入的资本及其增值所形成的财产，还包含医院在经营期所形成的负债。现代医院的法人财产一经形成便获得了独立的行使权，这就与出资者的其他财产相分离。其次，现代医院法人财产权是医院法人依法拥有的财产权利。就其本质来看，现代医院法人财产权是派生权利，其不是真正意义上的所有权。现代医院法人财产权概念的内涵来源于：一是从现代医院法人财产权的行使主体来看，由于政府对医院的管理缺位，只能履行相应的法定程序，根据需要选择出资者所有权益的代表者，把医院法人财产交给一个固定的法人组织。因此，行使医院法人财产权的主体是医院法人；二是医院法人财产权是现代医院所有权衍生的产权组合。基于所有权理论，现代医院的所有权是排他物权。如果出资者缺位的话，把医院法人财产权看作是其所有权，那么该所有权是名义上的，从而造成出资者与医院法人间的权、责、利模糊。

三、我国医院产权制度改革分析

(一)公立医院产权制度改革的相关理论

在我国，进入20世纪90年代，党的十四届三中全会决定建立现代企业制度。随后改革也实施至卫生领域，股份制和股份合作制医院、中外合资合作、医院集团、委托经营、出售转让等产权变革形式应运而生。从整体来看,改制有效地改变了旧体制下医院职工"吃大锅饭"的局面,在一定程度上改变了由国家为医院承担经营风险的状况,促进医院利用分配机制调动职工的工作积极性,提高医院运营效率,增强医院生存与发展的能力,增加了医疗服务体系的竞争性。以上这些对于深化医院改革起到了一定的积极作用,但也有明显的局限性,主要是没有突破传统计划经济体制下政府直接管理医院的基本框架,政医职责没有分开,医院还没有完全成为充满活力的主体,改革仍然明显滞后。

1. 产权理论

产权制度研究是以产权经济理论为思想基础的,认为经济学核心是商品交换,消费者购买商品的目的是为了拥有商品所有权。产权界定模糊的后果是市场失灵,在经济运行过程中,由于经济主体对权利和义务存在不对称性,也就是说未能严格对其所拥有的权力进行界定;在这种状况下,由于彼此之间存在外部效应,使得双方意识到彼此进行交易是有利可图的。这样,交易双方各自调整产量实现资源的最优配置。基于产权理论,医院产权制度是医院提供医疗服务的基础,医院产权制度决定了其组织、技术和效率[①]。医院的产权改革是在医疗服务市场中,医疗服务的交换要求采用最有效的资源配置方式,如果使医院能履行其职能,有效地运转起来,那么患者和医院的服务提供者必须对医疗服务的交换有明确的排他性,并可以自由交换其所有权,即患者利用所拥有的货币购买医技人员提供的诊疗服务,各自实现其满足最大化。这就促使探讨不同的医院产权结构对医院的管理者及医技人员的行为产生怎样的不同影响。所以,对社会而言,关注的不是所有权形式,而是现代医院的产权结构是否可以解决医院内部的激励问题,是否可以让现代医院的利益相关者分享现代医院的合法利益[②]。

[①] 杜乐勋:《关于国有医院产权制度转化与治理结构问题》,载《中国医院管理》,2003年第7期,5~6页。

[②] 郝秀兰:《公立医院法人治理结构研究》,载《中国医院》,2007年第5期,1~2页。

2. 法人理论

所谓的两权分离就是政府以出资人的身份与组织建立明确的产权关系。在我国，公立医院的资产所有权归政府，但将经营权下放给医院，使公立医院成为国有资产市场化经营的主体，从而克服政府作为医院出资人直接组织医院所带来的各种弊端。在医疗服务市场上，医院的管理中实现"两权分离"成为一种发展趋势。要改变公立医院不搞核算、不计成本、不讲效益、长期赔本的状态，促进医疗机构的健康发展，就要对医院管理体制进行改革，将公立医院的所有权与经营权进行分离，把医院办成法人组织[1]。因此，应当借鉴现代企业制度来指导公立医院的产权改革[2]。所谓的法人治理结构是在资产所有权与经营权分离的情况下的委托人与代理人间制度化的设计。对于我国公立医院的改革，试图建立的公立医院法人治理结构是由董事会、股东会、高层管理人员、监事会等组成。以协调经营者与所有者之间的关系作为主线，把公立医院权力机构、经营机构、决策机构以及监督机构的利益关系、责任和权力进行明确划分，明确作为出资者(政府)应该是公立医院所有权的拥有者，探索公立医院投资模式的改革思路，提高政府对医疗卫生投入的效率[3]。

(二)国有企业改革对公立医院改革的启示

虽然公立医院与国有企业相比，在经济属性、社会属性和产权制度改革方式等方面有差别，但国有企业的改革经验可以为公立医院产权制度改革提供一些启示。

1. 建立资源的流动机制

从经济意义来看，国有企业的运作与公立医院的经营管理具有很强的相似性。由于历史的原因，我国公立医院拥有80%以上的

---

[1] 葛登洲：《略论医院所有权与经营权的分离》，载《中国医院管理》，1987年第6期。

[2] 黄军辉：《借鉴国企改革经验 完善医院产权制度》，载《中国卫生经济杂志》，2001年第7期。

[3] 张挺、张勇：《公司法人治理结构对医院产权制度改革的启示》，载《中华医院管理杂志》，2002年第10期。

卫生资源，因未建立存量卫生资源的调整机制，在医疗卫生资源存量具有刚性的体制下，医疗卫生资源一旦配置就意味着难以使再配置的资源进行流动，从而导致医疗卫生资源利用的固定性和不变性，无法使医疗资源实现最佳利用；另一方面，因存量结构的不合理，使得其他增量资源不断进入医疗卫生行业，这加剧医疗卫生资源利用的不经济性。针对医疗卫生行业这种困局，解决的办法是打破医疗卫生存量资源的刚性体制，建立医疗卫生资源的流动机制，通过医院产权置换来实现医疗卫生存量资产的优化组合。

2. 医院产权制度改革的形式应该是多样性的

搞活医院产权制度改革的形式应是多样性的，每一种形式都有它特有优势和适用范围①。政府的职能应该是在区域卫生规划的指导下，放开医院的所有权，使医院实现"两权分离"，根据医疗服务市场的需求来确定医院的组织形式，而不是设计固定模式进行推广。因此，把党管干部的原则同医院法人治理结构进行有机统一，建立适应医疗服务市场的现代医院管理体制、分配机制和用人机制。

3. 在两权分离条件下，科学合理确定所有权约束，设计完善的制度

基于国有企业产权制度改革经验，在经营权和所有权分离的情况下，政府与医院管理者之间的目标函数并不完全一致，由于政府对医疗卫生行业投入有限，政府一方面要求医院能维持正常经营，另一方面也希望医院能体现社会公益性，而医院的经营者不仅以获得更多货币收益为经营目的，而且还竭力获得更多非货币收益（如公务应酬、办公条件、权势地位等）。由此可见，正因为政府和医院管理者之间目标函数不同，医院管理者就会利用政府的授权从事可能损害政府利益的经营活动，从而在医疗服务市场出现代理问题。因此，必须在明确界定现代医院法人财产权的同时建立有效的所有权约束机制，既能充分激励医院经营者（代理人）努力实现医

---

① 梁金喜：《深化国有企业产权改革》，载《安徽大学学报》（哲学社会科学版）1997年第3期。

院经营管理的目标，也可以有效限制医院经营者(代理人)的机会主义行为。

四、公立医院产权制度改革的国际经验

(一)公立医院产权制度改革的理论分析

国外关于公立医院产权制度改革的理论解释很多，从全球来看，各国政府均对公立医院的问题和作用进行重新评价。公立医院面临的主要问题是效率低下、人才流失、患者不满、腐败等，这些通常是由公立医院的特点引起的，突出表现为无法根据公立医院的绩效做到赏罚分明，同时无法采取有效的监管医院经营行为的措施。虽然采取"私有化"的手段能解决公立医院面临的困境，但是大部分国家仍不采用该手段，其原因表现为：第一，倘若公立医院实现了私有化，这就违背了政府向社会提供卫生服务的责任，未体现其社会公益性，故缺乏政治上的可行性。第二，公立医院不仅仅是满足政府提高公立医院的效率和改善其质量的目标，还有其他更多的目标。第三，一些中低收入和低收入国家公立医院私有化的尝试失败了，这些国家公立医院的收入很低或不稳定，很难吸引私人投资。公立医院实现组织变革的理论假设是期望通过市场竞争对绩效好的医院给予奖赏，提高那些绩效较差医院的经营成本，从而带动公立医院效率与质量的进一步提升。

利用新古典主义经济学基本理论，可以证明公立医院存在的合理性，即当医疗服务市场出现失灵时，通过公有制是实现社会目标的有效工具，故公立医院被认为是政府(代表广大人民利益)取代私有化后个人所有者利益的组织工具。在新古典主义经济学中详细地阐述了有关市场失灵的问题，但应用到医疗卫生系统中时，其理论框架无法解决"如何建设高效公立医院"的问题，更无经验证据来分析说明公立医院存在能实现社会利益最大化的机制。公立医院传统的理论模型相对比较简单，均是假定公立医院院长的目标和政府的目标是一致的，由于政府是公立医院的决策者，委托公立医院的院长对公立医院进行经营管理，并要求公立医院的院长以公共利益为中心。

(二) 国际上公立医院的改革模式

基于医院组织方式和治理结构的差异，世界银行从广义上对公立医院进行分类，将其分为三种类型：即公司化医院、自治医院和预算式医院。从国际上公立医院改革的趋势来看，将决策权下放到医疗机构则是各国公立医院改革的核心，通过建立新的激励机制和责任机制，改进医院的绩效，预算式医院（即政府进行预算拨款医院）数量在减少。因此，公立医院改革的形式主要有：公司化、私有化和医院自治。

1. 自主化改革

由于预算单位存在许多严重的效率和质量问题，出现了所谓"自主化改革"。改革的重点是把日常决策权从政府决策改为医院自主决策，使医院院长成为真正的院长，把医院创收的范围同其提供的服务结合起来。允许医院向接受服务的患者收费，允许医院保留收入，从而激发医院创收的动力，提高医院的效率。自主化改革的医院或诊所变成了部分剩余索取者，可以节约成本和改进服务。医院的财务由政府主管部门进行监督，只不过监督的目标变得更加清晰具体，监督的范围也缩小了，进而把监督的重点放在经济和财务状况上。政府和医院间通过协议重点监督其工作绩效是否实现了其约定的目标，并在协议中细化其社会责任。伴随着优质优价的付费或总额预付制的改革，使医院获得一定的收益。英国是开展医院自治较为成熟的国家。此外，印度尼西亚、阿根廷、智利、黎巴嫩、突尼斯、中国香港等国家或地区在对公立医院改革过程中，也采取了这种方式。

2. 公司化改革

公司化改革的思路是：医院基于公有制在实现社会目标的条件下，模拟建立私有化医院的法人治理结构。医院采取公司化的方式，使得医院管理自主权更大，医院院长对与医疗服务生产有关的全部投入有完全控制权。与自主化相比，医院就是依法建立的独立实体，其管理权限的转移更长久，使其对医院的财务负有全部责任。管理上的更大自由度受到市场竞争压力的补充，是一种重要的激励源泉。公司化医院比自主化医院拥有更多的剩余索偿权，因为公司化医院可截留超收部分，并为亏损负责。但是，由于医院与其他组织相比具有特殊性，仍需体现其社会功能，这种仅强调经济效果的改革一定要做出与之相对应的制度安排。因此，现代医院采取公司化的运作模式，可以通过购买服务、需方补助、保险规定实现社会功能。在实际工作中，医院公司化通常是以私人医院的形式建起来。公司化方案中的财务目标有财产回报率或利润率、分息和再投资，要实现这些目标就必然要求医院获得更多的商业利益，使医院的资产实现保值，并偿付该回报的利息。医院依靠市场获利的责任机制使得政府通过直接支付或转移支付的方式，以补偿医院实现社会公益性目标所支出的成本（如医院以低于成本的价格向贫困人群提供医疗服务，政府就必须对医院或患者给予补偿）。在公司化医院中院长全权负责医院领导工作，并向主管部门负责。对公立医院采取这种方式的国家主要有澳大利亚、马来西亚、新加坡、新西兰、肯尼亚等。

3. 私有化改革

私有化改革是永久地将公立医院转化为营利性或非营利性私立医院。私有化改革意味着政府从公立医院完全退出，形成医院完全独立于政府主管机构的办医格局。私立医院的所有激励来自盈利的动力，且该激励相对而言显得较强，因为私有医院的出资者（或股东）就是利润的剩余索取人，所以两个因素的结合使其成为有高度激励的经营模式：医院按完全市场化的模式进行运营，医院的出资者有监督管理冲动。私有化医院的所有者有权设立其治理结构。所有者还可以通过挑选（或解雇）董事会成员表达他们的意见。然而，有些国家的法律规定，医院要维持非营利性必须从政府财政获得补偿，则政府就仍需对医院保留一定的控制权。非营利性私有化的医院治理结构与公司化医院相类似，采取相同治理结构的主要原因是因为政府可以通过非营利规定实行间接控制，但对医院的剩余收益没有私人索取权。在私有化医院，私有者要获得利润，其唯一的方法是在市场上同其他医院展开竞争，降低成本，增加利润。对公立医院的改革采用此种方式的主要有美国。

4. 简评

世界银行经济学家用"公立医院的组织变革"(organizational reform of public hospitals)来描述各国公立医院的改革经验,将美国公立医院的兼并重组看作是私有化,而将新加坡、英国等国家的公立医院组织变革看作是公司化。总结公立医院公司化的共性是医院维持公有制,医院不再是社会公益组织,反而变成更独立的实体,拥有自主经营权,并负责其运行绩效。公立医院的组织变革实际上是将私立部门的市场竞争机制、组织结构和激励机制应用到公立医院的服务组织中。无论新加坡或英国等国公立医院的"公司化"还是美国非营利性医院的"私有化",虽然这些形式出现的原因相对较复杂,但均和政府宏观卫生政策调整、医疗市场竞争等有关。市场竞争导致美国私立非营利性向营利性医院的转化以及非营利性医院间的联合。在英国,调整公立医院组建医院集团的产权制度同医院间的竞争是有关联的,但医院的初始运作更容易受到政府卫生政策调整的影响。从全球来看,尽管各国的医疗体制存在差异,其产权制度也存在较大的差异,但是仔细分析总结,从中可以发现如下共性:

第一,尽管进行了医院产权制度改革,但未改变政府举办医院的职能。研究显示,美国医院开展的"私有化"改革主要体现在私立营利性医院与非营利性医院之间所做的产权结构调整改革;但英国和新加坡等国家公立医院的产权制度改革并未失去医院所有制这一核心性质。

第二,各国进行的医院产权制度改革虽然可以解决公立医院内在固有的缺陷,但对其产生的作用是有限的。因此,针对公立和非营利性医院产权制度的改革和调整,各国将改革的重点集中在如何建立高效的医院治理结构上。

第三,各国进行医院产权制度改革的过程中,并未完全放弃履行政府在医疗服务领域的相应职能。换句话说,政府依然承担医疗卫生发展过程中的监管、投资以及直接或间接管理的职责。

(三)国外公立医院改革对我国的启示

第一,我国公立医院改革在结合国情的基础上,非常重视立法工作在改革中的重要作用。纵观国外的公立医院改革可以看出,法律是改革的重要保障，在国外往往是通过制定和颁布相关法律来确保医院改革的成功。毫无疑问，依靠法律来确保公立医院产权改革的成功，这样做不仅可以保证改革能顺利推进，而且还可以使改革的透明度提高。在法律框架下积极推进医疗卫生体制改革，明确各方的责、权、利，这样做有利于把握正确的改革方向、规范医院的运营过程，从而确保医院产权制度改革目标的实现。

第二，在推进公立医院改革的同时要使政府的监督管理得到加强。国外经验研究显示，对公立医院进行改制后，不仅使公立医院的经营自主权得到释放，而且政府也从繁杂的日常管理性事务中解脱出来，政府主管部门将工作重心转移到医疗服务市场的宏观控制及监督评价机制的建立上来。监管的内容包括：公立医院向全社会公开财务状况；政府和社会对公立医院从经营目标、经营项目的相关性方面进行监督管理，并给予相应的政策支持。

第三，建议建立医院理事会决策制，实行监事会监管下的院长负责制。现代医院的理事会主席以及组成人员（包括理事）在现代医院的经营过程中，充分享有经营权、决策权和管理权，前提条件是理事会主席以及组成人员（包括理事）的工资报酬都是由政府进行核定和支付，他们在经济利益上均不得与医院有任何联系。理事会主要负责制定医院的长期发展规划、战略和年度发展计划，院长的任命是由理事会决定，并建立相应的院长选拔机制。院长的主要职责有：一是执行理事会的决议、决定，并对理事会负责；二是根据理事会的规定可以定期或是不定期地向理事会汇报医院经营管理工作的进展以及医院一定时期内的经营绩效，并受理事会的监督管理；三是院长可以根据其工作需要自主聘用副院长和院长助理，其聘用人员主要负责医院的具体事务和运行管理，且院长助理或副院长要对院长负责。临床和职能科室的主任或副主任均由院长进行聘任，但这些人员不纳入医院的行政序列。

五、公立医院产权制度改革案例分析——以武汉市医改为例

（一）武汉市改革的背景

武汉市是湖北省的省会，2010年末全市户籍总人口达836.73

万人，全市生产总值达到5 515.76亿元，全年城市居民人均可支配收入为20 806.32元，人均消费支出14 490.07元。2011年职工平均工资为45 643元，医疗保健支出为75.30元。2011年全年城市居民家庭人均可支配收入23 738.09元。参加基本医疗保险的职工达339.60万人，其中城镇职工基本养老保险达309.58万人。2010年末，全市共有各类卫生机构2 712个；其中，医院、卫生院236个，社区卫生服务中心125个，卫生防疫、防治机构22个，妇幼保健院、所、站15个，医院病床40 218张；卫生技术人员数60 436人，其中，医生24 183人，护师、护士24 016人，平均每千人拥有医生3人，拥有医院病床4.85张。法定报告传染病总发病率350人/10万人，儿童免疫接种率95%。农村新型合作医疗参合率99%。药品监督覆盖率及抽样合格率分别为98.5%和91.0%。食品卫生监督覆盖率及抽样合格率分别为100%和88.9%。居民人均预期寿命为78岁①。不同类型医疗机构之间的竞争态势初步形成。武汉市公立医院已经形成不同层次不同实力公私合作与竞争的医疗卫生机构群体，武汉市公立医院的产权改革已经取得了一些可喜的成绩和显著的实效，形成了大型综合性医院、市级医院、乡镇医疗卫生机构三个层次的医疗卫生机构群体，满足不同人群的医疗卫生服务需求。

(二) 武汉市公立医院产权制度改革的特点与成效

笔者选择了武汉市省属医院、市属医院和区属医院各3家医院进行了调查，通过问卷调查、深度访谈等形式就公立医院的产权问题进行了深入调查，并结合我国"新医改"的政策措施以及卫生统计数据进行分析总结，具体分析了武汉市公立医院产权制度改革的特点、成效。

第一，管理体制和经营体制逐步理顺。多数的改制医院改革彻底，改变了过去计划体制时期的医院管理模式，构建了新的医院经营机制，这些改革措施使医院的管理水平得到较大提高。通过一系列的改革之后，部分医院依照股份制改革的章程及相关要求设立了

---

① 2011年《武汉市统计年鉴》和2011年《武汉市卫生统计年鉴》。

董事会、监事会等相关管理机构,并进一步完善了约束机制,医院出台管理制度、工作方案或做出重大决策时职工均有机会参与其中,并提出自己的意见和诉求,这极大地促进了医院民主管理水平的提高,也进一步提高了决策层决策时的透明度,并对他们的权力进行了相应的约束。医院通过改制以后,医院不但使内部管理得到了加强,而且使医院的相关配套制度得到逐步的完善和加强,积极推行人本管理策略。从质量管理上看,改革的措施主要包括积极推行竞争上岗、层级管理和逐级聘任的全员合同制;从经济管理上看,改革的措施主要包括加强医院成本的核算管理。在分配制度上推行"按劳分配"与"按资分配"相结合的分配形式,遵循"档案工资"与"效益工资"相结合的分配原则,逐步建立起有竞争、有活力、有责任、有约束力的运行机制和内部管理体制,以适应医疗服务市场发展的需要。

第二,有效缓解政府在医疗卫生领域投入不足的问题。根据我国对事业单位的界定,医院属于公益性事业单位,医院的经营行为和经营目标不能以经济收益为其终极目标。但是,政府在医疗卫生领域投入的经费严重不足,这使得医院的运营和发展进入两难的境地。通过改制扩大了融资途径,有效解决了医院投入不足的问题。根据医院自身特点决定改制形式,不同医院根据自身特点和各自实力,采取企业买断、职工持股、吸引社会资本、国有民营等多种方式。改革是以医院现有的经营管理水平、基础设施条件、发展潜力和医技人员为基础,充分参考医院职工的利益诉求和改制意愿。改革的主要目的是盘活医院的存量资产,提高医技人员的业务水平,调动医院内部活力和员工的积极性,解决政府对医院投入不足的问题,最终增强医院的竞争力。

第三,用人机制相对灵活,完善人事管理制度,解除职工后顾之忧。人才和技术是医院生存和发展的基础,医院改制后,用人机制变得更加灵活,可以根据人员实际能力聘任一些高级管理人才和技术人才,增大了医院对人员管理的自主权。医院改制中,人事管理制度变动较大,要在尽可能保障职工合法权益的前提下,积极探索新型人事管理制度,既为改革营造稳定的社会环境,也有利于人才流动。如为了保持医院的稳定，规定改制后一年内，医院不得随意开除职工。

第四，医院凝聚力增强。改制明晰了产权，通过资本把职工利益与医院兴衰紧紧地捆在了一起。如让职工成为医院产权所有者，建立了利益共享、风险共担的机制。通过改革后，医院的职工深切感受到自己是医院的一分子，也是医院的主人，逐渐形成了医院的出资者、管理者、职工三位一体的局面，以先进的管理理念作为医院的向心力，管理行为具有较强的目标性和规范性。通过改制后，医院的职工信心大增，在工作中表现出积极的精神风貌（如劳动纪律得到了进一步加强），为了一些特殊病人的需要，职工改变了工作方法和工作流程，不断推出一些新措施以提高服务质量，同时医院的医疗水平也得到显著的提升。那些掌握先进医疗技术的医技人才情绪稳定，工作热情高，业务学习氛围浓，而且开展高难度手术项目的数量显著增多。职工还主动为医院的长远发展提出自己的意见和建议，主动为医院提出财务管理的新建议，尽力为医院增收节支。

（三）公立医院产权制度改革过程中存在的问题

第一，公立医院产权制度改革的目标模糊，没有提出必须保证基本医疗服务与提高医院效率兼顾的政策。在改革中，首先要明确改革的目的，其次，还要明确如下问题：应构建的医疗服务体系是什么样的？未来的非营利性医院、民办营利性医院以及公立医院在医疗服务体系中应该发挥的作用是什么？什么样的居民基本医疗服务保障水平才是合适的？如何满足居民医疗服务多层次需求？政府如何监管那些多元化的医疗机构？什么样的政策措施才能适应当前医院的转制和改革？调查结果发现，地方领导似乎对于如何推进改制有更多的关注，对于如何保证基本卫生服务则考虑较少。

第二，产权制度改革的理论及其效果存在争议。这主要是因为公立医院的产权制度改革缺乏理论支持和经验证明。无论是学术界还是医疗服务机构的相关人员（包括官员、院长和医院职工等）有一个共识就是产权改革不是重点，在医疗服务市场上，不指望通过产权改革来解决当前公立医院所面临困境。与国有企业改制相比，事业单位的改制具有其特殊性，因此，通过"两权分离"的改革，并配合用人机制的改革，公立医院能在不改变产权性质的条件下取得较好的改革效果。

第三，从产权制度改革的政策上看，呈现粗放型和不可操作性。正是由于政府出台的政策具有不可操作性，公立医院在执行这些政策的过程时就难免出现偏差。由于民营医院受到政府政策的限制，其在医疗服务市场生存艰难，当公立医院进行转制，转化为民办医院，这就意味着医院的身份发生了变化（即由事业单位变成了企业单位），政府对事业单位的优惠政策和待遇在改制后的医院中就取消了。调查研究显示，公立医院与民营医院相比，无论是行业竞争和医疗卫生资源的配置、资金筹措还是医疗服务市场份额，在政策的保护之下公立医院仍拥有绝对的竞争优势。相比之下，民营医院职工在学术地位、职称晋升等方面无法同公立医院相提并论，此外，政府相关主管部门政策不连续性和不确定性，加剧了民营医院的市场竞争环境的恶化。

（四）民营医院、转制医院和公立医院绩效对比分析[①]

1. 病床使用率

调查发现，由于民营医院大多数处于初创时期，市场影响力较小，加之居民对于民营医院心存顾虑，所以，民营医院的病床使用率并不高，但是，呈现出较快的增长势头。转制医院的基础较差，服务环境的改善和服务质量的提高、市场信誉的取得也需要时间，所以，病床使用率也低于公立医院（见表3-1）。从变化的趋势来看，公立医院与改制医院的病床使用率在增加，而民营医院却在一定范围内波动。

2. 人均工作量指标

2002—2009年三种类型医院的工作量比较表明，民营医院年诊疗人次、出院人次8年来的增长率为410%和214%，发展速度

[①] 注：因有些医院的数据获取较困难，借用营利性医院代替民营医院、非营利性医院中除去政府主办的医院后为转制医院，政府主办的医院为公立医院。

第一节 现代医院财产权分析

表 3-1　2002—2009 年公立医院、改制医院和民营医院病床使用率①(%)

年份 医院	2002	2003	2004	2005	2006	2007	2008	2009
公立医院	82.34	73.49	83.5	82.56	82.31	86.81	88.39	89.85
改制医院	75.21	76.73	81.61	83.53	83.06	84.87	85.62	87.56
民营医院	63.81	62.01	67.42	58.91	64.77	64.95	65.14	63.86

大大高于公立医院和转制医院。转制医院除诊疗人次略有下降外，其出院人次出现负增长。

3. 每门诊人次费用和每出院病人费用

2007—2010 年，各类医院门诊人次费用变动较大，呈现每门诊人次费用和每出院病人费用均持续上涨趋势。转制医院涨幅较大，每门诊人次费用平均增长幅度为 32.18 元。每住院人次费用平均增长幅度为 17.29 元。民营医院每门诊人次费用平均增长幅度高于公立医院，但每住院人次费用平均增长幅度低于公立医院，2007 年以前甚至出现了下降趋势。

(五)调查的研究成果

1. 医院产权制度改革的特点

第一，出台了放松社会资本进入医疗服务市场的准入政策和支持政策。武汉市政府为了培育医疗服务市场，为该市场注入活力，对营利性民营医院采取了相对较宽松的政策：向符合准入标准的民营资本所有者开放，对办医主体、办医类别和设置地点不予以限制。市政府还对转制医院、私立医院的职工在落户、职称晋升等方面与公立医院没有差别，不因为医院的产权性质而实行歧视政策，政府不对转制医院、私立医院的微观运营进行干预，根据相关配套政策，还对营利性医院实行低税率优惠，甚至是税收减免。尽管政府在政策方面出现了一些松动，但是与公立医院相比，民营医院或改制医院的职工福利有较大的差别，这就限制了人才的流动。同

---

① 据《武汉市统计年鉴》整理而成。

时，鼓励政策不配套以及落实困难，使得民营医院出现了很多抱怨，主要表现为在建院过程中手续复杂、办理时间长以及歧视等，这极大挫伤了民间投资者的积极性。

第二，与转制医院相比，民营医院在数量和规模上发展得更好。民营医院和转制医院相比，数量更多，规模更大，运行状况更好。

第三，转制的对象是难以为继的企业医院、专科医院。政府在选择公立医院进行产权制度改革时，只要考虑"不影响当地医疗市场、不承担社会公共卫生服务、经营效益不太好"的医疗机构，鼓励民间资本参与对公立医院的转制。

2. 医疗服务的需求与供给之间的矛盾突出

调查显示，医疗服务市场开放的驱动力是居民对医疗服务需求的快速提高。当前，居民对医疗服务质量、价格、态度和环境等表现出诸多不满，同时，社会各界非常关注医疗服务市场出现的"看病难，看病贵"问题，从而对卫生体制改革形成了强大的压力，这极大地推动了医疗服务体制的改革进程。因此，医院改制过程是各个利益相关者之间斗争和博弈的过程，这种制度变迁最大的潜在获益者将成为戴维斯和诺斯意义上的"初级行动团体"，成为公立医院改制的真正推动者。

3. 公立、民营和转制医院效率上没有显著性差异

调查分析显示，以床位、人员作为投入指标，门诊人次、住院人次作为产出指标，通过分析公立医院、民营医院和转制医院的效率，得到的结果是三者在效率上无显著性差异。从产权制度改革的效果来看，没有充足的证据证明"公立医院的效率低于转制医院或民营医院"，甚至还有些研究成果得出"非营利性医院更有效率"的结果。还有一些学者利用不同医院和不同区域的数据进行效率分析，也得出了"营利性医院效率更高"的研究结论，但从整体来看学者研究的成果，大部分研究显示"公立医院的效率与民营医院或改制医院的效率"差别不大。由于政府对产权制度改革未出台细化的政策措施，因此，政府对医疗服务机构的优惠政策更多的还是偏向公立医院，未制定相应支持转制医院和民营医院的优惠政策，使

得民营医院或转制医院的效率受到影响。由于民营医院的发展和启动公立医院产权制度改革的时间较短,政府在产权改革方面未形成相应的管理和运行机制,很多工作仍处于探索和摸索阶段,在短时间内很难看到预期的效果。因此,对三类医院的绩效评价(尤其是民营医院和转制医院)面临一些困难。在改革试点医院的选择上,地方政府选择的标准是选择那些"改制后不会冲击当地医疗市场,未承担基本社会公共卫生服务,且经营效益较差"的医院,这使得在医院转制前本身就效率低下。

六、小　　结

通过上面概念的界定及国内外公立医院改革的理论实践分析,可知,经过多年的改革实践,在政府与医院的隶属关系中,存在政府对医院专用性投资不足的问题,政府应该加大对医院的财政补偿性投资;在医院建立了一定的法人治理制度的基础上,政府的投资决策是无弹性的,或政府对医院的投资是相对缺乏生产力的,则医院应该实现两权分离,建立以董事会为最高决策机构的法人治理结构,要建立和完善公立医院和非营利性医院的治理结构,落实独立运作医院对自己的行为和绩效负责的机制和责任,就成为医院资产重组或医院产权制度改革的重要任务;公立医院和民营医院是严格互补的,大量引入社会资本办医,丰富办医的形式,通过拓展医院产业化路径和形式,建立医院服务水平一体化,降低交易成本。明确公立医院产权制度改革的目标,公立医院的改制应该兼顾公平和效率,既要保证提高改制医院的效率,又不能因此而损害弱势人群对基本医疗服务的可及性,还要保证医院的可持续发展,使医院职工的利益得到保证或补偿,实现多赢的目标。政府从大部分公立医院日常管理中退出,认为公立医院的转制是在"卸财政包袱",以这种思想为导向的公立医院改制是存在问题的,是与改制的目标相偏离的。在公立医院改制的目标中,政府必须承担基本医疗服务的责任。在推进公立医院转制过程中,不仅要懂得"如何放"的问题,更要懂得"如何保"的问题,也就是明确公立医院的目标以及怎样实现这些目标。明确公立医院产权制度改革的前提条件是必须保证公共卫生服务的质量和水准不降低，医院是政府实行一定福利政策的社会公益性事业单位。作为事业单位，医院与追求社会效益最大化的企业不同，必须始终把保持和提高公共卫生服务的质量和水平，即追求社会效益的最大化置于优先的地位。虽然当今中外公立医院改革的一个共同趋向是引进民间企业的经营管理机制，但其目的只是提高公立医院的运行效率，绝非意味着弱化公立医院承担公共卫生服务的职能。近年来，因"创收"而导致公共卫生服务水平下降在医疗卫生领域是一个突出的现象，比如从医人员医德沦丧、药价暴涨、误诊频发、收受红包、大处方等现象，已引起社会的普遍不满，受到舆论界的激烈抨击。对此，必须有一个正确的认识，不然的话，公立医院的产权制度改革就会误入歧途，偏离既定的方向，可能造成政府职能的缺位，甚至会引起社会公众对政府的信任危机。我国公立医院产权制度改革政策措施允许对公立医院产权形式进行探索。医院的产权制度的改革模式表现出多样化的特点，具体可以从两方面来分析：一是政府的政策，我国的基本经济制度（即以公有制为主体，多种所有制经济共同发展）以及公有制实现形式的多样化决定了我国医院产权制度改革模式的多样化；二是区域卫生条件的差异化，我国地域辽阔，不同省区的经济发展、地理环境以及文化习俗差异较大，加之医院的规模、所承担的功能、管理体制和运行机制等方面存在很大的差别，这些影响因素在不同程度上影响着产权改制模式的选择。事实上，每种产权改制模式均有其自身的优势也有其弊端，因此，不能简单地肯定某种模式也不能草率地否定某种模式，而应该综合考虑各种因素，选择一种最适合的模式进行推广。

第二节　现代医院交易成本分析

一、交易成本理论综述

（一）交易成本理论的起源

新制度经济学思想的核心是确立和选择合理有效的制度，使交易成本得到降低,以便激励经济主体倾向于从事生产性活动,使分工和合作能顺利开展,采用促进生产成本降低的生产方式,最终优化资源配置和促进经济增长。而作为新制度经济学最重要组成部分之一的交易成本理论由科斯首先发现,而威廉姆森则是这一理论的集大成者。他的研究是基于产权既定时如何达成交易(即采取何种形式组织的交易)。在威廉姆森看来,科斯的理论只是得到了有限的推广,缺乏对交易费用决定因素的分析。基于上面的分析,威廉姆森顺着科斯的研究思路全面系统地拓展了交易成本理论,使交易成本变得可操作化,据此来解释交易的选择条件和组织形式。鉴于威廉姆森在该领域的学术地位以及交易成本思想的重要性,一方面,交易成本概念在新制度理论中是最重要的基础概念,也是研究制度的起源以及变迁的基本工具。在新制度经济学中有关企业理论对交易成本进行特别的强调,重点分析了如何降低交易成本的问题。新制度理论所提出的企业理论是基于契约结构或规制结构的差别,通过降低交易成本,进而形成成本的比较优势;另一方面,中国的医院改革进入了攻坚阶段,公立医院的改革以及医院法人治理结构的调整和基本医疗保障制度的变革正在如火如荼地展开。由此可以说明,医院在提供医疗服务的过程中,医疗服务交易显得非常重要。威廉姆森提出很多有关交易成本理论的思想(如治理结构与交易的匹配、利用保障机构使正常的交易活动得以平稳进行、水平一体化、政府对管制的态度和措施等)对当前医疗卫生改革有重要的指导意义。

(二)交易成本的研究综述

自威廉姆森的研究开始,交易成本经济学在概念诠释和实证检验两方面都取得很多研究成果。从理论研究来看,研究主要集中于把威廉姆森具有开创性的思想和其他思想结合起来去分析和研究另外的问题,或者针对威廉姆森理论中解释欠缺的内容进一步深入拓展。有些学者把资产专用性同机会主义联系在一起进行研究,指出交易各方争夺可占用性准租[1]而引发的履约问题,在此基础上构造

---

[1] 即专用性资产最佳用途与次优用途之间的经济价值差额。

自我履约范围模型,用该模型来说明法庭安排存在一定的局限性和自我履约所产生的作用①,但应该指出,威廉姆森将机会主义产生的原因归结为不道德和信息不对称,而克莱因等人提出的机会主义概念与威廉姆森不同。克莱因等人认为所谓的机会主义是由于资产具有专用性,交易的一方基于契约的不完全性去占用另一方准租金的一种事后行为。学者将所有权和资产专用性联系在一起,研究选择差异化的一体化形式对经济效率产生的影响②,所有权被定义为剩余索取权,它的配置差异导致交易双方的工作激励的扭曲和事前投机,阐述了威廉姆森交易成本方法的优缺点。同时,对威廉姆森提出的交易成本理论进行了批驳,认为交易成本经济学没有关注企业是一个生产-销售单位所具有的根本特征,故不能利用交易成本来佐证企业的存在;提出交易成本理论必须均假定以市场为基础的资源配置才是可行的,事实上并非如此。机会主义的核心影响仅仅是使交易成本理论出现了逻辑推理的问题;签订合同的成本和执行合同的成本同生产成本之间是存在某种关系的,这种关系也是很重要的,但不能简单地把两者放在同一框架下进行研究,因为它们的假设前提是不同的,前者的研究基础是有限理性,而后者的研究基础却是完全理性。因此,威廉姆森的交易成本理论在用静态方法论去解释行为的动态性时出现了困难,但他并未就此而否定该方法,转而探索性地对该理论进行拓展研究,从而提高其解释能力的途径。

从实证研究来看,重点研究水平一体化的决策问题,通过建模加以检验,如对汽车行业部件供应一体化的研究③和航天工业中自

---

① 盛洪主编:《现代制度经济学》(上卷),北京大学出版社2003年版,第202~219页。

② Grossman Sanford and Hart Oliver. *The cost and benefits of ownership: a theory of vertical and lateral integration*. Journal of Political Economy, 1986, 94 (4):691-719;Hart Oliver and John Moore. *Property rights and the nature of the firm*. Journal of Political Economy, 1990, 98(6):1119-1158.

③ Monteverde K, Teece D J. *Supplier switching costs and vertical integration in the automobile industry*. Bell Journal of Economics,1982,(13):206-213

制-外购决策的研究①等。另外一些经济学家依托自己建立的数据库来建模,并验证威廉姆森的"交易与治理结构匹配"的结论。

从国内学者关于威廉姆森交易成本理论的研究来看,重点是利用威廉姆森的理论从应用方面展开研究,并进行检验。黄少安对威廉姆森交易成本理论层面的研究偏少,重点研究了该理论的四个矛盾或缺陷:核心范畴缺陷、未完全分析其产生和变动的原因、夸大解释力、未分析生产成本和交易成本的交互作用②。芮明杰、袁安照研究了交易的规制结构理论,深入分析了交易规制理论的缺陷,提出知识交流性是规制结构变迁和选择的关键变量③。钱春海基于资产专用性概念研究了专业化分工与资产专用性之间的关系以及对贸易一体化产生的影响④。刘友芝评析了传统交易费用兼并理论,虽然交易费用兼并理论有局限性,但对我国企业兼并活动具有借鉴意义⑤。王健评述了威廉姆森的缔约和保护性治理结构理论,认为借鉴这些理论有助于探讨企业间的缔约和构建完善社会信用体制等问题。王健从资产专用性的角度分析资产专用性如何适应典型组织模式,在讨论兼并企业时,根据资产的特点去选择具有市场适应性的组织模式,提高兼并企业的市场竞争力和效益⑥。蒋冠阐述了威廉姆森的水平一体化理论,并考察了其对我国当前的产业组织改革的借鉴意义,重点强调兼并过程中的效率问题,提出应该明确界定

---

① Scott Masten. *The organization of production: evidence from the aerospace industry. Journal of Law and Economics*, 1982, (27):403-417.

② 黄少安:《交易费用理论的主要缺陷分析(上)》,载《学习与探索》,1996年第4期,第16~18页。

③ 芮明杰、袁安照:《交易的规制结构论》,载《经济科学》,1998第5期,第91~98页。

④ 钱春海:《县级党校如何抓好科研工作》,载《理论学刊》,1998第5期,第127~128页。

⑤ 刘友芝:《传统交易费用兼并理论的演进及其评析》,载《中南财经政法大学学报》,2002年第1期,第29~35页。

⑥ 王健:《交易成本经济学的缔约和保护性治理结构论》,载《国际行政学院学报》,2000年第4期,第83~88页。

第三章 现代医院法人治理制度的传导路径研究

产权并关注规模边界的问题。① 蓝海林认为威廉姆森提出的"中间体制组织理论"对中小企业的集群提供了理论支持,并在此基础上提出了相应的建议:中小企业集群的发展必须依靠技术提升和结构调整②。总的来说,一方面,从理论层面的研究来看,相对而言比较少且有些研究较散,未形成全面认识交易成本概念和相关理论;另一方面,从应用研究上来看,主要集中于治理结构的选择和匹配应用,并将企业并购一体化的理论应用到其他领域,而把交易成本思想应用到企业诚信等领域及对新解释的领域关注较少,学者可以在该领域做进一步拓宽适用范围的研究。

二、现代医院交易成本的内容

(一)现代医院制度运行中的交易关系

当前,我国医院的特殊性及其管理方式,难以从经济学意义上将其定义为"非营利性组织",在一定程度上将其称为"政治性企业"。因此,需要对医院的"交易"概念进行扩展。采用新制度经济学的研究方法,首先需要明确界定医院"制度"的含义及作用。

1. 医院交易关系

交易作为理论概念较早就出现了,虽然新古典经济学的研究者把经济分析视为研究"交换"的科学,即"总由习惯、能力、偏好和技术的结构既定所产生的交换过程",可是起初的应用领域非常窄,康芒斯先把生产和交易的概念对应起来,将生产活动视为人与自然间的一种关系,而将人与人之间的关系用交易活动来表示,人类的全部经济活动就是由交易活动和生产活动构成的,还将人们的交易活动划分为三种类型:即市场交易(或买卖交易)、管理交易(或企业内交易)、配额交易(或政府交易)③。这就把交易概念一

---

① 蒋冠:《威廉姆森纵向一体化理论及其对我国企业改革的启示》,载《思想战线》,2002年第6期,第29~32页。

② 蓝海林:《独立董事制度对企业战略行为的制约作用》,载《上海企业》,2002年第8期,第9~11页。

③ 康芒斯著,于树生译:《制度经济学》,商务印书馆1983年版,第73~76页。

第二节 现代医院交易成本分析

般化了(包括了人与人之间所有的关系和经济活动)。但以交易概念为基础开展研究时,不同的经济学家对交易的外延给出了不同的解释。比如,威廉姆森直接继承了康芒斯的交易概念,并在此基础上进行了拓展,将各种情况均归为管理交易和讨价还价交易,并分开使用。

因此,借用平乔维奇对交易的定义和康芒斯提出的交易概念分类来进行分析。所谓的交易就是有利于使交易主体效用最大化的一系列交换行为。基于该定义在我国现行医疗卫生体制下,医院主要是以管理交易为主。医院与药品生产企业、药品流通企业以及患者之间均是通过市场而展开的买卖式交易。在医院内部主要是管理式交易,在政府和医院之间建立的委托代理关系中,政府会从财政收入中拿出一部分对医院进行投入,也会从税收等方面提供一定的优惠,但医院履行政府规定职能(尽管在当前的状况下不是全面的)的同时,也为政府带来了其他效用(如政府官员的 DUP 行为等),因此,政府和医院之间存在政府交易和管理交易(如图3-1所示)。

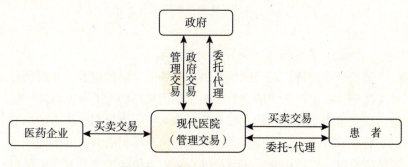

图3-1 现代医院交易关系示意图

2. 现代医院制度安排

基于诺斯的定义,制度就是一系列的博弈规则,这些博弈规则分为正式规则(比如宪法、产权制度以及契约)和非正式规则(如习俗、规范)。诺斯还认为任何在正式规则和非正式规则协调下进行的制度变革均是有效的。即便是能从其他领域借鉴好的"正式规则",倘若当地的"非正式规则"因其具有惰性而在短时间内无法改变,那么新引进的"正式规则"同原有的"非正式规则"就会产生抵触和冲突,这种冲突的结果是新引进来的制度可能无法执行。依据该理论分析的结果较好地解释我国此前依靠行政命令切块式医院改革模式失败的原因。现代医院制度是指医院与其利益相关者之间的"博弈规则"。构成医院制度环境的主要影响因素是"正式规则",也是医院制度的主要影响参数。决定医院职工及利益相关者价值的主要因素是"非正式规则"(具有内生性)。二者决定现代医院的制度安排(如图 3-2 所示)。

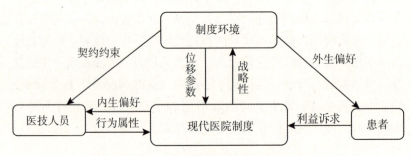

图 3-2 现代医院制度影响因素分析

(二)现代医院制度运行中的交易成本

基于上述分析,现代医院是医疗服务的主要供给者,并同利益相关者间存在多种形式的交易关系。依据科斯的相关研究可知,任何一项交易均是有支出的,即交易成本为正。衡量制度优劣的标准是交易成本的大小,这也影响医院选择治理结构的方式。因此,从医院同政府、医药企业、药品流通企业以及患者的交易关系中可以看出,任何交易的双方要想实现交易,必须付出成本,尽管成本的表现形式具有多样性,这均会影响医院的制度变迁。

1. 现代医院交易成本的假定

交易成本经济学是在新制度理论关于人性假设基础上来研究合约行为问题的,所有参与现代医院提供医疗服务的经济主体并不是古典经济学所假设的"经济人",而是"契约人"假定。事实上,"契约人"均处于交易中,并用直接或间接的合约来调整双方的交易活动。具体表现为有限理性和机会主义行为。交易费用的核心概念是机会主义行为,分析机会主义行为对于研究交易专用性的人力资本与物质资本及其经济活动具有非常重要的意义。正是机会主义的行为表现直接或间接地引致信息不对称问题,进而使经济组织中的问题变得非常复杂,这样出现的直接后果是契约人之间的合同风险。倘若契约人没有出现机会主义行为而是一种自利行为,则人们可以信任契约人一定会按照约定履行其承诺。但是,倘若"契约人"表现出机会主义的行为,则其或许放弃履行承诺,机会主义行为的结果是按有利于"契约人"的方向发展而不是按合同履约。

2. 现代医院交易性质的三个维度

本书提出现代医院交易性质存在的三个维度:即交易的不确定性、资产专用性和交易频率。

第一,资产专用性。所谓的资产专用性就是在不损失生产价值的基础上,资产用于差异化的用途以及不同使用者利用的程度。只有当存在不完全合约的情况下,才会清晰地把资产专用性的特性表现出来。假定存在不确定性,把有限理性同机会主义结合起来分析,才能体现资产专用性的重要性。契约的或组织的保障可以大大降低交易成本,这就是水平一体化的内在动力。

第二,交易的不确定性。分析不确定性的意义在于说明人们的选择是必要的。当交易存在不确定性时,交易双方就会依照低交易成本来对各种合约安排进行决策,不确定性对交易协调方式中产生的影响以及交易约束程度是有差别的,这会给交易合约的安排以及协调方式选择提供一定的决策空间,所有这些均与有限理性有关。在交易过程中,不确定性的风险很大时,交易双方无法预知未来可能发生的事件,则在合约中不能反映未来的可能事件。因此,需要设计双方均能接受的合约安排,一旦在履约的过程中出现了不可预知的事后事件时双方能进行平等谈判,在双方可以接受的情况下重新修改合约安排,从而使交易成本增加。

第三,交易频率。所谓交易频率就是指交易的次数。交易频率对交易成本绝对值没有影响,但会影响多种交易方式的相对成本。对于任何一个组织而言,该组织确立的治理结构以及组织的运转一定存在成本。组织运行中的这些成本是否能被组织获得的利益所抵消取决于交易的频率。与一次交易相比，多次交易更容易使组织治理结构的成本被抵消。交易频率与交易成本之间的关系可用图3-3表示。

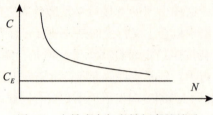

图 3-3 交易成本与交易频率的关系

图3-3中，C为交易成本，N为交易频率。曲线向右下方倾斜说明随交易频率的增加，重复性交易成本降低。C_E是交易成本减少的最小极限，该极限值说明随交易频率的增加，交易成本不可能一直降低，换句话说，倘若重复交易N次，交易成本不可能减少到零，而是趋于常量C_E。

(三) 现代医院交易成本的内容

基于新制度理论对交易成本的分类，将其分为广义和狭义的交易成本：从广义的定义来看，借鉴巴泽尔(Y. Barzel)给出的定义，即获取、转让以及保护与产权相关的成本就是交易成本(即制度运行的成本)；从狭义的定义来看，借鉴 Ronald H. Coase 所给出的定义，即提出相关价格、讨价还价、订立契约并保证契约执行的成本。本书中只考察现代医院的狭义交易成本。从整体来看，现代医院交易成本分为内部交易成本和外部交易成本两类。

1. 现代医院的内部交易成本

现代医院内部的交易成本主要表现为：

第一，由于历史的原因，医院在我国视为事业单位，而事业单位的人事制度阻碍了现代医院通过其他渠道引进人才，由此医院无形中增加更大的搜寻成本。

第二，信息渠道不畅通，增加了医院搜寻运营信息的困难程度，医院为此而额外增加支出。为维护、规范、监督和约束医院内部行为而制定并实施计划、任务等耗费的资源。

第三，现代医院内部管理制度的不健全(或内部机构臃肿)，在职工间出现了很多冲突、摩擦和扯皮等事件，医院为解决、协调这些冲突、摩擦而花费大量的精力成本和时间成本。

第四，组织效率损失。因现代医院未建立完善激励机制和补偿机制，使得医院内部行为人的不当行为给医院带来利益损失，如医技人员在提供医疗服务过程中出现的机会主义行为以及医院管理层的渎职行为等。

因交易成本理论主要是研究特定组织的社会治理结构成本，然而当前我国"新医改"的核心是医院的治理结构。在此意义上，本书是从现代医院的法人治理结构的角度来研究交易成本。因此，将现代医院的交易成本分为四类成本：一是组织成本，即建立医院的管理机构(包括政府机构和医院内部管理机构)以及使其运作耗费的成本；二是激励和监督成本，即在医院的委托-代理结构中，委托人建立一套制度激励和监督代理人，目的是使代理人能为委托人的利益而努力工作，从而消除机会主义行为所支付的成本；三是强制履约成本，即在医院治理的过程中，倘若参与治理的一方出现违约时，医院进行查处或惩罚违约方所支出的成本；四是风险成本，即因现行医院治理制度失灵、参与医院治理的一方或多方退出等给医院带来风险所支付的成本。

2. 现代医院外部交易成本

现代医院外部交易成本则主要表现为：

第一，医院为处理好与政府、患者、社区、医药企业等各利益相关者之间关系而支付的费用。

第二，医院在竞争中为增强自身竞争力、树立形象、从事社会公益活动以及提高知名度而投入各项费用。

第三，外部的不确定带来的额外支出(或损失)。例如，现代医院在当前的管理体制下，政府卫生主管部门的决策失误而给医院带来的各种损失；政府医疗卫生政策的变动、利益相关者的违约行为，使医院调整原有计划或项目所带来的损失，以及重新制定或修改、变更计划所需的成本等。

三、现代医院交易成本的特征

存在于医院经营过程中的交易成本一直被忽视,这主要是因为医院管理者无成本意识,医院也未建立科学的成本核算机制,同时也与医院自身交易成本特性有关。因此,现代医院的交易成本的特性主要表现为以下几个方面:

(一)不可能为零

现实中任何组织的交易行为均是有成本的,也就是说交易成本不可能为零,只可能尽量减低交易成本,使其最小化。现代医院在经营过程中同样会产生交易成本,不同医院根据建立的治理机构以及管理方式,其交易成本也有所不同,但绝不为零。组织在筹备阶段就会出现交易成本(即使这时医院的产出为零,交易成本也为正),如医院在筹备阶段,就会有收集信息、出台管理制度和招聘医技人才等成本支出。

(二)隐蔽性

交易成本的隐蔽性较强,其作用就像物理学中的摩擦力一样,使组织在开展业务活动时,无形中增大了阻力。但因该阻力行为通常是正式规则、制度禁止的,由于逆向选择倾向、机会主义行为以及有限理性的存在,行为主体或组织将尽量掩饰此行为,其目的是保护自身。因此,交易成本具有较强的隐蔽性,例如医院管理者在管理过程中会出现寻租行为而不被发现。

(三)难以量化

交易成本与其他成本的区别就是难以量化,一方面,交易成本通常是以非货币(时间、精力等)的形式出现,这很难用货币或其他公式来计算;另一方面,交易成本是制度成本一部分,无法与其他成本截然分开,因此,也不能像其他成本一样进行较精确的核算和统计,只能进行适当的估算。

四、现代医院交易成本影响分析

(一)资产专用性对现代医院法人治理结构影响的经济分析

现代医院法人治理制度分析其实就是一个为了实现医院的目标

而进行契约签订的问题,也就是现代医院制度的选择问题。为了研究的方便,通过一个简单的合约框架来说明现代医院为什么选择一体化的治理结构。首先假定现代医院提供的医疗服务可以通过两种备择技术(通用性技术和专用性技术)中的一种来提供。专用性技术要对交易专用性资产投入更多,且能以更高的效率满足其稳态需求。

用 k 来衡量现代医院的交易专用性资产,假如医院利用通用性技术的交易为 $k=0$ 的交易,而医院利用专用性技术时出现 $k>0$。为了防止使用专用性技术的交易时医院遭受价值损失,无论是医院内部的交易双方还是医院外部交易双方,均会设计激励性契约(就现代医院而言,这些契约可以是政府的财政补贴、医疗服务价值补贴、税收优惠政策、患者医疗保险等)来保护专用性技术投资。假定 s 为激励性契约数量的大小,如果 $s=0$,就是指医院不提供任何激励性契约,而仅仅是提供激励性契约的决定,用 $s>0$ 的结果来反映。图 3-4 展示与该描述对应的缔约结果,每个节点用价格表

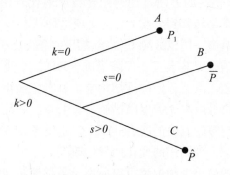

图 3-4　简单合约框架

示。便于将不同的节点进行比较,假定现代医院为风险中立者,在任一技术条件下均可以供给医疗服务,在预期盈亏平衡点上接受任何激励性契约,进而体现医院的社会公益性。节点 A 表示通用性技术($k=0$)的供给关系,预期其盈亏均衡价格为 P_1。节点 B 处所签订的合约会得到交易专用性资产的支持($k>0$),但不为其提供激励性契约($s=0$),预期盈亏均衡价格为 $\overline{P}$。节点 C 的合约也使用专

用性资产，但患者提供了激励性契约($s>0$)，所以盈亏均衡价格为$\hat{P}$，要小于价格$\bar{P}$。提出激励性契约通常有三种形式：一是重新设计激励，这种激励设计包括解约费用或提前终止合约的罚金(如医技人员违规的惩罚等)；二是法律安排被私人安排替代，明确表示允许不完全合约，且提出全新争端解决法庭(如仲裁)；三是交易有可能被嵌入那些更复杂的交易网络里，以确保交易的连续性和适应性。

在图3-4缔约框架中，节点A、B、C有如下特征：第一，用通用资产($k=0$)视作实际内容进行交易，都落在分支A上，对该交易不必要建立保护性的治理结构。第二，倘若是对重大专用性资产进行投资而进行的交易($k>0$)，双方必须通过互惠交易才能使该交易具有效率。第三，无安全措施的交易($s=0$)都在分支B上，在分支B上可以使预期盈亏均衡价格比较高($\bar{P}>\hat{P}$)，则维持该交易的契约会属于一种非常不稳定的契约，有可能使其回到分支A上(实现这种状态转变的方法是用通用性技术取代专用性技术)，也有可能使这些交易转移到分支C上(实现这种状态转变的方法是制定相应的保障措施，用以鼓励其继续使用专用性技术)。第四，落在分支C的所有交易均要具备保障措施($s>0$)，才使私人财产受到保护而不受侵犯。第五，因治理结构与价格有较强相关性，契约各方不要期盼价格低廉与无需保障措施二者兼得，因此，应该把主要精力放在关注与签约有关的所有问题上。事前条款制定及履约方式均随投资特点、治理结构的变化而发生改变。

上面提出的简单合约框架可以应用于各种缔约问题，它将技术(k)、保障措施(s)和价格(P)三者的相互作用进行研究分析，为比较现代医院法人治理制度、降低交易成本提供了基础。

(二)机会主义行为对现代医院交易成本的影响分析

本小点主要是研究交易双方(医院与患者和医院与政府)机会主义行为对医院交易成本所产生的影响。通过简单博弈模型("信任"与"机会主义")来比较初次博弈时医院交易成本的大小(见表3-2)。

表3-2　　　　　　　　　交易双方一次博弈结果

博弈方		交易方乙	
	策略	信任	机会主义
交易方甲	信任	($\alpha^{甲}$, $\alpha^{乙}$)	($\beta^{甲}$, $\gamma^{乙}$)
	机会主义	($\gamma^{甲}$, $\beta^{乙}$)	($\omega^{甲}$, $\omega^{乙}$)

假定交易方甲和乙(可以是医院——甲与政府——乙,也可以是医院——甲和患者——乙)参加博弈。对两行动者而言,如果 $\gamma > \alpha > \omega > \beta$,在该博弈结构下,通过一次博弈得到的结果是机会主义倾向显著,并得到非合作的纳什均衡。由此可以看出,在医院提供医疗服务的过程中两者之间的博弈应该是多次博弈。若两者之间博弈再次进行,设先验概率是 P,两者之间的博弈次数是 N,信任行为和机会主义行为对应的交易成本分别为 C_1 和 C_2,也就是说,C_1 和 C_2 表示博弈主体在采取信任行为的成本和控制机会主义行为的成本。进行多重博弈后得到的结果如表3-3所示:

表3-3　　　　　　　　　交易双方多次博弈结果

博弈方		交易方甲	
	策略	信任	机会主义
交易方乙	信任	($R_1^{甲}$, $R_2^{乙}$)	($R_2^{甲}$, $R_3^{乙}$)
	机会主义	($R_3^{甲}$, $R_2^{乙}$)	($R_4^{甲}$, $R_4^{乙}$)

其中,$R_1 = \alpha(1-P^N)/(1-P)$;$R_2 = \beta + \omega(1-P^N)/(1-P)$;

$R_3 = \gamma - \omega + (1-P^N)/(1-P)$;$R_4 = \omega(1-P^N)/(1-P)$

公式的逻辑是若两位行动者在第一次博弈中博弈双方均能以信任方式行事,在后面的多次博弈中,该做法会继续沿用下去;期望的选择结果是 R_1。假如交易方甲在第一次博弈中运用信任方式,交易方乙实施了机会主义行为,那么交易方乙的声誉就会受损,在此后的交易中,交易方甲会选择机会主义行为。在这种状态下,交易方甲的选择结果为 R_2,交易方乙的选择结构是 R_3,只要甲和乙均以声誉逻辑来选择行事方式，若 $R_1 > R_3$，博弈双方会建立信任。将交易成本纳入其中进行考察的情况下，若 $R_1 - C_1 > R_3 - C_2$ 时建立信任：

$$\alpha(1 - P^N)/(1 - P) - C_1 > \gamma - \omega + \omega(1 - P^N)/(1 - P) - C_2$$

整理得：$\alpha - \omega P - (\alpha - \omega)P^N > (C_1 - C_2 + \gamma)(1 - P)$，显然，在交易成本存在的情况下，一次博弈时 $P = 0$，则 $\alpha > C_1 - C_2 + \gamma$，即 $C_1 - C_2 < \alpha - \gamma < 0$，$C_1 < C_2$。

通过分析显示，博弈方选择机会主义行为会增加交易成本。以医院和政府间的博弈为例可以得出如下结果：政府为了控制医院在经营过程中选择机会主义行为而增加了额外监督成本；或者是医院为应对某些政府官员的机会主义行为而采取行贿形式所支出的额外成本。

(三) 不同治理模式对现代医院交易成本影响分析

当前，在我国医院法人治理中存在三种治理方式：市场治理（私立医院）、政府管制治理（部分机关医院）和混合型（政府治理与市场治理均有）。由此可见，我国大部分公立医院应该是混合型医院，即医院在经营上更多依靠市场，在管理上依靠政府。这部分重点考察在政府与市场这两种治理方式下现代医院的交易成本（长期平均成本）如何变化。令 C_0 为政府为了管制现代医院而承担的决策成本，C_{01} 为市场条件下医院为经营决策而承担的成本。医院从筹建到正常运营过程中，政府的决策程序（包括医院的管理者）是由非常规性决策向常规决策进行转变。认为，决策成本应该是先降低后上升的（即边际递增），在市场条件下降低了政府决策的成本，$C_{01} < C_0$。令 C_t 为政府管制现代医院过程中的协调成本，C_{t1} 为在医疗市场上现代医院的协调成本。在当前的医疗卫生制度环境下，现代医院发展初期 $C_t < C_{t1}$。C_t 也是先减后增的，而现代医院筹建阶段有 $C_t < C_0$，C_t 的边际递增率要小于 C_0。设 CT 为政府管制现代医院过程中出现的成本，CT_1 为医疗服务市场中医院所发生的交易成本，则：

$$CT = C_t + C_0, \quad CT_1 = C_{01} + C_{t1}$$

事实上，这里的交易成本是双方交易成本的总和，尽管给出的赋值不是很严格,但任何交易方的决策成本和协调成本有共同的变化趋势,因此,这种赋值不会影响分析的准确性(见图 3-5,图 3-6)。因我国公立医院的治理形式是混合型,可以将图 3-5,图 3-6 中的两条曲线进行合并后分析(见图 3-7):

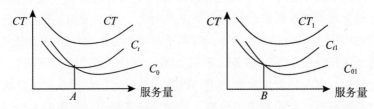

图 3-5　政府管制条件下的交易成本曲线　　图 3-6　市场条件下的交易成本曲线

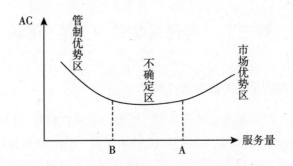

图 3-7　两种条件下的交易成本曲线

可见,在现代医院发展的初期,政府管制能降低交易成本,这可以认为是某形式的纵向一体化。而当医院进入稳定发展期或医院达到一定规模时,医院经营活动利用市场治理则可以降低交易成本。从图 3-7 可以看出,在市场治理区和政府管制区之间是一个不确定区,也就是说,无法比较两种治理方式在降低交易成本方面的优劣,要想区分哪种治理方式更好,取决于制度环境的影响程度,也可以认为是管制程度的差异化。

五、小　　结

综上分析可知,交易成本是现代医院制度运行中不可避免的,设计合理的制度安排和有效措施可使交易成本实现最小化。第一，政府应加强医疗卫生领域的立法工作，完善对相关违规行为配套的惩罚措施。应加强医技人员的职业道德修养以及政府公务人员的廉政建设，最大限度地限制交易各方出现机会主义行为。第二，现代医院发展初期应采用政府管制治理方式，当医院具有一定规模后，要弱化政府在医院经营活动中的主导地位，发挥市场对医疗资源配置的作用，通过适度的竞争，有利于医院改善医疗环境，使患者享受到优质价廉的医疗服务。第三，实行现代医院"两权分离"，通过对现有医院内部管理体制进行改革，把政府的财产权同医院法人财产所有权、经营权进行分离，同时也应该赋予现代医院人事任用的自主权。

第三节 现代医院关键资源分析

一、现代医院关键资源的界定

现代医院的关键资源就是指"医院拥有或控制的可利用要素的存量"。医院所拥有的关键资源能够为医院创造经济价值，建立竞争优势，因为这些关键资源不容易被复制，关键资源或战略性资产是那些能够为企业带来持续竞争优势和高利润来源的资源[1]，同时组织基于这些关键资源而获取的优势能够被长时间维持[2]。对于医疗服务市场来说，关键资源应该是影响医院间长期绩效差异的决定因素，如武汉同济医院的心外科的专家教授及治疗技术，武汉市第八医院（又称为武汉市肛肠专科医院）治疗肛肠疾病的专家及治疗技术等。现代医院的关键资源具有的特点有价值性、稀缺性、难以模仿性和难以替代性。医院关键资源能够为医院创造经济价值和社

---

[1] Amit, Schoemaker. *An incomplete contracts approach to financial contracting*. Review of Economic Studies, 1993(59): 473-494.

[2] Hoopes, Madsen, Walker. *Complexity, flexibility, and the make-or-buy decision*. American Economic Review, Papers and Proceedings, 2003, 92(2): 433-437.

会价值，拥有关键资源的组织能够建立竞争优势。

二、现代医院关键资源的内容

(一) 医院院长的素质

医院院长的认知、发现和寻求医疗服务市场机会以及协调知识资源的技能能够给医院带来异质性产出，在医院的经营管理过程中，医院院长的素质能帮助医院抓住机遇，整合资源，从而使医院产生在市场上具有高绩效的异质性结果。院长的想法和动机是医院获取高成长和赢利性的一个主要因素。院长的创新性和积极性的素质特征，会使医院更容易成功。

(二) 人才资源

医院的存在是依赖于医院的医技人员的协同努力，医院拥有了优秀的医疗技术人才，他们在组织学习过程中不断积累经验，这些经验积累会提高医院的资源积累率，进而开发出新的生产机会，最终促进医院的成长。医院要想快速发展，不能单纯地依靠某一个人，而必须依靠一个由不同个性特征、技能、教育背景以及社会阅历的人所组成的团队。医技人员团队资源之所以能够产生竞争优势，主要在于成员间的互动行为具有稀缺性、社会复杂性和难以复制性。

(三) 技术资源

医院技术资源主要包括各种知识产权、专利以及与之相关的技术知识、技术诀窍、技术秘密等。拥有技术资源优势的医院在选择市场空间和完善价值链能力等方面拥有更多选择机会，如医疗技术专利能够帮助医院创造重要的战略优势，包含知识产权、专利、技术秘密等要素。技术资源能够通过合法的所有权方式有效地防止竞争对手复制。

(四) 声誉资源

声誉资源作为现代医院一项极为重要的无形资源，声誉资源包括医院的商标、医院的品牌和医院形象等无形资产，这些无形资产是医院通过持续努力在公众心目中树立起来的良好声誉，表现出社会对医院的认同，声誉具有价值性，能够帮助医院赢得更多消费群体，增强医疗服务的附加价值，吸引优秀的人力资源。

三、现代医院医技人员对关键资源控制分析

(一) 关键资源控制的逻辑分析

假定医技人员不受制度约束时，医技人员利用自身所拥有的资源表现出寻租行为。新制度经济学认为，制度就是约束人们行为的各种规则，这种规则既包括风俗习惯，又包括法律制度及其他各种社会规定，是内在规则和外在规则共同构成的。医技人员实施非生产性寻利(Directly Unproductive Profit-seeking，简称 DUP)行为条件是他们认为在实施该行为时，其预期收益大于其成本。如果医技人员对私人品资源追逐的收益率大于对公共品资源追逐的收益率，那么医技人员就会投入精力与"资本"去追逐自身私人品资源的拥有量及控制权力，从而实现个人收入的最大化。

医技人员与患者之间存在着信息的不对称，患者到医院就医可能花费一定的监督成本使医技人员的行为能被观察到，以使合约达到最优结果。在这种情况下，医技人员就不能完全分享自己创造的剩余收益，但医技人员可通过非生产性寻利活动来弥补自己的这部分损失。因此，在医技人员与患者之间这种委托-代理关系中，医技人员的非生产性寻利行为就可能发生。在非对称信息情况下，患者不能观测到医技人员的行为，只能观测到相关变量，这些变量由医技人员的行为和其他外生的随机因素共同决定。因而，患者不能使用"强制契约"来迫使医技人员选择患者希望的行动。

(二) 关键资源控制的分析

1. 医技人员寻租的经济分析

医技人员的目的在于利用他们对私人关键资源控制的权力寻求直接的非生产性利润，获得超出其寻利成本的收益。考虑医技人员在两个连续的期间 t_1 和 t_2 提供诊疗服务，在 t_1 开始时，医技人员已经控制了其所拥有的关键资源，假定医技人员 i 在 t_1 时期的产出为 $k_i\varphi(x_i)$，k_i 是医技人员 i 的生产效率参数，x_i 为医技人员 i 工作劳动投入，$\varphi(\cdot)$ 为医技人员个人投入的产出函数，$\varphi'(\cdot) \geq 0$，$\varphi''(\cdot) < 0$。因为医院对提供医疗服务后的剩余索取权较小，加之

医院对医技人员的激励机制不健全,现代医院可以从医技人员 i 的产出中获取的利益为 $\alpha k_i \varphi(x_i)$。假定医技人员 i 总的工作时间投入为 h,他不仅可将时间用在生产性经营上,还可通过寻租活动获取外部选择机会;假定寻租努力投入为 y_i,则 $h = y_i + x_i$,寻租活动的机会价值为 $v(y_i)$,$v'(\cdot) > 0$,$v''(\cdot) < 0$,$v(0) = 0$,为了明晰分析的问题,假设在 t_2 开始时,所有 t_1 期间的资产均完全折旧,即各医技人员需要进行新一轮的培训或继续教育,以提高其控制关键资产的价值或技术水平,且理想的最优预算支出(可以认为是对医技人员关键的投资)总额为 $\bar{I}$,这是在 t_1 期间各医技人员就已经获知的。如果医技人员 i 被医院继续聘用,则医技人员 i 在 t_2 期间的产出为 $x_i \phi(I_i)$,I_i 为分配给医技人员 i 的培训费用或预算支出,$\phi(\cdot)$ 为医院对医技人员投资产出函数,$\phi'(\cdot) \geq 0$,$\phi''(\cdot) < 0$。在 t_1 期间医技人员无寻租并且 t_2 期间的投资预算为刚性约束时,t_2 时期医技人员的最优投资配置条件为

$$\frac{dTU_2}{dI_1} = x_1 \phi'(I_1) - x_2 \phi'(\bar{I} - I_1) \tag{1}$$

TU_2 为 t_2 期间医院和医技人员投资收益的总和。令式(1)的解为 I_1^*,$I_2^* = \bar{I} - I_1^*$;且 x_i 较大时,I_i^* 也较大,即劳动生产率高的医技人员在医院内各医技人员无寻租行为的条件下将获得更多的培训支持,这正好与医技人员在医院中的地位现状是一致的,医疗水平越高的人,占用医院资源的数量越多,获得医院的投资也越多。

现在考虑 t_1 期间的寻租条件,如果医技人员在 t_1 期间寻租,则他在 t_1 期间的生产性收益将减少 $\alpha x_i [\varphi(h) - \varphi(h - y_i)]$。两个期间内,从机会成本角度考虑的寻租利润为

$$E(y_i) = v(y_i) - \alpha x_i [\varphi(I_i^*) + \varphi(h) - \varphi(h - y_i^*)] \tag{2}$$

则最优寻租收益条件为

$$v'(y_i^*) = \alpha x_i \varphi'(h - y_i^*) \tag{3}$$

由式(2)可对生产效率参数 x_i 作如下划分,当取参数 $x_i = \bar{x}$ 时使得

$$v(y_i^*) = \alpha \bar{x} [\phi(I_i^*) + \varphi(h) - \varphi(h - y_i^*)] \tag{4}$$

当 $x_i > \bar{x}$ 时为高效且

$$v(y_i^*) < \alpha x_i [\phi(I_i^*) + \varphi(h) - \varphi(h - y_i^*)] \quad (5)$$

由式(5)可知，$x_i > \bar{x}$ 时医技人员不寻租。这是因为当医技人员 i 的 x_i 为高效时，将产生两种效应：一个是满意效应，即高的生产率将使其在 t_2 获得更多的预算投资；另一个是高机会成本效应，即医技人员 i 认为将提供诊疗服务的时间投入到寻租活动中机会成本过高，等量的时间精力投入到生产中所获得的私人收益将大于其投入到寻租活动中的所得。反之，$x_i < \bar{x}$ 时为低效。

$$v(y_i^*) > \alpha x_i [\phi(I_i^*) + \varphi(h) - \varphi(h - y_i^*)] \quad (6)$$

则医技人员 i 的寻租收益大于机会成本，寻租活动产生。据此给出寻租条件为

$$\hat{y} = \begin{cases} y_i^* & \text{当 } x_i < \bar{x} \\ 0 & \text{当 } x_i > \bar{x} \end{cases}$$

分析显示，当医技人员获得劳动报酬超过社会的平均报酬时，医技人员寻租的机会成本很大，则医技人员会放弃寻租；反之，会加大寻租。研究的结果正好符合现实，由于我国医技人员劳动报酬没有体现其提供劳动的价值，因此，促使医技人员在提供诊疗服务的过程中出现寻租的行为，表现出"药品回扣、大处方"等。

2. 医院与医技人员的合谋分析

上面的分析是基于医技人员不受医院制度约束条件下得出的结论，但事实上医院都有很多的规章制度，医技人员表现出寻租行为会有相应的制度对其进行惩罚，但是为什么医技人员仍然会出现这种对社会福利带来损失的寻租行为呢？事实证明，尽管医院有很多约束医技人员行为的制度，但是，这些制度对医技人员而言就是一个摆设，因为医技人员的行为不仅为自身带来利益而且医院也获得利益，两者是互利双赢的，医技人员寻租后医院可以获得利益最大化。根据我国当前的医疗服务市场的现实，对于"看病贵、过度医疗"等问题，医技人员从中获得的部分利益一定是从医院的财务获得。言外之意，医院与医技人员之间在一定程度上具有合谋的特征，所以无论内在或外在激励信息都是对称的，因此医技人员的货

币回报 v(以其未来现金流量的贴现值度量,贴现率为 δ)和心理回报 s(包括医技人员实现技术上的突破、扩大自己的视野和知识基础、价值实现带来的精神需求的满足等)是相互关联的。医技人员让病人接受诊疗方案的概率为 $p \in (0, 1)$,医技人员提供该诊疗服务的努力成本为 c,由于医技人员实施的努力越大,病人接受诊疗方案成功的概率也越大,因此有 $c'(p) \geq 0$, $c'(0) \geq 0$, $c'(1) \rightarrow \infty$,以及 $c''(p) > 0$。这说明医技人员努力越多,治愈病人成功的可能性越大。

医技人员是风险中性的,但由于受到医院财务约束,医技人员是风险回避的。医院最大化期望利润和医技人员最大化自己的期望效用,用 α 表示医技人员内在激励的强度(当诊疗服务的心理回报 $s > 0$ 时,α 越大,医技人员提供诊疗服务的内在激励越大,不提供该项服务的负效用越大),则 αs 代表医技人员获得的内在效用。在医技人员风险回避的条件下,医院提供诊疗项目与不提供诊疗项目对医技人员心理回报的影响是不对称的。提供诊疗项目对医技人员总归是好事,因此,有 s 的期望值 $E(s) \geq 0$。若患者接受了医技人员提出的诊疗方案并达到预期的治疗效果,医院另外给予医技人员一份货币报酬 M。设效用函数为简单的线性形式,并设 M 和 $c(p)$ 的系数均为1,则医技人员的效用函数为 $U(M, s, p) = M + \alpha s - c(p)$。

为简便起见,将医技人员的隐性激励问题内部化,因为内在心理效用完全可以通过医院财务回报的增加反映出来,此时 $\alpha = 1$。假设将医院看作一个整体,则可以认为医技人员在追求自身效用最大化时也就是促进了医院利益的最优化。但是,无论内在回报为正还是为负(假设医院不能容忍医院的实际财务回报为负),则有 $v \geq 0$。在以上假设前提下,医技人员的最优化问题是:

$$U(M, p) = p \iint_{v \geq 0} (M + s) dG(v) - c(p) \qquad (7)$$

其中 $G(v)$ 为 v 的分布函数。因为 v 和 s 完全相关,设 $s = \lambda v$,其中 $\lambda > 0$。则在 $v \geq 0$ 的条件下,有

$$E(s | v \geq 0) = p \iint_{v \geq 0} \lambda v dG(v) = (\lambda / 1 - G(0)) \int_0^\infty v dG(v) \qquad (8)$$

从而效用函数可以改写成

$$U(M, p) = p(1 - G(0))(M + E(s|v \geq 0)) - c(p) \quad (9)$$

求一阶导数得 $c'(p) = (1 - G(0))(M + E(s|v \geq 0))$，上式中 M 为一常数 M^*。基于以上假设，医院在某一给定的货币回报下，医技人员的努力越大，医院货币价值 v 越大，同时，医技人员获得的效用也越大。而医院要进行的决策则是选择某一个 M^*，使利润最大，即

$$\pi = \max \int_M^\infty (v - M) dG(v)$$

这是现代医院只需考虑其提供的服务在某一主观成功概率之下，保证 $v \geq M$，即可决策提供该服务项目。当然，应该有 $M \geq M(0)$，其中 $M(0)$ 是指医疗市场决定的应给予医技人员的最低货币回报。因此，可以得出的结论是医院和医技人员只需确定最简单的固定激励契约 $(M^* \geq M(0))$，即可保证医院的利益最优化和医技人员的效用最大化。

上面用模型分析了当前医院和医技人员之间的默契行为，虽然带来了医院的利益最优化和医技人员效用最大化，但是造成的影响是患者的福利损失，即患者用于就医消费的消费剩余减少了。

因此，需要建立科学的医技人员薪酬补偿机制。医技人员是一种特殊的人力资源，有效的医技人员激励结构应该既能反映人力资本水平，又能反映提供优质诊疗服务的水平。应该使提供高水平、优质诊疗服务的长期预期收益高于短期机会主义行为的收益。然而，我国当前的薪酬机制没有使医技人员的价值得到完全的体现，应当建立以医技人员医疗水平和职业声誉为基础的薪酬机制，将医技人员的声誉和长期收益联系在一起，从而建立起对医技人员行为的长期激励和约束机制。如现代医院可以借鉴国外医院绩效评估体系设计的先进经验，运用平衡计分卡理论建立包括服务质量、工作效率等在内的评估体系，以此作为医务人员薪酬标准的科学依据。强化医务人员的角色意识。只有角色意识建立和被强化，角色行为才有可能被正确及时使用。医务人员的角色意识要在医学教育的后期乃至结束后才得以形成。强化医务人员的角色意识，首先要从医

学教育一开始就抓，如对医学生开设医务角色行为课程，开展角色行为训练，角色转换练习，模拟不同求医、求救信号，训练其对刺激的反应，使医务人员建立牢固的角色意识。

第四节 现代医院利益关系平衡分析

在当前医疗市场社会利益格局分化和失衡的条件下，与医院相关的利益群体逐渐显性化，不同利益取向的参与者构成不同的利益集团，不同的利益主体都需要通过一定的渠道、一定的声音表达自己的利益诉求。因此，不同的利益相关者都会通过其利益代言人之间的利益关系而外化，在社会秩序和制度的约束下，平衡各利益主体的利益，建立相应的制度或制度创新以实现利益均衡，使社会张力保持在可控制的限度内，从而促进社会的和谐运行和发展。因此，根据我国医疗服务市场的特点，有必要将利益相关者理论引入到现代医院的治理结构改革中来进行分析，最终目的是使现代医院能履行其公益性的社会职能。从整体上看，现代医院对利益相关者负有不同的长期确定的义务，利益相关者对医院的利益要求与医院对利益相关者的利益要求是不同的，这种不同的利益要求取决于各自的效用函数，不同的效用函数导致他们之间在实现自己不同的利益要求时不可避免会发生矛盾与冲突。从组织自身利益的角度去考虑，忽视医院的社会公益性，则医院与利益相关者之间会通过不断的讨价还价的博弈方式逐步达到利益均衡，这种利益均衡在经济学意义上是可行的，但是从社会福利的角度来看则可能面临很多难以回避的社会问题。因此，需要从契约的角度来探寻制度创新，利用新制度理论来分析医院与利益相关者的关系。

一、现代医院与供应商的利益分析

对于医院的供应商（这里指所有向医院供应医院运营所需要的有形、无形产品的企业）而言，他们可能关心自己在交易中是否有优势地位。医院根据对供应商的依赖程度做出权衡。现代医院公益性功能的体现不仅仅是医院本身的问题，应该将其供应商的利益纳入分析框架。因为现代医院首先要考虑运营成本，而这个成本其实一部分是供应商的派生成本。建立相关制度来平衡医院与供应商的利益，迫在眉睫，其实"新医改"成功与否不仅仅将改革的重点紧盯医院，而应该对医院的利益相关者进行综合考虑，统筹规划利益均衡，从而达到社会效率的最优化。现代医院的供应商利益平衡问题是医院原材料采购管理中的一个重要问题。在医院与供应商间有两种典型的利益关系模式。

(一)利益竞争关系模式

竞争关系模式的驱动力是价格，当多家供应商都有能力提供医院采购所需要的产品时，在供应商之间引入竞争，从而使医院在采购中能得到价格优势；医院可以通过采购数量的分配来对供应商进行控制，使供应商与医院之间能保持相对稳固的契约关系。

(二)利益双赢关系模式

这实际上就是合作关系，强调在同供应商进行合作时可以协商、协调彼此的行为，并实行信息共享。医院可以与供应商进行合作，提供其缺乏的资源和条件，有助于供应商生产成本的降低，促进产品质量的提高。由此可见，医院与供应商之间建立这种利益双赢关系后，医院对原材料采购的控制能力会大大增强。通过稳固的、诚信的购销契约，能确保产品质量，降低交易成本。对供应商而言，同医院建立利益双赢关系后，增强整个供应业务的责任感和利益分享驱动力，提高其预见性和控制能力，同时也提高了其市场竞争力。

因此，医院与其供应商的利益关系平衡是从传统的利益竞争关系模式向利益双赢关系模式的转变过程。医院与一个供应商维持稳定合作关系的绩效水平要比同时与多家供应商进行合作的绩效水平要高。如医院的供应商共同参与医院的运营管理、改进医院需要的产品等，对医院提高医疗服务质量具有显著影响。医院的供应商积极参与到医院法人治理活动中，同医院建立双赢伙伴关系，可以间接地增加医院剩余，促进医院社会公益性的实现，同时，医院供应商参与医院所有权的剩余利益分配，更有利于降低医院下游产品的交易成本，使患者获得更多的福利。

二、现代医院与竞争者的利益分析

在我国特定的经济社会背景下,一度以公立医院为主体提供医疗服务,在不同区域、不同级别的医院中,医疗卫生资源的配置出现了严重的失衡,导致医院之间利益分配格局的失衡,正是这种不平衡关系导致了当前出现的"看病难,一号难求"的局面。现代医院不仅仅要关注其内部成员的微观利益(如医生的诊疗费提高、医护人员劳动价值体现的问题等),还应该关注社会利益目标(如医院提供公共产品或准公共产品、降低患者就医成本、缓解医患矛盾的问题等),而只有实现了微观利益与社会利益的兼顾与均衡,医院公益性的凸显才具有坚实的基础。

三、现代医院与患者的利益分析

重视患者的权益主要是创造医院和患者间的三大效能链,即医患关系链是三大效能链的前提,患者获得优质的医疗服务价值链是基础,患者满意服务链是核心。医院与患者之间构建的这三大效能链在医院提供优质价廉医疗服务和创造满意服务链的主导下,整合各种资源,构建并维持多位、多层次的医患关系,降低患者的就医成本,增加现代医院的社会收益的功效。患者是医院服务产品的接受者和购买者,其健康水平的高低取决于医院所提供医疗产品的价格、品种和质量等因素。在医疗市场上,由于患者的分散性以及受自身对购买医疗服务后补偿能力的制约,导致患者对医疗服务产品信息缺乏相应的了解,从而使患者在医疗服务市场上处于弱势地位。从医学伦理的角度来分析,医院充分尊重患者的权益和需求,是医院作为一个组织应尽的法律和道德义务。医院与患者利益关系的平衡是缓解医患矛盾,体现医疗服务社会公益性的重要指针。

四、现代医院与医技人员的利益分析

我国几乎所有的卫生服务机构都有强烈的创收动机,在缺乏有效监管的情况下,以"以药养医"为生存模式,提供过度医疗服务,而这种模式来源于医疗服务价格和激励机制的扭曲。价格扭曲必然影响医院内部成员的行为扭曲。多年来,体现医务人员技术劳务价值的收入偏低,无法弥补医院成本,而通过药品收入和高新设备检查收费可以解决医院补偿不足。由于医生具有"技术专权",他们能够有选择地使用医疗服务项目,尽可能提供能够盈利的服务项目。由于医疗服务产品的特殊性,医患双方存在着信息不对称,因此,导致医疗费用无法控制。

第四章 现代医院法人治理制度下经济分析模型

第一节 现代医院交易成本经济分析

一、现代医院的优势效应分析

(一)基本假设

将现代医院经营活动中的交易成本定义为"现代医院在经营活动中相关参与者行为的成本"。具体来说,医院的经营行为包括公立医院的经营行为和民营医院的经营行为,既可以从微观层面分析也可从宏观层面来分析。从宏观层面来说,现代医院的交易成本包括由政治、历史、文化、经济、法律制度的不同所引起的,如我国医改政策引起的社会交易成本;从微观层面进行分析,即医院交易成本包括医院在经营活动中相关参与者信息收集、医院与供应商商务谈判、医患纠纷、诊疗服务、争议处理与索赔等所产生的成本。因此,构建公立医院与民营医院比较优势模型,试图说明在交易成本存在的条件下,医院如何体现其优势。模型包含以下假设:

假定1:两种类型的医院提供相同的两种医疗服务产品,设两类医院分别为A、B(A为公立医院,B为民营医院),他们提供的两种医疗服务产品分别为X、Y。

假定2:医院在提供医疗服务过程中所需要的投入要素供给既定,即医院的投入要素可以在该院内部的不同部门之间进行流动,却无法在医院间流动。

假定3:根据我国医疗制度的规定,政府对公立医院给予一定的财政补偿，根据政府补偿的区别对待原则，相同资源公立医院与民营医院的支付成本存在差别，为了比较其优势，将公立医院与民营医院的支付价值通过一定的换算，实现社会价值的一致性，从而消除两类医院在提供医疗服务中的异质性而无法比较的问题，假定转化规则为1单位民营医院的资本可换得 e 单位公立医院的资本，且保持政府对公立医院的财政补偿机制不变。

假定4：两类医院在经营过程中的所有利益相关者是有限理性，并表现出机会主义行为的倾向，于是两类医院在其经营过程中存在着正交易成本。

(二)模型分析

假定以"零交易成本"的情况作为分析参考的基准。对应于两类医院、两种诊疗产品，按照我国医疗卫生制度的规定，以国家规定的医疗服务收费制度为参考基准，公立医院提供诊疗服务产品为 X 和 Y，其生产成本分别为 P_X^A 和 P_Y^A。民营医院提供诊疗服务产品为 X 和 Y，其生产成本分别为 eP_X^B 和 eP_Y^B，且均为正数。根据经济学中的比较优势理论可知，患者会根据自身信息的判断，在两类医院提供的医疗服务产品中进行选择。为了便于分析，患者在两类医院中选择哪类产品的基本模式是"公立医院的诊疗服务产品 X 并向民营医院所面对的消费群体提供，并新增民营医院的优势诊疗服务产品 Y，并向公立医院所面对的患者群提供该诊疗服务产品；民营医院也向公立医院所面对的患者群体提供 Y 诊疗服务产品，也新增公立医院的优势诊疗服务产品 X"，其成立的充分必要条件是 $\dfrac{P_X^A}{eP_X^B} < \dfrac{P_Y^A}{eP_Y^B}$（该式左边为公立医院提供 X 产品对民营医院的 X 产品的相对生产成本，右边为公立医院提供 Y 产品对民营医院的 Y 产品的相对生产成本），化简得：

$$\frac{P_X^A}{eP_X^B} < \frac{P_Y^A}{eP_Y^B} \tag{1}$$

$$\frac{P_X^A}{P_Y^A} < \frac{eP_X^B}{eP_Y^B} \tag{2}$$

经过简单变换后可知，(1)式和(2)式是等价的。当交易成本为正时，向患者提供任何一类诊疗产品的总成本为交易成本与生产成本之和。若以 i 表示提供诊疗服务产品的医院，j 表示提供的诊疗产品，m 表示医院所覆盖的患者区域，TC^{im} 表示总成本，P_j^i 表示 i 医院提供 j 诊疗产品的生产成本，t_j^{im} 表示 i 医院向医院的目标患者提供 j 诊疗服务的交易成本。其中 TC^{im}、P_j^i、t_j^{im} 等均以 i 医院的医疗诊疗计价来表示，且都为正数。根据 Deardorff[①] 的思路进行分析：

$$TC^{im} = P_j^i + t_j^{im} = P_j^i\left(1 + \frac{t_j^{im}}{P_j^i}\right) = P_j^i(1 + k_j^{im}) \tag{3}$$

其中，$k_j^{im} = \dfrac{t_j^{im}}{P_j^i}$ 表示 i 医院提供的 j 诊疗服务被 m 区域的患者所购买医疗服务的交易成本同生产成本之间的比值，且为正数。

将交易成本纳入分析模型后，基于比较优势理论患者在两类医院中选择哪类产品的基本模式"公立医院的诊疗服务产品 X 并向民营医院所面对的消费群体提供，并新增民营医院的优势诊疗服务产品 Y，并向公立医院所面对的患者群提供该诊疗服务产品；民营医院也向公立医院所面对的患者群体提供 Y 诊疗服务产品，也新增公立医院的优势诊疗服务产品 X"的充分必要条件被修正为"$\dfrac{P_X^A + t_X^{AB}}{eP_X^B + et_X^{BA}} < \dfrac{P_Y^A + t_Y^{AB}}{eP_Y^B + et_Y^{BA}}$"（该式左边为公立医院提供 X 诊疗服务产品对民营医院提供 X 诊疗服务产品对民营医院 Y 诊疗产品的相对总成本）或"$\dfrac{P_X^A + t_X^{AB}}{P_Y^A + t_Y^{AB}} < \dfrac{eP_X^B + et_X^{BA}}{eP_Y^B + et_Y^{BA}}$"（该式左边为公立医院提供的 X 诊疗产品对 Y 诊疗产品的相对成本），通过化简可知：

$$\frac{P_X^A + t_X^{AB}}{P_X^B + t_X^{BA}} < \frac{P_Y^A + t_Y^{AB}}{P_Y^B + t_Y^{BA}} \tag{4}$$

[①] Deardorff A. *Local comparative advantage: trade costs and the pattern of trade*. Research Seminar in International Economics working Paper No. 500, The University of Michigan, 2004.

$$\frac{P_X^A + t_X^{AB}}{P_Y^A + t_Y^{AB}} < \frac{P_X^B + t_X^{BA}}{P_Y^B + t_Y^{BA}} \tag{5}$$

同样,(4)式与(5)式是等价的。由于交易成本存在为正,当 P_X^A/P_Y^A 与 P_X^B/P_Y^B 满足(2)时,因交易成本会对其比较优势产生一定影响,公立医院和民营医院因其总成本存在一定的比较优势,对其分情况进行讨论,试图探讨交易成本对比较优势产生的影响,仅需比较(4)式与(1)式,或比较(5)式与(2)式就可以得到预期的结果。选取(5)式与(2)式进行分析。根据(3)式可知,可将(5)式式变形为:

$$\frac{P_X^A(1+k_X^{AB})}{P_Y^A(1+k_Y^{AB})} < \frac{P_X^B(1+k_X^{BA})}{P_Y^B(1+k_Y^{BA})} \tag{6}$$

进一步分析(6)式与(2)式。若(2)式成立,即 $\frac{P_X^A}{P_Y^A} < \frac{P_X^B}{P_Y^B}$,可分下面两种情况进行探讨。

1. 若 $\frac{1+k_X^{AB}}{1+k_Y^{AB}} \leq \frac{1+k_X^{BA}}{1+k_Y^{BA}}$,则不难发现 $\frac{P_X^A(1+k_X^{AB})}{P_Y^A(1+k_Y^{AB})} < \frac{P_X^B(1+k_X^{BA})}{P_Y^B(1+k_Y^{BA})}$,即(6)式成立,公立医院和民营医院依然维持零交易成本下的经营模式,即公立医院维持现有的法人治理结构,不会变革现有的法人治理模式。

2. 若 $\frac{1+k_X^{AB}}{1+k_Y^{AB}} > \frac{1+k_X^{BA}}{1+k_Y^{BA}}$,则又可分为下面3小类情况。

第一,若 $\frac{1+k_X^{AB}}{1+k_Y^{AB}} \bigg/ \frac{1+k_X^{BA}}{1+k_Y^{BA}} < \frac{P_X^B}{P_Y^B} \bigg/ \frac{P_X^A}{P_Y^A}$,则 $\frac{P_X^A(1+k_X^{AB})}{P_Y^A(1+k_Y^{AB})} < \frac{P_X^B(1+k_X^{BA})}{P_Y^B(1+k_Y^{BA})}$,(6)仍然成立,此时公立医院依然在 X 诊疗产品上存在关于交易成本和生产成本的比较优势,民营医院提供诊疗产品 Y 存在关于交易成本和生产成本的比较优势,两类医院依然维持交易成本为零条件下的经营模式。

第二,若 $\frac{1+k_X^{AB}}{1+k_Y^{AB}} \bigg/ \frac{1+k_X^{BA}}{1+k_Y^{BA}} = \frac{P_X^B}{P_Y^B} \bigg/ \frac{P_X^A}{P_Y^A}$,则 $\frac{P_X^A(1+k_X^{AB})}{P_Y^A(1+k_Y^{AB})} = \frac{P_X^B(1+k_X^{BA})}{P_Y^B(1+k_Y^{BA})}$,(6)式不再成立,此时公立医院、民营医院均不存在基于生产成本

和交易成本的比较优势。

第三，$\dfrac{1+k_X^{AB}}{1+k_Y^{AB}} \Big/ \dfrac{1+k_X^{BA}}{1+k_Y^{BA}} > \dfrac{P_X^B}{P_Y^B} \Big/ \dfrac{P_X^A}{P_Y^A}$，则 $\dfrac{P_X^A(1+k_X^{AB})}{P_Y^A(1+k_Y^{AB})} > \dfrac{P_X^B(1+k_X^{BA})}{P_Y^B(1+k_Y^{BA})}$，(6)

不再成立，这时公立医院在诊疗产品 X 上不存在关于交易成本和生产成本的比较优势，民营医院在诊疗产品 Y 上不存在关于交易成本和生产成本的比较优势。反之，公立医院在诊疗产品 Y 上存在关于交易成本和生产成本的比较优势，民营医院在诊疗产品 X 上存在关于交易成本和生产成本的比较优势，即比较优势状态发生了逆转，进而两类医院的经营模式也因此发生逆转。

由上述分析可知，若给定(2)成立，则：假如 $\dfrac{1+k_X^{AB}}{1+k_Y^{AB}} \leq \dfrac{1+k_X^{BA}}{1+k_Y^{BA}}$，

或者 $\dfrac{1+k_X^{AB}}{1+k_Y^{AB}} > \dfrac{1+k_X^{BA}}{1+k_Y^{BA}}$ 且 $\dfrac{1+k_X^{AB}}{1+k_Y^{AB}} \Big/ \dfrac{1+k_X^{BA}}{1+k_Y^{BA}} < \dfrac{P_X^B}{P_Y^B} \Big/ \dfrac{P_X^A}{P_Y^A}$，(6)式仍然成立；假如

$\dfrac{1+k_X^{AB}}{1+k_Y^{AB}} > \dfrac{1+k_X^{BA}}{1+k_Y^{BA}}$ 且 $\dfrac{1+k_X^{AB}}{1+k_Y^{AB}} \Big/ \dfrac{1+k_X^{BA}}{1+k_Y^{BA}} \geq \dfrac{P_X^B}{P_Y^B} \Big/ \dfrac{P_X^A}{P_Y^A}$，(6)式则不成立。

对于(2)式不成立，即 $\dfrac{P_X^A}{P_Y^A} \geq \dfrac{P_X^B}{P_Y^B}$ 时的各种情形，也可作上面类似的讨论，在此不再讨论。上述这些模型分析和已有研究进行比较可知，一是建立在比较优势理论分析的基础之上，即 $\dfrac{P_X^A}{P_Y^A}$ 与 $\dfrac{eP_X^B}{eP_Y^B}$ $\left(\text{或} \dfrac{P_X^A}{eP_X^B} \text{与} \dfrac{P_Y^A}{eP_Y^B}\right)$，$\dfrac{P_X^A+t_X^{AB}}{P_Y^A+t_Y^{AB}}$ 与 $\dfrac{eP_X^B+et_X^{BA}}{eP_Y^B+et_Y^{BA}}$ $\left(\text{或} \dfrac{P_X^A+t_X^{AB}}{eP_X^B+et_X^{BA}} \text{与} \dfrac{P_Y^A+t_Y^{AB}}{eP_Y^B+et_Y^{BA}}\right)$ 的比较；二是利用数理逻辑进行分析，突出了交易成本对医院比较优势具有决定性意义：在一定条件下交易成本可以削弱或增强公立医院(或民营医院)关于生产成本的比较优势，也可能逆转甚至抵消民营医院(或公立医院)关于生产成本的比较优势。

从上面的讨论可以发现，在有交易成本存在的条件下，尽管细分为多种情况进行了讨论，但是可以归纳为两种情况，一是民营医院与公立医院维持现有经营模式；二是对公立医院的经营模式进行改革。根据我国现有的医疗卫生体制，公立医院现有的经营模式遭

到很多诟病。因此，通过对民营医院与公立医院的比较优势分析可知，由于医疗资源分布不均衡以及医技人员的寻租行为，使得公立医院的交易成本较高，要想使两类医院在现有的医疗市场上进行公平的竞争，必须建立公立医院的法人治理制度，并对其经营行为进行制度规范。

二、交易成本的存在对患者产生的外部性分析

(一)患者福利损失的逻辑分析

诊疗服务是一种高度专业性和技术性的服务，患者无法知晓复杂的医疗信息，医疗服务的供需双方在医疗信息方面存在严重不对称。在选择诊疗服务时，患者是非专家，在医疗服务的选择上患者处于被动地位，而医生处于主动地位。患者往往是依据以往的就医经验、价格、媒体的宣传等进行决策。患者到医疗机构后，对医生形成某种依赖，希望通过医生所提供的服务来治疗疾病并提高健康水平。患者的需求具有被动性，医生的行为与患者的消费行为是同时进行的，一旦患者对医疗服务消费开始后，患者往往不了解医院提供服务的确切数量、质量以及最终结果，为了获得医生所推荐的诊疗服务而支付了更多的货币成本，同时也为此付出更多的时间成本(如排队挂号、排队候诊)、精力成本以及外部成本(如患者相关群体的陪同而导致的误工成本)。基于交易成本机会主义的假定，医生的诊疗行为导致患者的支付成本较高，出现福利损失。事实上，在诊疗服务的提供过程中医生有双重身份(即医生既是患者就医决策的代理人，同时又是诊疗服务的供给者)，所以医生给患者制定的诊疗方案就成为决定诊疗服务选择是否恰当的关键因素。医生既要为患者做决策为其提供诊疗服务，还要关注自己的利益。医生扮演双重角色就决定了其不会在制定诊疗方案时完全考虑患者的利益。倘若医生能从提供诊疗服务中获得额外的利益，则医生就会从自身的利益出发，为患者制定那些收费贵的诊疗服务，或者为患者供给过剩的甚至是不必要的诊疗服务。正是由于疾病的多变性和复杂性，使得诊疗服务具有垄断性和专业性的特点。患者缺乏相应的医药专业知识。因此，患者无法对医生制定的治疗手段、方案、药品进行决策,只能被动地接受医生提出的方案,也就是说,患者把诊疗服务的选择权委托给供方(医生),供方(医生)就成了需方(患者)的代理人,患者和医生之间就构成了委托-代理关系。医生(这些医生能通过自己的行为做出有利于自己的决策)在缺乏有效监督的条件下,通常会做出对自己有利的决策而忽视患者的利益。

(二)患者福利损失的模型分析

由于医生的行为使得医生在提供诊疗服务给患者时的交易成本高,因此,下面用一个简单模型分析医生行为对患者产生的福利损失。

假设医生根据患者的病情可能有两种解决方案 X 和 Y,医生可以从中选择一个诊疗方案。如果采用 X 方案,则完成诊疗服务后可以获得的总价值为 V_X,V_X 分为两部分:医院所有人都可以分享该项诊疗方案所带来的收益 S_X 以及只能由医生享有的私人收益(以下简称"私人收益") B_X,可知 $V_X = S_X + B_X$。同样,如果医生选择 Y 方案,完成诊疗服务后其总价值为 V_Y,并且 $V_Y = S_Y + B_Y$。

假定1:$V_X > V_Y$,即医生选择诊疗方案 X 的总价值大于诊疗方案 Y 的总价值;

假定2:$B_X < B_Y$,即医生从诊疗方案 X 中得到的私人收益小于从诊疗方案 Y 中得到的私人收益。

基于医生具有机会主义心理和患者在就医选择上具有有限理性的假定,医生在提供诊疗服务的过程中会显示出经济人的特点,追求自身收益的最大化。因此,医生从诊疗方案 X 中得到的总收益为 $\alpha(V_X - B_X) + B_X$,从诊疗方案 Y 中得到的总收益为 $\alpha(V_Y - B_Y) + B_Y$,其中 α 为医生在医院的激励因子(该因子是医院根据医生的职称、学历、诊疗项目价格等因素综合计算出来的)。

因为 $V_X > V_Y$,所以医生选择诊疗方案 X。但是,考虑到医院的利益是体现在医技人员提供诊疗服务中,从医生的角度来看,医生虽然是医院的一个组成部分,但是医生也可以看成一个独立的经济利益主体,他也会追求自身利益的最大化。因此,医生与患者之间交易诊疗服务时,医生会从自身收益最大化的角度进行选择诊疗服务,通过比较 $\alpha(V_X - B_X) + B_X$ 和 $\alpha(V_Y - B_Y) + B_Y$ 的大小来决定应选择的诊疗方案。如果 $\alpha(V_X - B_X) + B_X < \alpha(V_Y - B_Y) + B_Y$，则医生会选择诊疗方案 Y。整理 $\alpha(V_X - B_X) + B_X < \alpha(V_Y - B_Y) + B_Y$，可得：

$$V_X - V_Y < [(1-\alpha)/\alpha] \times (B_Y - B_X) \tag{7}$$

可见，虽然 $V_X > V_Y$，但是如果 $V_X - V_Y < [(1-\alpha)/\alpha] \times (B_Y - B_X)$，那么医生会选择诊疗方案 Y。当 α 为变量时，$[(1-\alpha)/\alpha] \times (B_Y - B_X)$ 对 α 求导，可得 $(-1/\alpha^2) \times (B_Y - B_X) < 0$，可见，若给定诊疗方案的分布情况，随着医院给医生的激励因子的减小，医生选择无效率的诊疗方案 Y 的可能性将增加。医生在无效率的诊疗方案 Y 和有效率的诊疗方案 X 间的私人收益的差距越大，医院的价值损失就越大。

从这个分析可以看出，医院和医生的选择就是：医院提高对医生的激励因子从而调动医生提供更多诊疗服务的积极性，这就证实了当前医疗市场出现的"看病贵"的现象，导致患者支付更多。因此，医生的诊疗是非效率的选择。

(三) 理论的佐证

上面是从理论上进行了分析，根据卫生统计数据也证实该理论推导是合理的，从下图(见图4-1、图4-2)可以看出，中央属的医院职工人均年业务收入最高，变化趋势总体上呈现上升的趋势，在国家政策的调控下，2009年有所下降，2010年涨幅较大，2003年为50 595.2元，到2010年为600 052.5元，就是县属医院的职工人均年业务收入也从 2003 年的 60 628.7 元，涨到 2010 年的 164 004.9元[①]。而医生的业务收入水平更是高出医院的平均工资水平，同样中央属的综合医院医生的年业务收入最高，2003年的收入为1 049 347.8元，2010年的收入为2 197 209.6元。县属综合医院的医生2003年的年业务收入为188 448.5元，2010年的收入为542 811.8元。然而从国家统计局的统计数据来看，2003年我国社会平均工资13 969元，2010年社会平均工资为36 539元[②]。由此

---

① 依据 2003 年至 2010 年期间《中国卫生统计年鉴》数据整理而成。
② 依据《国家统计局统计年鉴》整理而成。

可见,2003年综合医院职工的年业务收入高出社会年平均工资的362.2%,2010年医生的年业务收入高出社会年平均工资的366.1%。由此可见,为什么出现"看病贵"问题的答案不言而喻。

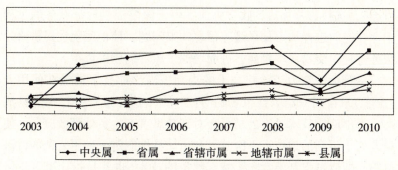

图4-1 2003—2010年医院职工人均年业务收入情况

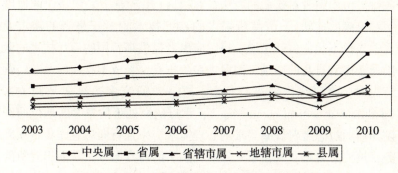

图4-2 2003—2010年医生人均年业务收入情况

三、现代医院提高诊疗技术的内在动力经济分析

(一)现代医院外部效应的逻辑分析

在现代医院经营过程中,存在交易成本,使得医院的经营行为发生了变化,医疗资源的集中趋势明显。在医疗市场需求快速变化以及政府进行医疗体制改革的背景下,由于医疗市场信息的不对称性,使得交易成本较高,导致医院的收益来源是药品及检查服务费的加成或"固定费用+加成费用"的混合方式。事实上,从医院经营

的实际情况来看，医院相关服务收取固定费用的优越性依赖于该服务与其竞争医院同样的服务相分离的假设，如果医院这种诊疗技术同时与竞争医院相同服务进行竞争，使得患者有更多的选择，那么他有可能会通过设置障碍（如竞争医院的检查结果或治疗方案不认可等），选择诊疗加成的收费方式。由于医院提供诊疗服务的过程中存在逆向选择或道德风险等信息约束问题，使得医院在提供诊疗服务过程中交易成本较高，进而增加了患者的就医负担。

尽管医院致力于诊疗技术的提高，当诊疗技术的潜在使用者（患者）来自同一竞争性市场的时候，由于诊疗过程中存在交易成本，得出诊疗技术改进的结果会对部分患者产生负外部效应，而使患者处于不利的地位；而医院可利用该特性制定一种更复杂的就医机制，即通过强制患者购买特定数量的技术（也就是指让患者进行过度检查），从而使患者支付更多的检查费，医院也能获取更多的收益。由于患者对疾病的看法存在误区（患者希望采用最快的速度缓解疾病的症状），医院所提供的诊疗技术相对于患者的需求而言，显得不足，也就是说，医院向患者提供高费用的诊疗技术的激励低于患者自身的激励。因此，在分析有交易成本存在的医院经营行为时，将研究内容进行拓展，进一步研究多边纵向契约关系（multilateral vertical-contracting），重点研究处于信息垄断地位的医院如何通过患者对健康渴求的心理需求，来强行向患者兜售各项服务，迫使患者购买大量本来不需要购买的诊疗服务，从而出现负的外部效应，导致医患关系的紧张，呈现出"看病贵，看病难"的社会问题。另一方面，医院在引进诊疗技术时有利于提高诊疗的准确度，提高疾病的治愈率，也带来正外部性。医院经营行为的外部性导致诊疗技术的提供者或药品的生产厂商能够从与医院的交易中抽取经济租金，且当外部性充分大的时候，上游企业将通过非价格手段而使技术或产品的控制者获得更多的经济租金。

（二）医院提高诊疗技术的动力模型分析

医疗技术创新对竞争医院产生的负外部效应，以现代医院专利技术引进的许可为例进行分析，试图探索在许可权下现代医院专利医疗技术创新所带来的负外部性，以现代医院专利技术引进的许可

第一节 现代医院交易成本经济分析

为例,通过一个简单模型分析其所带来的外部性。

假设在医疗市场上有两家提供同样诊疗服务的医院(记为医院1、医院2),患者对该项诊疗服务的反需求函数为 $P = a - Q$,且 $0 \le Q \le a$。其中,a 为该项诊疗服务的市场规模参数,P 为诊疗服务的价格,$Q = q_1 + q_2$ 为诊疗项目的市场需求,$q_i(i = 1, 2)$ 为现代医院 i 的诊疗服务供给。

两家医院在医疗技术相同时的原始边际成本同为 c,假定固定资产由政府出资,把现代医院作为一个经营主体,则现代医院的固定成本为 0,且 $0 < c < a$。医院的利润函数是 $\pi_i = (P - c)q_i$,通过一阶条件可得医院的均衡诊疗服务量为 $q_i = q^0 = (a - c)/3$,均衡利润水平 $\pi_i^0 = (q^0)^2$,$i = 1$ 或 $i = 2$。

现假定专门从事医疗技术研发的某 R&D 机构(以下简称专利权人)拥有某项专利技术,选择对其中一家现代医院进行排他性地许可该项专利技术,则授权许可的医院会通过医疗技术创新来降低边际成本。由于不同医院的经营理念有差别,对于相同的专利技术开发利用程度也存在不同,因而获得专利后交易成本的降低程度也有所差异。设现代医院 i 获得许可后使边际成本降低 ε_i(ε_i 为共同知识)。为了确保技术许可后医院不被挤出医疗市场,假设 $\varepsilon_i < a - c (i = 1, 2)$。在公平竞争的背景下,医院的经营行为也追求医院效益最大化,则医院 $i(i = 1, 2)$ 被许可和医院 $j(j \neq i)$ 被许可两种状况下均衡利润分别为 $\pi_i^i = (q^0 + 2\varepsilon_i/3)^2$,$\pi_i^j = (q^0 - \varepsilon_i/3)^2$。因此,若医院 i 获得许可,则其从医疗技术创新中将获得收益 $w_i = \pi_i^i - \pi_i^0 = (q^0 + 2\varepsilon_i/3)^2 - (q^0)^2$;相反,假如专利权所有者授予医院 $j(j \neq i)$ 能使用该技术,则医院 i 就会遭受损失 $\alpha_{ij} = \pi_i^0 - \pi_i^j = (q^0)^2 - (q^0 - \varepsilon_i/3)^2$。显然,被许可的医院因诊疗技术改进和提高会得到更多的市场份额,从而使利润得到增加。但是那些没有被许可医院在医疗服务市场的境遇就会变得更坏。这就是技术许可所引发的负外部效应。

进一步说明医院引进专利对医院 i 的内在价值(intrinsic valuation)影响的分析,亦即该医院对授权专利的最高支付愿望为医院 i

在自己被授权许可和竞争医院 j 被授权许可两种情形下的利润差，即 $v_i = \pi_i^i - \pi_i^j = \omega_i + \alpha_{ij} = \frac{4}{9}(\varepsilon_i + \varepsilon_j)\left(3q^0 + \varepsilon_i - \frac{1}{2}\varepsilon_j\right)$。根据该表达式可以看出，因存在外部性，医院有主动购买专利的动机，目的是为了降低生产成本，提高服务效率，同时，医院也有被动购买专利的动机，目的是为避免竞争对手购买专利从而对自己产生负外部性。因此，从理论上证明了当前医院争相提高诊疗技术，购买先进仪器，提高诊疗服务价格的内在驱动力。

不妨假定专利权人运用二级密封价格拍卖选择有购买意愿的医院并对其进行技术许可。若 $\varepsilon_i > \varepsilon_j$，则 $v_i > v_j$，成本降低幅度较大的医院将会被许可并实现技术创新，而医院为此所支付的许可费用为 $\min\{v_i, v_j\}$。

倘若把上述讨论的异质双寡头垄断医院分析进行拓展，将医院的数目增加至 n 个，且专利权拥有者对 n 家医院中的 k 家医院进行授权许可（$1 \leqslant k \leqslant n$）的情形，则医院对技术的评价为 $v(k) = \pi^w(k) - \pi^l(k)$，其中 $\pi^w(k)$ 为医疗技术创新后被授权许可医院均衡利润水平，$\pi^l(k)$ 为未被授权许可医院的均衡利润水平。若被授权许可的竞争者越多，那么那些未被授权许可医院的生存境遇会更加恶化，也就是说其均衡利润水平（$\pi^l(k)$）随 k 的变化而降低。换句话说，那些未被许可的医院所承担的负外部性大小也会因被许可医院数量的增加而提高。

第二节 现代医院最优交易成本模型的构建

一、现代医院交易成本模型构建的目的

拟构建医院交易成本模型，目的是为了测度医院的交易成本，如何使医院在运营的过程中能使交易成本最小，优化医疗卫生资源。为了更好地揭示医院交易成本对医院法人治理制度的影响，设计合理、有效的医院交易成本模型是医疗体制改革的重要任务之一。构建医院交易成本模型必须考虑医院的治理结构、治理模式以

及医疗市场的特殊性。因此，要构建现代医院交易成本模型应该解决两大理论难题：

第一，当前大多数地区经济发展水平参差不齐，医疗服务的诊疗价格和药品价格有较大的差距。如果构建的医院交易成本模型不合理，患者的医疗成本会继续攀升，进而产生医院交易成本上升的市场风险。医院交易成本的上涨将不利于医疗公平性的实现。所以，应正视城镇与农村医疗资源的不平衡特性，构建适当的交易成本模型，并在最小交易成本模型的条件下提出现代医院的法人治理模式和治理制度。

第二，必须妥善地解决医院交易成本高，患者"看病贵，看病难"等实际问题。医院交易成本涉及医院与供应商、政府、患者等主体之间的成本，进而引出了处理多个经济主体之间由于交易引发的交易费用支付、收取或分摊问题。

因此，结合我国医疗市场的特点，以医院现有单项交易为基础，并考虑多项交易成本的存在，建立适合我国医疗市场特点的医院交易成本模型。并通过具体案例分析阐述该模型在促进交易成本降低后，在医疗卫生体制改革方面产生的积极作用和意义。

二、现代医院交易成本模型的假设

（一）基本假定

构建现代医院交易成本模型主要是基于两个基本假设：

第一，患者对医院的随机性产出没有直接贡献。

第二，患者虽然可以利用一些间接信号去观察或证实医技人员的敬业行为和努力程度，但是不易被直接观察到。

（二）研究推论

在以上两种假设的基础上，引申出两个推论：

第一，在任何满足医技人员参与约束活动（即各参与主体受到理性约束且激励相容约束）的条件下，使患者预期到接受医技人员的诊疗方案后能达到效用最大化（即达到病愈）的激励契约中，医技人员都必须承担部分风险。

第二，倘若医技人员属于风险中性者，可以让医技人员承担完全风险的方式使其达到最优。事实上，在上述两种约束框架下，形成两种约束形式(即激励相容约束和个人理性约束)。这种分析思路正好符合委托代理理论的分析框架，在医患关系中存在典型的委托代理问题。在信息对称时，患者按观察到的医技人员付出努力程度予以奖惩(如写感谢信、送锦旗等)，无需使用委托代理理论框架中的激励相容约束，仅让个人理性约束发挥作用。当存在信息不对称时，必须让个人理性约束和激励相容约束同时起作用。实践证明，医院与患者之间更多地处于信息不对称的状态下，导致了"过度医疗"、"大处方"等诊疗行为，从而出现社会反应强烈的"看病贵，看病难"问题。

(三)现代医院交易成本模型的影响因素

由于医院提供诊疗服务是特殊产品，假定在委托代理框架下分析交易成本模型。医院与患者之间存在信息不对称问题，所以不同的医院，甚至同一医院不同的医生对同病种的诊疗价格也存在差异，则患者出现身体不适时购买诊疗服务就存在交易成本，因此，医院提供诊疗服务的交易成本模型存在以下影响因素。

1. 剩余损失

它是患者因医技人员针对患者的病症代理做出诊疗方案决策而造成的价值损失，该价值损失等于医技人员对患者(在假定不具有医技人员相同信息情况下)诊疗方案的决策给患者带来的价值减去患者(在假定具有医技人员相同信息情况下)所做出诊疗决策所带来的最大效用后所得到的差。

2. 约束成本

即患者为了使自身获得优质的诊疗方案企图获得最大限度的对称信息而发生的监察费用，也就是患者通过一定的方法激励(如送红包等形式)和监控医技人员(如查阅病历及治疗方案的合理性等)，使医技人员为其利益努力工作所支付的成本。

3. 医技人员的担保成本

即医技人员发生不合情理行为(如过度医疗行为、大处方等医疗行为)后的约束费用，亦指医技人员用以保证不采取损害患者行为的成本。剩余损失则是在医患契约(通常认为当患者缴纳挂号费医生接受挂号单后就与医院建立了法律意义上的契约)中最优但未完全被遵守并执行时的机会成本。

三、现代医院分担契约成本约束参数的选择

在契约约束双方完成诊疗服务或签订特定检查项目契约前,都有其目标收益和目标成本(也就是说患者在进入医院之前有自己对治愈疾病的初步预算及接受诊疗服务后所获得的最大效用,医技人员在提供服务后能估计自己的成本及获得的收益),但由于交易成本的不确定性,最终提供诊疗服务的真实成本会与目标成本不一致,因而医院的实际收益也与目标收益不一致。在固定分担(付出劳动的消耗)和适当比例分担成本(诊疗行为存在的风险代价)的契约约束方式下,真实成本与目标成本的差额由医技人员承担。

设医技人员的分担额为 s,则:
$$s = s_1 + s_2 Z \tag{1}$$
其中,s_1 是医技人员的固定分担额;s_2 是医技人员的分担比率($0 \leq s_2 \leq 1$);Z 为真实成本低于目标成本的数额(即成本节约额)。倘若成本超支,则 Z 为负。在医技人员履行契约后,若真实成本大于目标成本,则医技人员的实际收益减少额为 $s_1 + s_2 Z$;反之,若实际成本小于目标成本,则医技人员的实际收益增加数为 $s_1 + s_2 Z$。

患者的实际收益和目标收益分别为 R_p 和 T_p,医技人员的实际收益和目标收益分别为 R_d 和 T_d,在适当比例分摊和固定支付的契约约束方式下,R_p 和 R_d 分别表示为:
$$R_p = T_p + Z - (s_1 + s_2 Z) \tag{2}$$
$$R_d = T_d + (s_1 + s_2 Z) - C(h) \tag{3}$$
(3)式中,$C(h)$ 为医技人员能实现货币化的努力成本,$C(h) = vh^2$,h 为医技人员的努力程度,v 为成本系数且 $v > 0$(说明 v 越大,相同的 h 造成的负面影响越大)。真实成本与目标成本的差额是 Z,Z 既受医技人员努力程度(h)的影响,也受其他随机因素(Δ)的作用,Δ 是外生、不确定因素的随机变量(服从均值为 0、方差 σ^2 的正态分布)。设 h 的影响因子为 k,$Z = kh + \Delta$,这样患者与医技人

员的实际收益分别表示为:

$$R_p = T_p - s_1 + (kh + \Delta)(1 - s_2) \tag{4}$$

$$R_d = T_d - s_1 + (kh + \Delta)s_2 - vh^2 \tag{5}$$

若假定患者是风险中性的,则患者的期望效益 $B_{Ep} = R_p$,由(4)式,视 $\Delta = 0$,则

$$B_{Ep} = T_p - s_1 + kh(1 - s_2) \tag{6}$$

若医技人员属于风险规避型,且其效益函数有绝对风险规避恒定的特征,那么医技人员的规避性效益为:

$$B_d = -e^{-\theta R_d}$$

其中,θ 为绝对风险规避数量。医技人员最优的期望效益(B_{Ed})与 R_d 的最优化值相同。假如医技人员的风险规避量是 $\frac{1}{2}\theta s_2^2 \sigma^2$,剔除不确定性因素所产生的影响,令 $\Delta = 0$,由(5)式可得:

$$B_{Ed} = T_2 + s_1 + khs_2 - vh^2 - \frac{1}{2}\theta s_2^2 \sigma^2 \tag{7}$$

从(6)式和(7)式可以看出,在完成诊疗服务或特定检查项目的契约签订问题中,如果按照适当比例分担和固定支付的契约约束方式,患者面临的问题主要是激励相容约束和个人理性约束,由(6)、(7)式选择出约束参数 s_1、s_2 和 h 值,并求 B_{Ep} 的优化值。

四、现代医院控制变量的约束形式

根据上面的分析,分析了医技人员和患者之间的关系,由于契约内容仅分析了医技人员的主要决策要求,所以,现以医院诊疗服务价格折扣(ω_t)和广告费用(θ_t)为控制变量建立医院利润目标函数,通过数理分析使成本最小、利润最优。

(一)激励相容约束

当医院一般不能观察到医技人员的努力程度时,应尽可能地增加工资或采取晋升等方式以激励其付出努力,所以,利用激励相容约束,描述不等式为:

$$\sum_{t=1}^{12}[(P_1 + \omega_t)Q_t - C_1O_t - C_2D_t] \geq T_d \tag{8}$$

其中，P_1 为患者购买诊疗服务的限制价；Q_t 为医院提供的诊疗服务量；C_1、C_2 分别为医技人员提高科研能力的单位成本和未提供诊疗服务的单位成本；t 为月份，且 $t \in [1, 12]$；T_d 为医技人员的目标收益；D_t 为医技人员的期初人数；O_t 为医技人员提供的总的诊疗服务量；ω_t 为医院诊疗服务的价格折扣。

（二）医技人员与患者的参与约束

其一，医技人员的约束式：

$$\begin{cases} O_t = P_t + H_t \\ H_t = N_t \times E_t - G_t \geqslant 0 \\ S_t = b_1 \times A_t \times B_t + b_2 \times A_{t-1} \times B_{t-1} \\ G_t = D_t - N_s - S_t \geqslant 0 \\ D_t = D_{t-1} + O_{t-1} - I_{t-1} \geqslant 0 \\ P_t = N_s + S_t - D_t \\ B_t = a_1 \times C_t \\ E_t = \dfrac{\omega_t - C_c}{C_c} \geqslant 0 \\ T_t = a_2 \times T_{t-1} + a_3 \times A_{t-1} \times B_{t-1} \\ A_t = a_6 \times \left(\dfrac{\omega_t/P_M}{a_4 + \omega_t/P_M} \right) \times \exp(-a_5 \times T_t) \end{cases} \quad (9)$$

其二，患者的约束式：

$$I_t = b_3 + b_4 \times \sqrt{b_5 \times \vartheta_t} + b_6 \times \sqrt{b_5 \times \vartheta_{t-1}} + b_1 \times A_t \times B_t + b_2 \times A_{t-1} \times B_{t-1} \quad (10)$$

由（8）式可知：作为医院的医技人员要求的年净收入为，一年提供的总的诊疗服务量收入加上医院给医技人员的绩效奖励，减去其因某种原因导致的抵扣额，不得低于医技人员的目标收益 T_d。T_d 的大小完全由医院与其在契约约束协议时确定。

（8）、（9）、（10）式中的状态变量包括：O_t、P_t、T_t、A_t、B_t、S_t、D_t、E_t、G_t、H_t、I_t。其中，P_t 为医院储备人才而招聘的医技人员数量；T_t 为医院宣传强度；A_t 为医院宣传比率；B_t 为医技人员绩效奖励；E_t 为绩效奖励率；G_t 为医技人员预期期末人数；H_t 为医技人员预期提供的诊疗服务；I_t 为医技人员实际提供的诊疗服务量。独立参数包括：P_M、N_S、C_G、P_1、O_2、C_1、C_2。其中，N_S 为正常提供诊疗服务的量；C_G 为医院提供诊疗服务的成本。其他参数与各种变量系数分别为 $a_1 - a_6$，$b_1 - b_6$。

五、现代医院提供医疗服务过程控制变量的组合契约约束形式

在过去我国医疗体制改革导致医院出现了市场化运作模式，但是也并非完全市场化，因此，基于对当今医疗服务市场并非完全市场自由化，政府依然对医疗市场的资源配置进行宏观制约，应该加强医院服务提供过程的约束机制的构建。在满足现代医院提供诊疗服务中总交易成本最小优化的条件下，建立诊疗服务提供过程的组合契约约束式：

（一）现代医院的决策变量组合契约约束式

现代医院诊疗服务提供过程中决策变量包括医院的选址变量（δ_i）、医疗设备配置变量（λ_{ij}）和市场占有份额变量（$\ni_{ijk}$）。这些变量取值范围所组成的组合契约约束式如下：

$$\begin{cases} \delta_i = |0, 1|, (\forall_i) & (a) \\ \lambda_{ij} = |0, 1|, (\forall_i, \forall_j) & (b) \\ 0 \leq \ni_{ijk} \leq 1, (\forall_i, \forall_j, \forall_k) & (c) \end{cases} \quad (11)$$

（a）式中对于变量 δ_i，倘若选中第 i 个医疗设备，则 $\delta_i = 1$，否则 $\delta_i = 0$；（b）式中对于变量 λ_{ij}，倘若选中医疗设备 i 对于诊疗服务 j 的配置，则 $\lambda_{ij} = 1$，否则 $\lambda_{ij} = 0$；（c）式对于变量 $\ni_{ijk}$，实质上是现代医院通过医疗设备 i 得出的检查结论运用诊疗服务 j 在医院诊疗人次中的市场份额，其配置就是一种市场份额，用 0 到 1 之间的一个小数来表示。

（二）现代医院诊疗组合契约约束式

医院提供的诊疗服务满足患者需求，并达到预期的治疗目的的组合契约约束式为：

$$\begin{cases} \sum_{i=1}^{m} \ni_{ijk} = 1, (\forall_i, \forall_j, \forall_k) & (d) \\ \ni_{ijk} \neq 0 (j = j_1, j_2, \cdots, j_r), (k = k_1, k_2, \cdots, k_r) & (e) \end{cases} \quad (12)$$

(d)式中保证每一个患者在医院诊疗需求都能满足;(e)式确保某些诊疗服务能对患者进行配置,即将诊疗服务j通过医疗设备i分送到患者k。

(三)现代医院医疗设备配置与使用的组合契约约束式

现代医院医疗设备配置应是最新技术、利用率高、少而精,其进行配置和有效利用的组合契约约束式为:

$$\begin{cases} \sum_{i=1}^{m} \delta_i \leq M & \text{(f)} \\ \delta_i - \exists_{ij} \leq 0, \ (\forall_i, \forall_j) & \text{(g)} \\ -\lambda_{ij} + \exists_{ijk} \leq 0, \ (\forall_i, \forall_j, \forall_k) & \text{(h)} \\ \sum_i \sum_k \delta_j \eta_{jk} \exists_{ijk} \leq \varepsilon_i, \ (\forall_i) & \text{(i)} \end{cases} \quad (13)$$

其中:M为可供利用医疗设备的最大数量;δ_i为诊疗服务j占用医院的医疗资源;η_{jk}为诊疗服务j对于患者k在单位时间内的需求量;ε_i为医疗设备i的使用能力(即为界定医疗设备i总需求量的上限)。(f)式表示医院配置的医疗设备的数量不超过M;(g)式要求只有可供使用的医疗设备i投入运营时才能对诊疗服务j进行配置,如果不是这样的话,医疗设备i不配置诊疗服务j;(h)式提出只有医疗设备i配置诊疗服务j时,患者k才能从医疗设备i得到诊疗j,否则,患者k不能从医疗设备i得到诊疗j;(i)式表明医疗设备i的能力,即医疗设备i的总设计能力不超过ε_i。

(四)医疗设备、诊疗服务和患者组合契约约束式

在医院管理过程中对医疗设备、诊疗服务和患者进行调控与要求的组合契约约束式为:

$$\begin{cases} \sum_k \exists_{ijk} = v_r, (0 \leq v_r \leq 1), \ i_r \in (1, 2, 3, \cdots, m), \ (\forall_i) & \text{(j)} \\ \lambda_{ij} \neq 0, \ (j = j_1, j_2, \cdots, j_r) & \text{(k)} \\ \exists_{ijk} \neq 0, \ (j = j_1, j_2, \cdots, j_r; k = k_1, k_2, \cdots, k_r) & \text{(l)} \end{cases}$$

$$(14)$$

(j)式表明应使某一诊疗服务的诊疗人次数占医院总的诊疗人次数v_r;(k)式表明必须保证诊疗服务对于医疗设备i的配置,即提供诊

疗服务 j 要利用医疗设备 i；(1)式表明必须保证某些诊疗服务对于患者的配置。

六、不同约束形式的优化目标

根据对上述约束形式的讨论，相应建立3种不同的优化目标：

(一)基于分担成本契约约束的患者期望效益最大化

经过对分担成本契约约束方式进行研究后，提出患者的激励相容约束和个人理性约束，选取 s_1、s_2 和 h 作为控制变量，建立了患者和医技人员的期望效益函数。为使患者的期望效益达到最大，依据(6)式和(7)式求解下面的优化问题：

$$\underset{s_1,\ s_2,\ h}{Max}\, B_{Ec} = O_1 - S_1 + kh(1 - s_2) \tag{15}$$

$$S.t. \quad (1)\underset{\text{个人理性约束}}{\quad} O_2 + s_1 + khs_2 - vh^2 - \frac{1}{2}ds_2^2\sigma^2 \geqslant B \tag{16}$$

$$(2)\underset{\text{激励相容约束}}{\quad} h = \arg Max\left(O_2 + s_1 + khs_2 - vh^2 - \frac{1}{2}ds_2^2\sigma^2\right) = \frac{5s_2}{v} \tag{17}$$

在(16)式中，B 为医技人员的保留效益。

将患者可以观察到医技人员为降低诊疗成本所付出的努力程度看作是医患信息的对称性。基于前面的分析，无需使用激励相容约束(17)式，只需将医技人员的理性约束(16)式与(15)式联立，即可求出 $\underset{s_2,\ h}{Max} B_{Ec}$：

$$\underset{s_2,\ h}{Max} B_{Ec} = s_1 + s_2 - B + kh - vh^2 - \frac{1}{2}ds_2^2\sigma^2 \tag{18}$$

同样，若患者不能观察到医技人员在降低成本方面付出的努力程度，则视为医患信息不对称。这里需要启动激励相容约束(17)式，并适当考虑医技人员理性约束，与(15)、(16)式联立，求出 $\underset{s_2}{Max} B_{Ec}$：

$$\underset{s_2}{Max} B_{Ec} = O_1 + O_2 - B - \frac{25s_2^2}{v} - \frac{1}{2}ds_2^2\sigma^2 + \frac{5ks_2}{v} \tag{19}$$

很容易可以推出(18)式、(19)式的二阶导数都是小于零的，假如令其二阶导数为零，就能求出患者获得期望最大利益的两组参数取值：$(s_1^*、s_2^*、h^*)$，$(s_1^{**}、s_2^{**}、h^{**})$。利用求出的两组参数可以分别算出患者在信息对称与不对称两种状态下的最大期望利益（即期望最大利润），从而使目标利润达到最优化。

(二)控制变量下现代医院的利益最优化

现代医院与患者之间的委托代理关系是以成本的最小化实现利益最优化，从而实现医患主体目标。以医院诊疗服务的价格折扣和宣传费用作为控制变量建立了相应的约束式。现代医院目标利润优化是把求多约束极值问题简化为求解无约束极值问题，则求出原目标函数 F_1，修改各约束式 F_j，以此作为适应度函数 F。

1. 现代医院利益最优化的目标函数为：

$$MaxF_1 = \sum_{t=1}^{12}(P_m - \omega_t)O_t - \theta_t \tag{20}$$

其中 ω_t 为现代医院诊疗服务的价格折扣；θ_t 为现代医院的广告费用；P_m 为现代医院的利润；O_t 为医技人员提供的总的诊疗服务量。在此，要求现代医院要合理选择控制变量 ω_t 与 θ_t，使目标函数达到最大，利益最优化。

2. 简化约束式

把(8)、(9)、(10)式进行改写得：

$$\begin{cases} F_2 = \left\{\sum_{t=1}^{12}[(P_1 + \omega_t)s_t - C_1O_t - C_2D_t] - P_2\right\}^2 \\ F_3 = \sum_{t=1}^{12}(O_t - P_t - H_t)^2 \\ F_4 = \sum_{t=1}^{12}[H_t - (N_s - E_t) + G_t]^2 \\ \cdots\cdots \\ F_{12} = \sum_{t=1}^{12}\left[A_t - a_6 \times \left(\frac{\omega_t/P_m}{a_4 + \omega_t/P_m}\right) \times \exp(-a_5 \times T_t)\right]^2 \\ F_{13} = \sum_{t=1}^{12}(I_t - b_3 - b_4 \times \sqrt{b_5 \times \theta_t} - b_6 \times \sqrt{b_5 \times \theta_{t-1}} - \\ \qquad b_1 \times A_t \times B_t - b_2 \times A_{t-1} \times B_{t-1})^2 \end{cases} \tag{21}$$

经过简化后，把目标利润优化问题转化为无约束极值求解问题。其适应度函数 F 为：

$$\text{Max}F = k_1 F_1 - \sum_{j=2}^{13} k_j F_j, \text{ 其中}, k_j > 0(j=1, 2, \cdots, 13)$$
(22)

当给定各状态变量、参数与控制变量的初始值,经多次迭代,即可推得适应度函数 F 与原目标函数 F_1 的一系列值,进而推算出相对平稳的优化值。

(三)约束变量下现代医院运营成本最小化

通过对现代医院运营过程中各参与主体约束机制的分析显示,有三种成本需要进行控制:一是医院投资成本;二是提供各项诊疗服务的成本;三是医院交易成本。为此,建立医院运营成本控制的目标函数式为:

$$C_{\min} = \sum_{i=1}^{m} C_i \delta_i + \sum_{i=1}^{m} \sum_{j=1}^{n} C_{ij} \lambda_{ij} + \sum_{i=1}^{m} \sum_{j=1}^{n} \sum_{k=1}^{q} C_{ijk} \ni_{ijk}, (\forall_i, \forall_j, \forall_k)$$
(23)

其中, $i(i=1, 2, \cdots, m)$, $j(j=1, 2, \cdots, n)$, $k(k=1, 2, \cdots, q)$ 分别为现代医院为维持运营的各项投资、诊疗服务的种类、医院提供诊疗服务的交易次数的集合;C_i、C_{ij}、C_{ijk} 分别为医院投资项目 i 的年度成本、诊疗服务 j 的年度成本和医院提供诊疗服务 j 对于患者 k 的年度交易成本;相应的三个决策变量:δ_i、λ_{ij}、$\ni_{ijk}$ 分别为医院运营投资变量、医院提供诊疗服务 j 的配置变量、医院提供诊疗服务 j 对于患者 k 的交易成本变量。医院运营成本控制目标函数 $C_{\min}$ 的解,是对(23)式和(11)~(13)式联立求解运营成本最小化问题,并计算出 δ_i,λ_{ij},$\ni_{ijk}$ 的最优值。

七、结 论

根据上面构建的现代医院最优交易成本模型可知:

第一,按签约双方对成本进行分担构建了两种约束式,并对控制参数 S_1、S_2 和 h 值进行选择,基于信息不对称与对称两种情况下,求出医技人员最优的利益期望值,该方法尤其在信息不对称研究中有重要参考意义。

第二,医院在提供诊疗服务的过程中有非常复杂的委托-代理形式、状态变量和控制参数,对所选择的变量、约束形式具有多样性,不唯一。以现代医院诊疗服务的广告费用和价格折扣作为控制变量,在涉及医技人员的变量和患者的参数时,就采用多约束的形式进行分析,这样做就把复杂的求极值问题简化为无约束极值求解问题,以成本最小化实现医院的利益最优化。虽然所选择的两个控制变量并不是研究中的主要参数,但对于那些以诊疗服务的广告促销和价格折扣赢得竞争的医院而言,仍具有借鉴意义。

第三,约束变量下现代医院运营成本控制,主要以医院投资成本、提供各项诊疗服务的成本、医院交易成本等多个非数值变量进行成本计算,可以将非数值变量进行数值化和符号化,进而构建成本控制组合约束式和医院控制运营成本的目标函数,通过联立求出各个约束变量的优化值,实现总成本最小。

第三节 现代医院行为的利益最优化分析

一、政府对医院投入分析

医院作为一个特殊的组织,要维持其正常的运转必须有一定的成本支出,根据社会的需要现代医院必须要以社会公益性为目标,救死扶伤为其职能。从图4-3来看,政府对医院的投入是较少的。

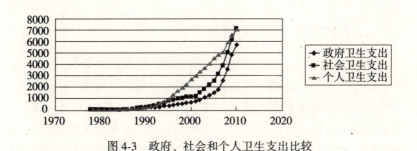

图4-3 政府、社会和个人卫生支出比较

从1978年到2010年政府的卫生支出虽然逐渐增加,但是相比而言还是比较少的。从政府的卫生支出占GDP的数据来看,也是比较少的。从图 4-4 可以看出,到 2010 年政府卫生支出仅占 5.01%,而医疗卫生支出仅占 GDP 的 1.35%。在发达国家,政府的卫生支出占 GDP 比例通常为 6%~8%,而在发展中国家,仅为 2%~6%,财政投入不足问题依然存在。政府公共卫生支出占卫生总费用比例从 2003 年的 16.96% 提高到 2010 年的 28.56%。

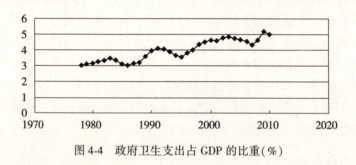

图 4-4 政府卫生支出占 GDP 的比重(%)

根据财政部《中国财政基本情况(2008)》和《中国财政基本情况(2010)》的统计,1978—2009 年,全国医疗卫生总费用从 0.011 万亿元增长到 1.754 万亿元,人均从 11.45 元增长到 1 349.23 元;而 2009 年全国财政医疗卫生支出为 3 994.19 亿元,人均为 307.24 元,财政人均支出占人均卫生费用的 22.77%。因此,除去社会支出,居民个人支出比例依然较大,中国是全球看病个人负担最重的国家之一①。

二、现代医院利益最优化分析

为简单起见而又不失一般性,假定现代医院的主要营运业务分两个部分:一部分是经营药品;另一部分是提供诊疗服务。设现代医院在经营这两种业务的成本为 $C_i(i=1,2)$,其中 1 为药品,2 为诊疗服务。则成本公式为:$C_i = \alpha_i + \beta_i Q_i$,$\alpha_i$ 表示现代医院在营运两种业务中的固定成本,β_i 为边际成本,且为常数;Q_i 为药品的

---

① 李蓉、张斌:"网上招标系统"应用研究——开辟低碳阳光的全程"网上交易"新模式,载《建筑市场与招标投标》,2013 年第 1 期。

销售量和诊疗服务的提供量。现代医院在业务 i 上的收益为 p_iQ_i，其中价格 p_i 为外生的（假定现代医院是价格的接受者，实现政府指导性定价），政府的财政支出为 G。现代医院的产出函数为 $Q_i=Q_i(p_i,x_i)$ $(i=1,2)$，x_i 为现代医院在业务 i 上的重视程度。因此，$x_1+x_2=x$ 就是现代医院主营业务的重视度。对产出函数做如下进一步的假设：单调上升，两阶可导，且为凹函数，即 $\frac{\partial Q_i}{\partial x_i}>0$，$\frac{\partial Q_i^2}{\partial x_i^2}<0$。现代医院的收益函数为：

$$\pi=p_1Q_1(p_1,x_1)+p_2Q_2(p_2,x_2)+G-(\alpha_1+\alpha_2)-(\beta_1Q_1+\beta_2Q_2)$$

设 $\pi_i(x)$ 表示现代医院经营主营业务 i 的收益，同样设 $\frac{\partial \pi_i}{\partial x}>0$，$\frac{\partial \pi_i^2}{\partial x^2}<0$。现代医院在药品业务上获得收益比诊疗服务所获得的收益更大，即对任意的 x，$\pi_1(x)\geq\pi_2(x)$，且 $\frac{\partial \pi_1(x)}{\partial x}\geq\frac{\partial \pi_2(x)}{\partial x}$，即现代医院在主营业务药品上的边际收益大于在主营业务诊疗服务上的边际收益。设现代医院在主营业务的重视程度为一定值 x，则现代医院管理层对医院的主营业务重视程度的政策意味着 $\pi\geq\pi_1\geq\pi_2$。由 $\pi\geq\pi_1$，可以得到：

$$(p_1-\beta_1)[Q_1(p_1,x_1)-Q_1(p_1,x)]+$$
$$(p_2-\beta_2)[Q_2(p_2,x_2)-Q_2(p_2,0)]\geq 0 \qquad (1)$$

根据(1)式可知，$(p_1-\beta_1)[Q_1(p_1,x_1)-Q_1(p_1,x)]\leq 0$ 表示现代医院降低药品收入在医院主营业务收入中的比重，对药品的重视程度由 x 减到 x_1 而导致的收益损失；由(1)式可知，第二项为正，即 $(p_2-\beta_2)[Q_2(p_2,x_2)-Q_2(p_2,0)]\geq 0$ 表示现代医院逐渐重视诊疗服务在医院主营业务收入中所占的份额，对诊疗服务的重视程度由 0 增加到 x_2 而导致的收益增加。因此，(1)式可以写成：

$$\frac{p_1-\beta_1}{p_2-\beta_2}\leq\frac{Q_2(p_2,x_2)-Q_2(p_2,0)}{Q_1(p_1,x)-Q_1(p_1,x_1)} \qquad (2)$$

(2)式不仅给出了两个主营业务的边际收益之比的一个上界，而且也是现代医院主营业务多元化的充要条件。

由 $\pi_1 \geqslant \pi_2$，可以得到：

$$(p_1-\beta_1)[Q_1(p_1, x)-Q_1(p_1, 0)]+$$
$$(p_2-\beta_2)[Q_2(p_2, 0)-Q_2(p_2, x)] \geqslant 0 \qquad (3)$$

(3)式第一项为正，即 $(p_1-\beta_1)[Q_1(p_1, x)-Q_1(p_1, 0)] \geqslant 0$ 表示现代医院主要依靠药品收入来维持运营后收益的增加；第二项为负，即 $(p_2-\beta_2)[Q_2(p_2, 0)-Q_2(p_2, x)] \leqslant 0$ 表示医院"以药养医"后导致的收益损失。因此，(3)式可以写成如下形式：

$$\frac{p_1-\beta_1}{p_2-\beta_2} \geqslant \frac{Q_2(p_2, x)-Q_2(p_2, 0)}{Q_1(p_1, x)-Q_1(p_1, 0)} \qquad (4)$$

由(2)式和(4)式可得

$$\frac{Q_2(p_2, x)-Q_2(p_2, 0)}{Q_1(p_1, x)-Q_1(p_1, 0)} \leqslant \frac{p_1-\beta_1}{p_2-\beta_2} \leqslant \frac{Q_2(p_2, x_2)-Q_2(p_2, 0)}{Q_1(p_1, x)-Q_1(p_1, x_1)} \qquad (5)$$

(5)式说明，现代医院在药品和诊疗服务的边际收益值之比落在以下区间：

$$\left[\frac{Q_2(p_2, x)-Q_2(p_2, 0)}{Q_1(p_1, x)-Q_1(p_1, 0)}, \frac{Q_2(p_2, x_2)-Q_2(p_2, 0)}{Q_1(p_1, x)-Q_1(p_1, x_1)}\right]$$

在政府对现代医院功能的界定及改革医院"以药养医"的背景下，现代医院在药品与诊疗服务两者重视程度给定后，现代医院在这两个主营业务中确定最优配置 x_1^* 和 x_2^*。

设 $Q_i = Q_{ai}(p_i) + Q_{bi}(1-e^{-\delta_i x_i})$ $(i=1, 2)$，其中 Q_{ai} 为仅依赖于当地医疗市场价格 p_i 的量。由于现代医院被假定为医疗服务价格的接受者，所以 $Q_{ai}(p_i)$ 为一个定值。Q_{bi} 是现代医院主营业务使医疗市场规模增大的一个额外量。δ_i 表示医疗市场容量对医院提供主营业务收入的弹性 $(\delta_1 \neq \delta_2)$。因此，现代医院在这两个主营业务中确定最优配置 x_1^* 和 x_2^* 可以通过下面的数学规划求得：

$$\max \pi(x_1, x_2) = (p_1-\beta_1)[Q_{a1}(p_1)+Q_{b1}(1-e^{-\delta_1 x_1})]+(p_2-\beta_2)[Q_{a2}(p_2)$$
$$+Q_{b2}(1-e^{-\delta_2 x_2})]-(\alpha_1+\alpha_2)-x$$

$$s.t. \begin{cases} x_1+x_2=x \\ x_1, x_2 \geqslant 0 \end{cases}$$

求解该规划问题，得：

$$x_1^* = \frac{1}{\delta_1+\delta_2}\ln\left[\frac{\delta_1 Q_{b1}(p_1-\beta_1)}{\delta_2 Q_{b2}(p_2-\beta_2)}\right]+\frac{\delta_2 x}{\delta_1+\delta_2}$$

$$x_2^* = \frac{1}{\delta_1+\delta_2}\ln\left[\frac{\delta_2 Q_{b2}(p_2-\beta_2)}{\delta_1 Q_{b1}(p_1-\beta_1)}\right]+\frac{\delta_1 x}{\delta_1+\delta_2}$$

由此可见，医院对诊疗业务和药品销售两个主营业务的偏重程度取决于两种业务的相对边际成本以及收入弹性，也就意味着药品收入有小幅增加，医院在该业务上的重视程度就有较大的提高，从而使药品在医院的收入中所占的比重更加大，继而会促使医院加大药品的销售，会间接促使医生加大处方的用药量，这个研究结果与现实中的医院出现的"大处方、过度医疗"、"以药养医"的局面是一致的（见表4-1）。

表4-1　　　　　　药品收入占业务收入的比重

年份	2003	2004	2005	2006	2007	2008	2009	2010
比重(%)	47.35	46	46.1	44.8	45	45.6	45.7	45.2

资料来源：据2011年《中国卫生统计年鉴》整理而成

因此，医院在政府投入不足的情况下，医院以经济利益最大化来运营医院是合理的经营行为，尽管与医院的定位目标相违背，但是符合组织存在的目标。医技人员通过非生产性寻利行为，不仅使医院员工的收入提高，而且医院也获得更多的营业收入，所以，医院利益最优化模型证明了，在当前"以药养医"的背景下，医院纵容医技人员寻租行为的必然性。

三、医保制度下患者利益最优化分析

本书认为应该实现医疗服务的差价补偿机制，根据我国现行的"新医改"政策建立的医疗保险补偿机制，患者需按病种实际支出来结算，也就是说，按我国医疗补偿制度规定的合约价格来结算，对于那些超出差价的部分，依照统一市场价格进行结算。

假定患者就医以天为单位来结算，医疗保险补偿合约则按照每月初给予补偿的办法来执行。于是，现代医院的诊疗收入等于患者自己支付的成本转化成医院的收入加上医疗保险合约补偿的收入。假定作为履行政府职能的最终所有权代表的医院和作为医疗服务需求者的患者都处于风险中性。现代医院的医疗服务收入可以表达为如下的数学模型：

$$TR = Q_1 P_1 + (Q_2/30)(P_2 - P_1) \tag{6}$$

其中，TR 为现代医院每天提供的诊疗服务所获得的收入；Q_2 为每月政府规定现代医院向所辐射的区域提供的合约交易诊疗服务提供量；$Q_2/30$ 为每月合约诊疗服务提供量等分到每天的合约量；Q_1 为现代医院每天实际提供的诊疗服务量；P_2 为每月政府规定现代医院向所辐射的区域提供的合约交易诊疗服务的价格；P_1 为每天的诊疗服务的实际价格。(6)式表明：现代医院每天总收入是由患者自付部分结算的医院收入与医疗保险补偿转化的医院收入两部分构成。由患者自付部分结算形成的收入等于患者实际支付的价格乘以其购买的交易量得到的乘积，而差价补偿合约获得的收入则是由病种的医疗补偿合约价格与医院规定的诊疗服务价格之差，乘以政府规定医院向所辐射的区域提供的合约交易诊疗服务提供量所形成，其收益状况可正可负，可以说该收益存在不确定性。建立医疗服务差价补偿机制，使得医院的收入同患者实际支付的价格呈反向变化，进而形成价格与收入之间的对冲关系。当诊疗服务的实际价 P_1 小于 P_2 时，就可以看出差价结算收入 $(Q_2/30)(P_2 - P_1)$ 大于零，患者就享受到低价的医疗服务，体现了医院社会公益性的功能，虽然患者获得了实惠，但是从医院正常运转的角度来看，这部分价差必须得到补偿，这就要求政府通过财政补偿的方式予以弥补；如果 P_1 高于 P_2，差价结算收入 $(Q_2/30)(P_2 - P_1)$ 为负，这就是当前我国医疗服务市场出现了的"患者看病贵"的局面，从理论上来看，医院应该需要退回合约量 $Q_2/30$ 部分的差价费用 $(Q_2/30)(P_2 - P_1)$ 给患者，但实际操作上无法实现，建议通过其他补偿途径来补偿患者的福利损失（如提高大病医保的报销比例、改革居民的初次分配和再分配的模式等）；当 P_1 等于 P_2 时，差价结算收入

$(Q_2/30)(P_2 - P_1)$ 为零,此时 $TR = Q_1P_1 = Q_1P_2$;当 $P_1=0$ 时,意味着患者到医院不支付任何费用,医院的结算收入 Q_1P_1 为零,而医院的总收益为 $(Q_2/30)P_2$,从理论上来看,这种机制可以很好地平衡医院与患者双方的利益,规避医院诊疗服务价格波动给双方带来的风险,但是这种机制会出现由于道德风险和政府财政压力过大而违约的风险。因此,可以将医院的收入公式(6)换一种表达形式:

$$TR = (Q_2/30)P_2 + P_1(Q_1 - Q_2/30) \qquad (7)$$

(7)式说明:医院每天总收入由按合约补偿确定的医保收入和医院提供的量差结算收入构成。其中医保确定的合约补偿收入是由政府规定医院提供合约服务量乘以政府规定的合约服务价形成,而量差结算收入则是医保规定合约补偿以外提供服务量的收入。量差结算收入也是不确定的,其不确定性决定于医院的实际提供的诊疗服务量 Q_1。当医院实际提供的诊疗服务量 Q_1 大于政府规定的医院合约服务量 $Q_2/30$ 时,量差结算收入为正,医院的总收入大于医保合约补偿的收入,即 $TR > (Q_2/30)P_2$;当医院实际提供的诊疗服务量 Q_1 小于合约交易 $Q_2/30$ 时,量差结算收入为负,医院的总收入小于医保合约补偿的收入,即 $TR < (Q_2/30)P_2$;当医院实际提供的诊疗服务量 Q_1 为零时,$TR = (Q_2/30)(P_2 - P_1)$,这样,就会促使医院增加医保诊疗服务量,使医院实际提供的诊疗服务量大于政府规定的医院合约服务量,从而确保量差结算的收入是大于零的,使收入更多,这样可以调动医院增加诊疗服务的积极性,不会出现道德风险。

四、现代医院与患者的收益平衡优化模型

(一)模型的建立

通过差价合约可以使医患双方规避风险,倘若运用不当,效果会很差。如果合约量过大,则不利于医院间竞争机制的有效发挥,也无法提高社会效益;若合约量过小,易引发医院利用医疗信息不对称来操纵医疗服务市场,抬高医疗服务价格。因此,如何确定合约价格与合约量是构建模型需要解决的一个重要问题。

设 $R_h(P_2, Q_2)$ 为医院愿意承担的风险值，$R_p(P_2, Q_2)$ 为患者愿意承担的风险值，$B_h(P_2, Q_2)$ 为医院期望的单位成本收益值，$B_p(P_2, Q_2)$ 为患者期望的单位成本收益值(患者的收益率是通过患者接受该项诊疗服务后，缓解甚至消除病症，获得健康的身体后所获得的身心上的满足感或在健康状况下从事其他劳动所获得的货币收益)。下面以医院与患者之间最小单位风险收益差作为双方就医谈判的目标函数，同时考虑到医院与患者可以承担的最大风险以及预期最小单位成本收益，构建医患双方合约谈判优化模型：

$$\min \left| \frac{B_h(P_2, Q_2)}{R_h(P_2, Q_2)} - \frac{B_p(P_2, Q_2)}{R_p(P_2, Q_2)} \right|$$

$$s.t. \quad 0 \leq Q_2 \leq 30 Q_{2\max}$$

$$R_h(P_2, Q_2) \leq R^{\max}_h \tag{8}$$

$$B^{\min}_h \leq B_h(P_2, Q_2)$$

$$R_p(P_2, Q_2) \leq R^{\max}_p$$

$$B^{\min}_p \leq B_p(P_2, Q_2)$$

其中，$R^{\max}_h$，$R^{\max}_p$ 分别为医院、患者愿意承担的最大风险值；$B^{\min}_h$，$B^{\min}_p$ 分别为医院、患者预期单位成本最小时的目标收益值。

(二)模型求解步骤

模型(8)的谈判求解程序如下：

第一，根据医院给出的各项诊疗服务的报价 P_{hbid}，患者根据自身的条件会给出一个能够接受的价格 P_{pbid}，如果 $[P_{hbid}, P_{pbid}] = \phi$，则患者就会放弃该医院而去寻找其他的医院就医，直到 $[P_{hbid}, P_{pbid}] \neq \phi$ 为止；

第二，由医院、患者分别给出各自能够承担的最大风险值 $R_h(P_2, Q_2)$ 和 $R_p(P_2, Q_2)$，以及各自期望的最小单位成本收益 $B_h(P_2, Q_2)$ 和 $B_p(P_2, Q_2)$；

第三，将双方互相可以接受的预期报价区间 $[P_{hbid}, P_{pbid}]$ 计入模型的约束条件，利用动态最优控制模型进行优化，得到最优解 P_2^* 和 Q_2^*；

第三节 现代医院行为的利益最优化分析

第四，如果上述模型无解，调整 P_{pbid} 和 P_{hbid}，即根据适当的比例降低 P_{pbid}，提高 P_{hbid}，重复上述过程直到取得最优解；

第五，如果医院认为 P_{hbid} 无法继续降低，或 P_{pbid} 无法持续提高时，模型(8)仍无法获得相应的解，此时需要适当增加 R_h^{max}、R_p^{max}，或者适当减小 B_h^{min}、B_p^{min}，重复上述过程，直到获得最优解为止。

(三) 举例分析

假设某一医院和患者(这里是指患者的集合，并分布在一个月内到这家医院就诊)就某项诊疗服务交易进行合约谈判，合约规定交易周期用月作为单位。假设该医院的最大日产量为1 000 人次，医院的成本函数为 $C_h = 1000 + 2.2Q_2 + 0.25Q_2^2$。患者能承担的支付范围为[30，100]元，患者被政府确定的该病种的合约最大补偿金额为48 000元，患者购买该服务的单次合约价为320元，如果患者的需求量超出政府规定的合约量，则额外的需求患者自行支付。在合约谈判中，倘若医院与患者可以承受的最大风险值是15%，医院与患者的最小成本收益率是10%。该项服务的价格由于受到一些突发事件的冲击存在各种可能的波动过程，比如新的诊疗技术、气候变化对该疾病的治疗影响、政府的政策等，都会引起该项诊疗服务价格出现非连续性变化。假设该项服务价格波动服从正态分布。这里假设作为随机变量的服务市场价格 P_1 服从均值为400，标准差为20的正态分布。具体计算步骤如下：

第一步，根据优化模型可以确定医院的最优日产量 $\overline{Q}_2 = 2P_2 - 4.4$。

第二步，将已知条件代入模型(8)，假设医院和患者对该项服务预期可接受的合约价分别为 $P_{pbid} = 460$ 元／次，$P_{hbid} = 340$ 元／次。将双方预期可以接受的价格计入模型的约束条件，即 $340 \leq P_2 \leq 460$。

第三步，该模型是解决离散非线性优化问题的模型，借用Lingo软件进行编程，通过模拟运算就可以获得其最优解，其最优解为 $P_2^* = 437.44$ 元／次，$Q_2^* = 18\ 878.53$ 人次。

若医院与患者之间对该项服务没有采用差价合约，则双方交易

123

将按照患者实际购买该项服务的价格完成。表4-2给出了采用差价合约之前和采用差价合约之后，医院与患者的收益值和风险对比，其中风险的大小用风险值来表示。

表4-2　现代医院与患者差价合约前后利润与风险比较

对比	医院		患者	
	收益(万元)	风险值	支付(万元)	风险值
差价合约实施前	458.88	0.05	1 056.98	0.046
差价合约实施后	540.93	0.013	974.93	0.011

在医院该项服务价格不变和服务量不变的情况下，采用差价合约后医院的月利润增加了82.05万元，相对比实施差价合约前提高了17.88%；而相比之下患者的支付成本减少了，收益增加了，相对实施差价合约前支付减少了7.76%。在我国"新医改"的背景下，通过对补偿机制的改革以及药品价格机制的调整，医院收益的增加会使其参与合约交易的积极性增加。从风险值的角度来分析，实行差价合约使得医院和患者的风险值均表现出显著的减少，由此表明差价合约能有效规避诊疗价格的波动给医患双方带来的风险。

医院和患者在合约谈判的过程中，患者预期医疗服务报价将会对模型的优化结果产生一定的影响。表4-2表示的是在差别化报价区间下医院与患者的风险结果比较。表4-3显示：以[340，460]报价区间为基础，伴随逐渐缩小区间，医院和患者的风险将会逐渐提高。假如医院与患者的初始预期报价区间太小，这将会对双方谈

表4-3　患者预期不同报价对医患双方风险值的影响

$[P_{hbid}, P_{pbid}]$	医院	患者
[340，460]	0.013	0.011
[350，450]	0.017	0.013
[360，440]	0.019	0.014

判寻优空间产生影响,从而无法获得全局最优解。所以,医院和患者需要在全面权衡其成本及收益后才能提出相对合理的初始报价,这是对谈判风险控制优化效果产生影响的重要方面。

第四节 现代医院利益相关者利益均衡构建

随着组织理论研究和深入探讨,组织治理理论表现出理论上的突破及扩展趋势,出现了一种新的观点:即认为组织治理的研究中心需要进行拓展,不要仅局限于研究组织的出资者;所有利益相关者(Stakeholder)都应拥有明确的组织控制权和收益权。即从寻求组织利润最大化、出资者财富最大化逐渐演变为涵盖政府、社会和环境等利益相关者的利益最大化。所以,依据利益相关者理论,组织进行共同治理和相机治理成为未来组织建立治理结构的方向。以组织所有参与者利益最大化为原则,基于组织不同发展阶段,所有者(是受资源的相对稀缺性和法律保护的)在整个组织治理结构中占主导地位。组织治理结构的研究无论在理论还是实践方面都具有重要的意义。在这种背景下,本节重点讨论现代医院的利益相关者治理问题。

一、现代医院利益相关者的内容

(一)现代医院利益相关者的类型

现代医院利益相关者是指与医院的经营行为和后果具有利害关系的群体或个人。这一定义是利用了新制度经济学中的"资产专用性"概念进行界定的,即凡是在医院中投入了专用性资源共享的人或团体则是利益相关者。对现代医院来说,可以将利益相关者分为3类:医疗服务市场上的利益相关者[医院的服务主要对象(患者)、当地社团、供应商和工会]、资本市场上的利益相关者(医院的出资者及医院资本的主要供应者)和组织中的利益相关者(所有人员)。每个利益相关者群体均期望医院在进行决策时,优先考虑自己的利益诉求,实现自己的利益目标。对于医院的出资者而言,他们追求的不仅仅是利润,更重要的是社会福利的最大化;医院的经营者追求收入的提高、在职消费的增加和职业声誉的传播；医技人员期望工资收入和福利不断增加，在未来有更大的晋升机会；债权人在乎的是能否在契约规定的期限内回收资本的本息；医院的供应商更多地关注在和医院进行交易的过程中是否处于优势地位，进而获得更多的交易主动权；患者在乎的是医疗服务消费剩余以及消费效用的最大化。从这个分析来看，现代医院的利益相关者的目标各不相同，且利益相关者及其所追求的利益、关心问题的焦点也有很大的差异，甚至相互之间出现冲突。

(二)基于利益相关者的现代医院治理结构分析

现代医院所有权选择是利益相关者相互博弈的结果。现代医院利益相关者之间相互博弈形成谈判机制，其谈判的结果会影响医院所有权的分配，且该谈判结果也会外化为医院治理结构。与传统公立医院相比较，现代医院必将基于利益相关者相互间的依赖程度而进行权衡，优先考虑某类群体的利益，如医务人员的价值未能从提供的医疗服务中体现出来，则导致"大处方"、"过度医疗"的现象，所以，现代医院在确定法人治理结构时就应该考虑医务人员的利益。而现代医院的出资者在国家法律框架下，以社会公益性为标准，医院的出资者或股东优先的治理结构正是因此而产生的。随着人们对医院行为社会效应的关注，这就使得在医院的法人治理过程中，必须用相应的制度来兼顾各类利益相关者。事实上，现代医院不是简单实物资产的聚集，而属于法律框架，主要是权衡所有在医疗服务提供中有特殊投资的利益群体间的关系。当前医院的产权模式和治理结构模式已经受到严重的挑战，在没有健全的法律制度约束的情况下，医院出现了"内部人控制"的局面，因为大多数医院(尤其是我国的公立医院)，其权力掌握在医院的管理层而并非政府手中(由于我国公立医院的出资者是政府，而管理者是医院院长，出现了出资者缺位的局面)。因此，现代医院概念的提出就是区别于当前医院的治理模式，将新制度理论、人力资本理论、利益相关者理论引入现代医院的法人治理中，试图改变现代医院的最高权力机关的组成。目前，这种股权创新形式在许多领域初现端倪，现阶段应用理论上提得较多的是医院院长持股、医技人员持股。因现代医院利益相关者模式必定会对资本的所有者产生较大的冲击，因此，对于我国当前医院的治理改革必然是从制度改革入手，医院治理的目标是满足多方利益相关者（医院管理层、医务人员、债权人、供应商、患者、政府等）的需求，应当重点分析医院的经营行为对社会和政治所造成的影响。事实上，医院的决策是由利益相关者共同参与合力形成的。

总之，现代医院利益相关者通过对医院的所有权分配进行谈判，谈判结果决定了医院的治理结构和治理模式，其理论思路也与我国医疗卫生体制改革的方向保持一致，顺应了我国医疗卫生市场环境变化的趋势，将现代医院的经营目标界定为多元化，其中既有经济性的、政治性的，也有社会性的。"新医改"前的医院的经营目标是一元的，即按照市场经济规律来运行，其目的是实现医院经济利润最大化。将交易成本理论和利益相关者理论纳入现代医院的法人治理分析领域具有一定的创新性。

二、现代医院利益相关者的利益冲突

由于医院是一个特殊的组织，从微观角度分析，现代医院的利益相关者仍然是追求效用最大化的理性人，由于医院利益相关者在各自组织内外所处的位置不同，其效用目标也必然有差别。因此，要构建一种有效的治理机制来有机地协调各方的利益，必须弄清楚利益各方之间的冲突。

（一）现代医院的出资者与管理者的利益冲突

由于医院的职能决定了医院从建立开始就赋予其特殊的使命，但是医院也是一个经济组织，因此，出资者的利益在于救死扶伤、提高医疗服务质量和服务水平的同时，使医院能完成医院利益的合理分配。而管理者在管理医院营运时，基于自利动机，管理者致力于增加医院的现金流。因此，管理者把薪金、权力和地位看得很重。管理者潜在的利益还包括提高自己在行业内的声誉和对医院现金流的支配权。管理者追求的利益与出资者的利益会出现一定程度的不一致。出资者认为，管理者的既得利益一方面是对社会利益的一种侵蚀，另一方面也是对医院出资者利益的一种占有。

(二)现代医院管理者与债权人的利益冲突

现代医院根据医院经营状况，可以进行资本的借贷，这就可能出现现代医院的医院管理者与债权人之间利益的冲突。事实上，二者之间的冲突主要体现在管理者与债权人对风险的控制上。对于管理者来说，医院履行其组织职能和社会职能，确保医院经营不受影响，在这个基础上，医院管理者对债权人在未尽告知义务时，可能会将医院的现金流投资于高风险的项目，基于信息不对称，使得医院对债权人的偿债能力就会下降，这就导致债权人的投资回收期将可能延长，债权人的利益将会受损；对债权人来说，医院只要能按照契约的规定，按期偿还借款，债权人的利益就完成了，他不关心医院的经营状况如何，医院利用其资金是否会对社会带来福利。管理者也会有资产替换的动力，也就是存在风险性负债时，会促使管理者用风险更高的资产来替换医院的现存资产(这是依据风险高，收益高的原理)，这样可以利用债权人的资产获得更多的价值，这种行为的结果就是双方会在财务管理利益上产生零和博弈。

(三)患者与现代医院的利益冲突

现代医院在经营过程中能否达到预期的利益，不仅取决于其医院内部治理结构，同时还受医疗市场环境的制约。医院在提供医疗服务的过程中与患者之间又构成了医院外部契约关系。当现代医院为了实现其本身价值最大化，而且在提供医疗服务的生产成本不断增加时，势必会采取提高医疗服务价格或者"过度医疗"的措施，而患者是希望自己在购买医疗服务时，价格尽量低，这符合于经济学的供求规律。因此，医疗服务的提供方和医疗服务的购买方之间的博弈实现了医院管理者与患者利益的均衡。

(四)现代医院管理者与医技人员的利益冲突

医技人员希望自己的价值得到体现，提高诊疗费或获得更高的薪酬。但是，由于我国对医院的管理既不是市场化管理也不是完全公立化管理。医技人员的工资按照国家政策标准进行分配，不能使医技人员的劳动价值得到体现。因此，医院在运营中的利润率具有较大的弹性，这必然会给医院管理者较大的决策弹性，从而使医院管理者的利益与医技人员的利益之间出现冲突，势必间接地损害患者的利益。不仅如此，深入分析可以发现，即使是处于同一群体的利益相关者，也会存在利益冲突，如高职称的医技人员获得高薪酬，也会导致另外一些医技人员的低薪酬甚至失业，这可以看出获得利益的一方往往是以另一方的利益为代价。实践证明，在医院有一些医技人员还存在道德风险，例如大处方、过度检查等。他们希望利用医患信息不对称性，以及患者对疾病的非专家性特点，为病人做决策，不做出任何努力就得到报酬，医技人员通过这种行为来获得自己的利益，实现自己预期的收益，从而与医院管理者的利益出现了偏离。

(五)供应商(或中介机构)与现代医院的利益冲突

从新制度理论来看，现代医院的利益相关者均拥有某种专有资产，也就是资产的专有性。对于供应商(或中介机构)来说，是医院提供医疗服务的上游的供应者，掌握着医院所必需的各种专有资源，控制着医院的基本运营，因此，认为供应商(或中介机构)根据自身利益最大化的原则进行经营，在为医院提供产品时，希望其产品的收益越高越好。由于在要素市场中，价格不是唯一决定供应商(或中介机构)决策的因素，供应商(或中介机构)也希望在与医院博弈的过程中获得更多的利益。对于医院而言，既要维持自身的正常营运也要获得更多的社会价值。因此，医院在与供应商(或中介机构)进行博弈的过程中，试图获得更低的成本，企图产出更大。所以，医院与供应商(或中介机构)之间存在利益冲突。

三、医院利益相关者的利益需求分析

(一)政府的利益需求

在政府政策的规制下，医院存在的目的就是满足社会公众对医疗服务的需求。这个目标就说明政府对于医院寄予了一定的利益需求：第一，政府批准医院成立的前提是医院必须履行救死扶伤的职责，向社会公众提供基本医疗服务；第二，提高公众对医疗服务的满意度，增强政府的政策执行力度；第三，加强医疗服务质量和水平的提高，在政府卫生资源规划的基础上，推动医疗产业发展；第四，降低政府投资的比重，政府也是有限理性的，政府既有公共利

益的需求，也有投入尽量少，产出尽量多的动机。在当前的医疗卫生市场利益博弈中，政府角色往往容易缺位，势必会导致寻租行为的出现。然而，政府的利益诉求和权利并没有一个契约来保护，由于政府与医院利益相关者之间存在信息不对称，医院具有很强的专业技术壁垒，这导致医疗服务市场出现了供方主导现象，使得外部监督机制无法有效的实现。

(二)现代医院的利益需求

现代医院根据医院经营者的决策，在法定或者约定权限内，实现现代医院的发展战略和阶段经营目标，所以医院既要履行社会公益义务(提供基本公共医疗服务)，又要承担医院的经济责任(通过一定的方式进行补偿，使医院能维持正常的营运活动)。现代医院的利益需求有隐性利益需求和显性利益需求。显性利益需求包括：第一，医院能实现交易成本的补偿，无论是财政补偿还是医疗服务价格的补偿；第二，拓展医院的规模；第三，物质利益的回报。满足现代医院内部管理者和医技人员的预期薪酬或者奖励。隐性利益需求有：第一，医院的美誉度和知名度的提高，在同行业中社会公众对医院的评价或口碑较好；第二，医院的管理者对权力、声誉、地位等的追求；第三，医院医疗技术水平和服务质量的提高；第四，医技人员的发展空间和对自身价值的社会认同感的追求。

(三)医院供应商的利益需求

医院供应商是指医院提供医疗服务过程中所需的劳动资料和劳动对象的供应者。供应商要按照市场经济规律来开展经营业务，因此，医院供应商的显性利益需求主要有利润最大化、能在一定期限内收回货款、医院对其产品保持稳定需求等；供应商的隐性利益需求是医院的稳定与发展、与医院之间信息共享、通过沟通与交流加强相互之间的合作、通过一定的契约来协调相互的行为、增加对业务的销售控制能力等需求。实践证明，医院供应商对现代医院专用资产投资的倾向逐渐明显，按照这种发展趋势，供应商与医院的关系不仅是契约关系、交易关系，更有参与医院治理，占有医院准租金的利益需求。

(四)患者的利益需求

根据医疗服务市场的需求特征及需求定律，医疗服务需求的满足是以患者支付能力为前提,故患者是现代医院存在的基本条件。通过医院供给医疗服务,患者购买其提供的医疗服务并支付费用,这就促进了现代医院正常运行。患者与医院之间既是一种供求关系,也是一种建立在需要满足基础上的利益关系。患者在购买医疗服务时,其利益需求既有数量的需求也有质量上的需求。患者不仅希望从医院购买到技术先进的医疗服务,以缓解自身的病痛、预防疾病,提高生活质量,同时,也对医院的诊疗环境、医护人员的服务态度、服务时间提出了更高的要求。患者在购买医疗服务时,也考虑自己的经济利益得失,因此,患者的利益需求还包括期望成本效益优化。

(五)服务中介的利益需求

服务中介为医院的正常营运行为提供帮助,对于医院而言,不仅能为医院提供辅助的服务,也可以为医院提供资金上的保障(如银行提供的服务)。根据服务中介的目标,服务中介机构的利益需求有:第一,是通过向医院提供服务获得一定的业务收入,从而实现其自身的利润目标;第二,提高自身的知名度以及社会的认可度。

四、现代医院利益相关者的利益均衡构建

根据我国医疗体制改革的总体要求,现代医院与其他利益相关者要进行交易,在各自利益目标的指引下,医院和利益相关者之间的利益达到均衡。因此,下面基于演化博弈理论,就现代医院利益相关者的利益,分析如何使其相互之间的利益达到均衡。

(一)现代医院利益相关者演化博弈要素及假设

1. 博弈要素

第一,博弈方。策略依存性是博弈问题的基本特点,各个博弈方所选择的策略相互之间是有影响的,博弈方的数量是博弈结构的关键参数之一①。在现代医院利益相关者演化博弈分析中,博弈的一方为医院,博弈的另一方为医院利益相关者的各经济行为主体。

---

① 马丁·J. 奥斯本、鲁宾斯坦著,魏玉根译:《博弈论教程》,中国社会科学出版社2000年版,第68页。

第二,博弈策略。对于博弈分析来说,博弈策略是进行博弈分析的基础,现代医院提供医疗服务过程中必然与各博弈方进行博弈,医院及各经济行为主体的博弈策略与其支付函数是有相关性的。对于政府来说,政府的支付函数可以从经济收益和政治收益两方面进行分析,故政府的博弈策略包括政府对医院投入的增减、监督力度的强弱、管理是否严格等。对于供应商来说,供应商按照企业化的运作模式,它的目标则是期望实现利润最大化和持续的发展,所以供应商的博弈策略是选择正常运行或违规运行。现代医院的博弈策略是提供优质医疗服务和医院的持续运转;医技人员期望获得相应的经济收入和提高医疗技术、社会声誉,因此,医技人员的博弈策略主要是在公益性或经济利益中选择,及过度医疗或提供适宜诊疗服务中选择;根据前面分析患者的需求可知,患者的博弈策略是在替代治疗和选择就医中决策。服务中介的博弈策略主要是提供优质辅助服务或选择不履行契约。

第三,博弈过程。现代医院利益相关主体与医院的博弈过程,是各利益相关主体按照博弈规则进行重复博弈的演化过程。每个经济主体在博弈的过程中会发挥自身的主动性,会在每次博弈结束后,将自己的收益与对方的收益进行比较,同时权衡和分析自己的策略与对方策略,做出下次博弈的最优策略。重复以上过程,直到整个博弈实现最终的演化均衡。

2. 博弈假设

第一,主体行为的不确定性。现代医院在提供医疗服务的过程中,包括医院在内的各利益相关经济主体面临诸多不确定因素(外部环境和内部环境),导致了各经济主体行为策略的选择存在较大程度的不确定性。

第二,主体行为的有限理性。所有参与现代医院运营的主体在做出决策时,他们所能得到决策信息是很有限的,或者由于一系列原因(如知识水平、分析能力[①]等),很难做出最优决策,或受经

[①] 葛新权、王国成:《博弈实验进展》,社会科学文献出版社 2008 年版,第 223~236 页。

济行为选择因素的影响而偏离最佳选择①。

第三,博弈信息的不完全和不对称性。由于医院在提供医疗服务的交易过程中具有较强的技术性和专业性,因此,博弈信息是不对称的和不完全的。事实上,政府出台的卫生政策、医疗体制改革政策、医疗物价政策等信息都对博弈的演化产生影响,参与博弈者不能改变这些环境因素,只能去适应。因此,社会公众什么时候生病是不确定性,但公众生病也是不可避免的,是内生的,无论是医院、供应商、医技人员还是政府都无法掌控疾病的发生率。因此,所有的信息对于每一个博弈者而言都是不确定的。

第四,互惠假设。现代医院各利益相关主体的博弈是多次重复进行的,如果把医院及其利益相关者看作是一个系统,那么系统内利益主体之间进行重复相互博弈就可以得到均衡的结果。因长期重复博弈,各经济利益主体在做决策时就要慎重考虑,既要顾及当期利益还要顾及长期利益,从而使得他们的博弈过程变得更加复杂,博弈的可能性选择也更多。各博弈方在价值取向上并无实质性的冲突,其目的均是维护公众的健康。因此,各利益相关主体的博弈是非零和博弈,当然,也存在合作博弈的情况,通过博弈方的行为协调,能实现博弈均衡:即"双赢"或"多赢"。

第五,现代医院的利益相关者是由患者、供应商、政府决策者、医技人员和服务中介组成的多元主体系统,这些多元主体在现代医院的运行中进行多重博弈。多以两两博弈为基础,从多元主体中任选两个主体,将其分"合作"与"不合作"两种状态来建立模型。利益主体选"合作"的概率因其计算收益的不同而随之变化。

第六,当现代医院的利益相关者都采取"合作"策略时,所有利益主体都会积极规范其行为,实现系统总体目标,最终达到主体博弈的长期共赢。如果其中一方采取不合作的行为,将会破坏系统总体目标的实现。

---

① 李玉丰、王国成、葛新权等:《博弈论新进展——定量模拟平台》,载《北京机械工业学院学报》,2001年第4期,第73~77页。

(二)现代医院利益相关者的利益演化博弈均衡分析

由于医院利益相关者的利益需求存在差异,导致这些经济主体出现了异化博弈行为。如政府的利益需求是双重的,一方面要医院履行其职能,维护医疗市场的需求满足,另一方面也关心政府对医院补偿机制的建立,政府对医院的管理必然受制于双重角色决定,而有政治、经济双重目标;而医院针对政府的行为采取增加医疗服务收入,将项目分解后进行收费,表现出以药养医的应对均衡策略。再如,患者由于信息不对称,出现盲目就医,医院就会采取各种行为诱导患者,因此,为了更好地说明医院利益相关者的利益均衡问题,以下根据新制度理论中的演化博弈理论来分析医院利益相关者如何实现利益均衡。

1. 演化博弈模型的均衡分析

将现代医院作为博弈一方,利益相关者作为博弈的另一方进行分析,运用演化博弈的原理来分析其演化博弈利益均衡。由于信息的不对称性和认知程度有限,在双方内部存在不同意见,随着时间的推移,会逐步调整自己的策略偏好。因此,现代医院在经营过程中与利益相关者针对某项契约进行博弈,假定医院为博弈的一方,设为 P,利益相关者为博弈的另一方,设为 F。他们分别有两种策略选择 v_1 和 v_2,相应的博弈方选择空间为 $V_P = (v_1, v_2)$,$V_F = (v_1, v_2)$,v_1 是与医院利益一致的策略,v_2 是与利益相关者利益一致的策略。则博弈矩阵如下(表 4-4):

表 4-4 医院与利益相关者博弈矩阵收益

博弈方		利益相关者	
	策略	v_1	v_2
现代医院	v_1	$(\alpha_1 + \beta_1, \alpha_2 + \beta_1)$	(γ_1, γ_2)
	v_2	(ω_1, ω_2)	$(\beta_2 + \theta_1, \beta_2 + \theta_2)$

β_1、β_2 分别是双方政策达成一致时得到的额外收益。换句话说,这部分收益仅在博弈双方对政策实施达成一致时才能获得,为了研

第四节 现代医院利益相关者利益均衡构建

究的方便，假设博弈双方获得的该收益相同；α_1，γ_1，ω_1，θ_1 为在不同的策略选择时医院所获得的正常收益，α_2，γ_2，ω_2，θ_2 为在不同的策略选择时利益相关者获得的正常收益。通常情况下，$\beta_1 + \alpha_1 > \omega_1$，$\beta_1 + \alpha_2 > \omega_2$，$\beta_2 + \theta_1 > \gamma_1$，$\beta_2 + \theta_2 > \gamma_2$，说明当博弈双方预期政策一致时取得的额外收益很多。就这个非合作博弈而言，(v_1, v_1) 与 (v_2, v_2) 分别为两个纳什均衡。除此以外，还存在一个纳什均衡是博弈双方分别以某概率选择两策略，下面用复制动态演化博弈模型来求解。

在博弈的初始状态，医院选择 v_1 的概率为 λ，选择 v_2 的概率为 $1-\lambda$，利益相关者的决策选择 v_1 的概率为 δ，选择 v_2 的概率为 $1-\delta$。则医院选择 v_1 所获得的期望收益为 u_{P1}，选择 v_2 所获得的期望收益为 u_{P2}，其平均收益 u_P。则：

$$u_{P1} = (\beta_1 + \alpha_1)\delta + \gamma_1(1-\delta)$$
$$u_{P2} = \omega_1\delta + (\beta_2 + \theta_1)(1-\delta)$$
$$u_P = \lambda[(\beta_1+\alpha_1)\delta+\gamma_1(1-\delta)]+(1-\lambda)[\omega_1\delta+(\beta_2+\theta_1)(1-\delta)]$$

基于马尔萨斯动力系统模型（RD 模型），在 t 时刻，构造复制动态方程：

$$F(\lambda) = \frac{d\lambda}{dt} = \lambda(u_{P1} - u_P) = \lambda(1-\lambda)[(\beta_1 + \alpha_1 - \omega_1)(\gamma_1 - \beta_2 - \theta_1)(1-\delta)]$$

令 $F(\lambda) = 0$，得 $\lambda = 0$ 和 $\lambda = 1$ 是 λ 的两个稳定状态，根据稳定演化原理判断，演化稳定策略要求 $dF(\lambda)/d\lambda < 0$，

当 $\delta > \dfrac{\beta_2 + \theta_1 - \gamma_1}{[(\beta_2 + \theta_1 - \gamma_1) + (\beta_1 + \alpha_1 - \omega_1)]}$ 时，$F'(\lambda = 0) > 0$，$F'(\lambda = 1) < 0$，则 $\lambda = 1$ 是演化稳定策略；

当 $\delta < \dfrac{\beta_2 + \theta_1 - \gamma_1}{[(\beta_2 + \theta_1 - \gamma_1) + (\beta_1 + \alpha_1 - \omega_1)]}$ 时，$F'(\lambda = 0) < 0$，$F'(\lambda = 1) > 0$，则 $\lambda = 0$ 是演化稳定策略；

按照相同的求法，建立了相关利益者 F 的复制动态方程，并求解可得：

当 $\lambda > \dfrac{\beta_2 + \theta_2 - \gamma_2}{[(\beta_2 + \theta_2 - \gamma_2) + (\beta_1 + \alpha_2 - \omega_2)]}$ 时，$\delta = 1$ 是演化稳定策略；

当 $\lambda < \dfrac{\beta_2 + \theta_2 - \gamma_2}{[(\beta_2 + \theta_2 - \gamma_2) + (\beta_1 + \alpha_2 - \omega_2)]}$ 时，$\delta = 0$ 是演化稳定策略；

将演化博弈均衡的结论用坐标轴描述出来，见图 4-5：

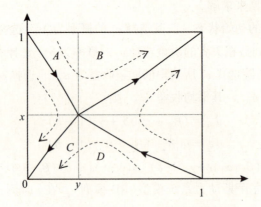

图 4-5　现代医院与利益相关者演化博弈轨迹

在该非对称复制动态演化博弈中，当初始状态落在 A 区域时，也就意味着博弈的开始，当 λ 大于 $\dfrac{\beta_2+\theta_2-\gamma_2}{[(\beta_2+\theta_2-\gamma_2)+(\beta_1+\alpha_2-\omega_2)]}$ 和 λ 大于 $\dfrac{\beta_2 + \theta_1 - \gamma_1}{[(\beta_2 + \theta_1 - \gamma_1) + (\beta_1 + \alpha_1 - \omega_1)]}$ 时，则演化博弈利益均衡将收敛于 $\lambda = 1$，$\delta = 1$，这表明医院在与利益相关者博弈的过程中，医院做出的契约主张就成为博弈双方的必然选择。当初始状态落在 C 区域时，医院的利益相关者所制定的政策一定会成为博弈双方的最佳选择；当初始状态在 B、D 区域时，最后的均衡状态是由博弈双方基于另一方所做的决策进行学习、协调和调整的速度决定的；当初始状态在 B 区域时，倘若现代医院的博弈决策收敛于 $\lambda = 1$ 的速度大于利益相关者收敛于 $\delta = 0$ 的速度，那么博弈就进入了 A 区域，其最终得到的演化稳定策略就是 $\lambda=1$ 与 $\delta=1$。否则，最终得到的演化稳定策略就是 $\lambda=0$ 与 $\delta=0$。

2. 医院利益相关者利益均衡结论

根据演化博弈研究结论可以看出，医院在与利益相关者之间进行博弈时，只有医院提出的主导契约被利益相关者接受时就能实行利益均衡，这也是符合当前我国医疗服务市场现状的。基于研究的结论，进一步对影响系统演化的各参数进行分析可以发现：随 β_1 增加，λ 与 δ 都会减低，坐标上的点将发生移动，因此 C 区域面积会减小，A 区域面积会增加，则整个演化系统收敛于 $\lambda=1$ 和 $\delta=1$ 的概率增加，也就是意味着博弈群体中的参与者会更加选择医院提出的契约主张。当 β_2 增加时，λ 与 δ 均增加，坐标上的点将发生移动，因此 C 区域的面积将增加，A 区域面积将减小，系统收敛于 $\lambda=0$ 和 $\delta=0$ 的概率增加，这也就证明利益相关者的某一方提出的契约主张越来越为医院决策者所选择。同样分析参数 α_1，γ_1，ω_1，θ_1 和 α_2，γ_2，ω_2，θ_2。当 α_1，γ_1，ω_1，θ_1 增加时，博弈系统收敛于 $\lambda=1$ 和 $\delta=1$ 的概率增加，当 α_2，γ_2，ω_2，θ_2 增加时，博弈系统收敛于 $\lambda=0$ 和 $\delta=0$ 的概率增加。

上述各个参数分析是经过计算后的最终收益形式，在具体的分析过程中，可以将其进一步细化，并写成收益的组成结构，以便作进一步的分析处理。基于上述分析得出以下结论：

第一，现代医院与利益相关者之间通过学习与协调，优化其决策，使得利益博弈均衡点均趋向于不同均衡结果。经研究发现，利益博弈均衡点取决于两个因素：一是博弈双方起始状态；二是博弈双方学习调整的速度。

第二，现代医院与其利益相关者之间进行演化博弈过程中，最终收敛于不同均衡的概率取决于系统演化的各参数。当 β_1，α_1，α_2，γ_1，γ_2 增加时，演化博弈均衡点收敛于 $\lambda=1$ 和 $\delta=1$ 的概率增加；当 β_2，ω_1，ω_2，θ_1，θ_2 增加时，演化博弈均衡点收敛于 $\lambda=0$ 和 $\delta=0$ 的概率增加。

五、举例分析——以医院与患者的演化博弈均衡为例进行分析

在进行医院与患者的演化博弈分析时，将医院作为博弈的主

第四章 现代医院法人治理制度下经济分析模型

体,患者作为博弈的主体,基于互惠性偏好假设,医院和患者的行为决定了他们的利益、对方的利益以及相互之间的利益。将医院与患者之间作为两个理性的经济主体,这里将博弈动机分为两个:自利行为动机和互惠行为动机,医院的自利行为动机是指医院为了获得更多的利润,会采取诱导患者购买医院设计的医疗服务产品,或者是采用分解项目收费、大处方或过度医疗等方式,达到自利的目的;而患者的自利行为则是在精心对比医院的服务项目、收费情况、自己的支付能力等使自己在最小的支付成本下获得优质的诊疗服务;医院的互惠动机是指医院根据病人真实的病情制定诊疗方案,以最佳的行动达到预期的目标,在治愈或缓解病人症状的基础上获得医院的利益;患者的互惠动机是指在获得一定诊疗服务时还会将其他的病人引荐给医院,并对医院进行口碑宣传,从而使医院获得一定的利益。

在博弈时双方均获得140①单位的利益支付,而采取互惠的行为决策时,双方各得到871②单位的利益支付。在互惠动机的驱使下,经济效益一般要比同等条件下自利性动机获得经济效益要大。如果两个行为主体是一个互惠一个自利,则互惠行为主体将成本90③单位转移给博弈的另一方,从而获得50单位的利益支付,但是自利行为动机的博弈方则获得230的利益支付。博弈矩阵列表(表4-5)如下:

表4-5　　医院与患者行为博弈矩阵

博弈方	医院或患者		
	策略	自利性	互惠性
医院或患者	自利性	(140, 140)	(230, 50)
	互惠性	(50, 230)	(871, 871)

---

① 选取2011年《中国卫生统计年鉴》中"人均卫生事业费支出(元)"作为自利性动机下患者和医院的利益支付。

② 选取2011年《中国卫生统计年鉴》中的"人均医疗保健支出(元)"作为互惠性动机下患者和医院的利益支付。

③ 选取医保门诊报销费用每人90元来确定。

第四节 现代医院利益相关者利益均衡构建

令 $X = (\lambda, \delta)$（λ 为互惠性行为，δ 是自利性行为）为博弈主体的纯策略集，$U(\lambda, \lambda)$ 为医院（或患者）选择 λ 而另一方选择 λ 时，医院（或患者）的利益支付；$U(\lambda, \delta)$ 为医院（或患者）采取 λ 时，另一方选择 δ 时的医院（或患者）的利益支付；$U(\lambda, \delta)$ 为医院（或患者）采取 δ 时，另一方选择 λ 时的医院（或患者）的利益支付；$U(\delta, \delta)$ 为医院（或患者）采取 δ 时，另一方选择 δ 时的医院（或患者）的利益支付；v 为 t 时刻选择互惠性行为为 λ 的医院（或患者）在总体中的比例，则 $1-v$ 为 t 时刻选择自利行为 δ 的患者（或医院）在总体中的比例。则在 t 时刻，医生（或患者）采取互惠性行为 λ 的预期利益支付为

$$U_t(\lambda) = vU_t(\lambda, \lambda) + (1-v)U_t(\lambda, \delta) = 50 - 821v$$

t 时刻选择自利行为 δ 的医院（或患者）的预期利益支付为：

$$U_t(\delta) = vU_t(\delta, \lambda) + (1-v)U_t(\delta, \delta) = 140 - 90v$$

则医院和患者的个人平均期望利益支付为：

$$\overline{U_t} = vU_t(\lambda) + (1-v)U_t(\delta) = 731v^2 + 140$$

基于马尔萨斯动力系统模型（RD 模型），得到演化微分方程：

$$P = v[U_t(\lambda) - \overline{U_t}] = v[(Mv - Nv + \omega)(v - 1)]$$
$$= (90v - 731v^2)(v - 1)$$

演化博弈必须满足的条件有：(1) $P = 0$；(2) $P' < 0$。由 $P = 0$ 得 $v_1 = 0$，$v_2 = \omega/(N-M) = 0.1231$，$v_3 = 1$，$P' = 3Mv^2 - 3Nv^2 - 2Mv + 2Nv + 2\omega S - \omega$。

(1) 当 $v_1 = 0$ 时，$P'(0) = -1 < 0$，则 $v_1 = 0$ 为稳定的均衡点。

(2) 当 $v_2 = 0.1231$ 时，$P'(\omega/(N-M)) = (\omega^3 - \omega^2)/(N-M)^2 = 1.34 > 0$，则 $v_2 = 0.1231$ 为非稳定均衡点。

(3) 当 $v_3 = 1$ 时，$P'(1) = M - N + \omega = -641$，因为 $M - N + \omega < 0$ 时，故 v_3 为稳定均衡点。

根据上面的逻辑证明可知，当互惠行为个体的数量在医疗服务市场中的比例大于 0.1231 时，选择互惠性行为主体的期望利益支付高于平均期望利益支付，则医院和患者之间的决策就是进行演化，直到为 1，这时 $v = 1$ 为演化稳定策略，即所有的医院和患者个

体将进化为选择互惠性行为，彼此之间的沟通顺畅，关系得到了改善。这样，医院的职能得以履行，社会对医院的诟病得以消除。反之，当互惠行为个体的数量在医疗服务市场中的比例小于 0.1231 时，选择互惠性行为主体的期望利益支付小于平均期望利益支付，则医院和患者之间的决策就会进行演化，直到为 0，这时 $v=0$ 为演化稳定策略，则表示医院和患者均回到自利行为状态中，无法使医院履行其社会职能，医疗体制改革将面临失败的结局。

第五章 现代医院的投入产出分析

第一节 我国当前医院的投入产出概述

一、我国当前医院的投入分析

中国常用的"卫生"一词，与英文中"health"一词的意义相同。因此卫生有保卫生命，预防疾病，增进健康的意义，而所谓的健康就是提高一个人的生存质量，不得病，心理、生理、社会适应都处于一个良好的状态。改革开放以来，政府出台的许多重大的卫生政策都是强调行业自身发展的，将行业利益凌驾于社会利益之上。

卫生总费用在国外有个专用的名词叫做"卫生账户"，用来反映维护百姓健康方面花费了多少资源。从我国1978年到2010年间卫生总费用的变化趋势看（见图5-1），20世纪90年代中期以来中国卫生总费用的增长速度非常快，到2003年全社会用于健康方面的投入已经达到6 600亿元。用中国卫生总费用占国内生产总值的比例来衡量用于健康方面的投入和国内生产总值的变化，1978年中国卫生总费用占GDP的比例是3%左右，到2010年占5.01%。根据当前医院法人治理制度的研究，突破以往的思路，将医院的投入分成组织结构、医疗投入、管理水平和医务人员四个一级指标。

二、我国当前医院的产出分析

从医院的产出来看，在国际上要衡量一个国家和地区的国民身体素质是否健康，一般是用三个指标来评价：一是期望寿命，就是普通居民能够活多大年龄，实际上也从另一方面反映了死亡率，死

第五章 现代医院的投入产出分析

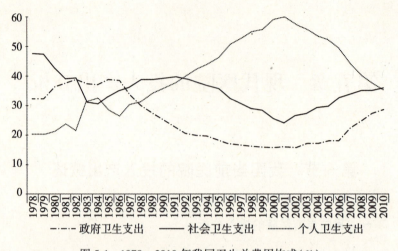

图 5-1 1978—2010 年我国卫生总费用构成(%)
资料来源:据《中国卫生统计年鉴》

亡率如果比较高,期望寿命就会相应较低,非洲一些艾滋病流行的国家期望寿命只有二十几岁;二是婴儿死亡率,它是衡量新生儿和五岁以下儿童的保健水平的一个指标;三是孕产妇死亡率。下面分析这三个指标在我国的具体情况,从孕产妇死亡率来看,1990 年是 89/100000,1995 年是 61.9/100000,2010 年是 30/100000(见图 5-2)。

从婴儿死亡率来看,新中国成立前大概是千分之二百左右,是相当高的比例。2005 年婴儿死亡率 19.0/1000,大大降低了。从 20 世纪 50 年代到 80 年代,我国的婴儿死亡率在大幅度下降,80 年代以来,婴儿死亡率下降速度呈放缓趋势(见图 5-3)。

从居民期望寿命变化来看,我国的统计体系在新中国成立前是比较零散的,目前来说,新中国成立前全民族的期望寿命大概是 35 岁,这个数字还是存在争议的。1981 年全国期望寿命是 67.9 岁,从 20 世纪 50 年代到 80 年代初期,居民期望寿命得到较大的延长,在短短的 30 多年间居民的期望寿命延长了 30 多岁,这在国际上是前所未有的,为此中国的卫生事业曾在 20 世纪 80 年代初,

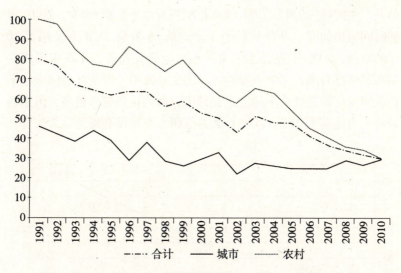

图 5-2 1991—2010 年我国孕产妇死亡率(1/10 万)

资料来源:据《中国卫生统计年鉴》

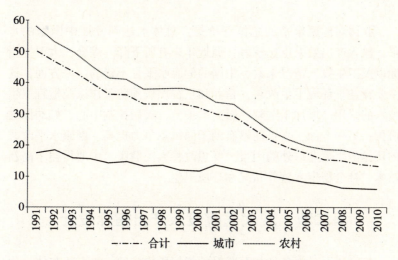

图 5-3 1991—2010 年我国婴儿死亡率(‰)

资料来源:据《中国卫生统计年鉴》

被世界卫生组织推荐为"发展中国家较好地解决老百姓看病就医和

公共卫生问题"的典范。到 1990 年期望寿命增长到 68 岁，这 10 年的时间居民的期望寿命只长了 1 岁。从 68 岁到 71.4 岁又用了 10 年的时间，2005 年为 73 岁（见图 5-4）。研究发现，在新中国成立初期尽管没有那么多的资源放入到卫生系统中，但是社会健康水平改善明显。最近这么多年以来在健康方面的花费越来越多，国家的经济实力也越来越强，但老百姓的健康水平并没有得到显著改善。

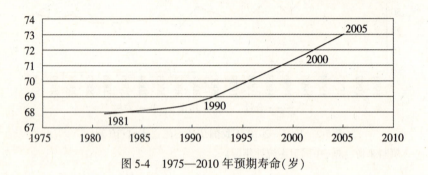

图 5-4　1975—2010 年预期寿命（岁）

我国对健康水平的总体评价是：总体上达到发展中国家的水平，投入产出效果也比较好；但近年来有所下降。综合三大卫生指标以及卫生投入情况来看，中国的健康水平是不错的。一方面，这主要得益于环境卫生改善、营养和重视疾病预防工作以及适宜卫生技术的采用，增加了医院、医生、护士、疾病控制中心、妇幼保健机构；另一方面，真正能够有助于国民竞争力提高、健康水平改善的还是卫生事业以外的因素。要想改善人民健康，主要得益于高新技术、社会稳定、营养状况和环境卫生。

第二节　现代医院投入产出指标设计

指标体系是由各种相互联系的指标所构成的一个有机整体，用来说明所研究现象各个方面相互依存和相互制约的关系。而指标体系构建是把抽象对象根据其本质特征按某一方面的标准分成有可操作性、行为性的结构，并对每个构成要素赋予权重的过程。从构建指标体系的描述中可以看出，指标体系不仅包含指标层级，而且还应该确定指标的权重。接下来，本书试图运用构建指标体系的程序构建现代医院投入产出指标体系。

一、构建指标体系应遵循的原则

1. 全面性原则

一级指标体系要能够准确地说明现代医院投入产出的现状，二级指标包含的内容应该是影响现代医院投入产出的所有因素，而且应该按影响程度的差异进行区分，使其在指标体系中的权重也有差异。每个因素量化成具体指标，并根据评估程度给予不同的权重，这样构建的指标体系具有全面性。

2. 科学性原则

指标体系的设计必须基于现代医院实际的经营管理，同时也有能反映客观实际的理论依据。建立现代医院的投入产出指标体系，各项指标要相互之间不重复，又不矛盾，而且，指标的计算具有科学性。

3. 可操作性原则

现代医院投入产出指标体系的建立，要具有实用性，这是设计本指标体系遵循的根本原则。建立的指标体系是为了测量和评价，进而达到监督管理的目的。

4. 针对性原则

现代医院的投入产出指标体系必须具有针对性，由于现代医院是一个特殊的组织，其履行的职能必须具有社会公益性，指标体系应该与一般的指标体系构建有所差别，要根据不同一级指标分别制定各自的有针对性的二级指标。

5. 可比性原则

现代医院投入产出指标应该具有一定的统计学意义。指标的设计既要考虑其纵向可比性，反映现代医院投入产出内在的变化规律，同时考虑横向可比性。

6. 独立性原则

所谓的独立性，是指指标间相互独立。指标的选取要少而精，有一定的代表性，突出重点，各指标不重复。若指标间过多重复信息，不利于评价作用的发挥。

二、利用德尔菲法确定现代医院投入产出指标

(一)文献研究提出初步的医院投入产出指标

根据指标确立的原则,对现代医院的投入指标拟从组织结构、医疗投入、管理水平、医技人员四个方面进行说明,现代医院的产出拟从公众健康水平、医疗享有权、公众经济承受能力和社会外部性四个方面进行评价。在文献研究的基础上,根据现代医院的特点,提出初步的现代医院投入产出指标体系(见表5-1)。

表 5-1 现代医院投入产出备选指标

项目	一级指标	二级指标	项目	一级指标	二级指标
投入指标	组织结构	组织决策的效率	产出指标	大众健康水平	婴儿死亡率
		组织沟通顺畅的程度			孕产妇死亡率
		组织运行的效率		健康享有权	人均期望寿命
		组织创新的水平			人均诊疗人次数
	医疗投入	财政投入			人均床位数
		医院公用投入			患者转诊率
		其他投入		经济承受能力	门诊病人次均医疗费用
	管理水平	员工的满意度			
		急诊抢救成功率			出院患者人均医疗费用
		医院管理理念			
		领导者素质			出院病人日均医疗费
	医技人员	职工总数			人均净收入
		医技人员数		社会外部性	医疗保健支出
		科研水平			死亡率
		业务水平			医疗卫生状况
		人员投入			平均住院日

(二)投入产出指标的确定

为了确定投入产出指标的科学性、可行性和操作性,运用德尔

菲法来最终确定构建的指标体系。

1. 专家咨询组

基于研究的需要，在全国范围内确定专家 30 人，主要有卫生部卫生经济学会的专家、高校卫生管理学院院长、公立现代医院院长、卫生行政人员及其他研究部门。

2. 咨询活动

组织了两次咨询活动：首先向专家提供背景资料及初步投入产出指标表，让专家根据每个指标的重要性进行评分，并提出意见和建议。数据收集后，整理分析结果，对指标进行调整并开始第二次咨询（附带向专家反馈第一次调查的结果）。

(三) 专家研究结果分析

1. 专家积极系数

第一次咨询发出调查问卷共 30 份，但回收的有效问卷仅 21 份，有效回答率为 70%。第二次发出调查问卷共 18 份，回收的有效问卷仅 13 份，有效回答率为 72%。

2. 专家权威程度

根据研究的内容及需要，确定专家的权威程度由专家基本信息和研究领域的熟悉程度两个因素决定。首先，基本信息包括：第一，从专业背景来看，临床、预防、卫生管理和其他的权重为 0.2、0.25、0.3 和 0.15；第二，从学历信息来看，研究生、本科、大专、中专的权重为 0.2、0.15、0.10 和 0.05；第三，从职称来看，正高、副高、中级和其他的权重为 0.25、0.20、0.15、0.10；第四，从工作年限来看，20 年以上、16~20 年、10~15 年、10 年以下的权重为 0.25、0.20、0.15 和 0.05。从基本信息中得出的权重求和为总权重，说明总权重越靠近 1，基本信息量越强。其次，熟悉程度。根据专家对调查信息的了解程度分为熟悉（赋值 1.0）、比较熟悉（赋值 0.75）、一般（赋值 0.50）、不太熟悉（赋值 0.25）和不熟悉（赋值 0.0）。调查专家的权威程度就是利用信息总权重与熟悉权重来计算均值，求得的值为 0~1.0，其值越接近 1，说明专家的权威性越高（见表 5-2）。

表 5-2　　　　　　　两轮专家的权威程度

	判断权重	熟悉权重	权威权重
第一轮访问	0.859 9	0.812 3	0.836 1
第二轮访问	0.867 5	0.811 2	0.839 4

结果表明，两次咨询中专家熟悉权重均在 0.80 以上，判断权重均在 0.85 以上，由此可以得出，权威系数均在 0.8 以上，符合要求。

3. 专家的协调程度

所谓的协调程度表示专家对给定初始指标的意见差异程度，为了使分析符合统计学意义，用变异权重和协调权重来检验[1]。设 ω 为协调权重 $\omega \in [0, 1]$，ω 的值越大说明专家之间的协调程度就越好。总的来说，经过几轮调查后，ω 会在 0.5 附近波动[2]。若 $p < 0.05$ 则说明专家的协调性好，若 $p > 0.05$ 则说明没有通过检验。通过调查的数据显示，第一轮专家总体的协调率为 58.3%，第二轮专家总体的协调率为 76.4%。由此可见，专家总体协调程度好。经过第二轮的咨询后，将人员投入放入现代医院投入中，将人均期望寿命放入大众健康水平中，从而形成了新的指标体系。根据专家的评分，计算出每项指标的得分均值、满分率，运用综合评价法确定权重，利用专家对每项指标的评分进行定量化处理，其计算公式为：

$$a_j = \sum_{i=1}^{n} (a_{ij})/n (j = 1, 2, \cdots, m)$$

式中：n 为专家的数量；m 为评价指标总数，a_j 为第 j 个指标的权重平均值；a_{ij} 为第 i 个专家给第 j 个指标的评分。然后利用归一化处理，得出了指标权重如下表(见表 5-3)：

---

[1] Wiley M M. *The acute hospital sector in sector in seclected OECD countries: an analyses of expenditure and utilization.* World Hosp Health Serv, 1996, 32(1): 5.

[2] WHO reginal office for Europe. *Measuring hospital performance to improve the quality of care in Europe.* Report on a WHO workshop, Bacelona. Spain, 2003.

第三节 现代医院投入指标分析

表 5-3　　现代医院投入产出第二轮专家咨询的结果

项目	一级指标	二级指标	均值	满分率	权重
投入指标	组织结构	组织决策的效率	4.69	84.6	0.038 5
		组织沟通顺畅的程度	4.69	84.6	0.038 5
		组织运行的效率	4.54	69.2	0.037 2
		组织创新的水平	4.00	53.9	0.032 8
	医疗投入	医院固定资产投资	4.08	61.5	0.033 4
		财政投入	4.46	69.2	0.036 6
		人员投入	4.62	69.2	0.037 9
		医院公用投入	3.23	7.7	0.026 5
		其他投入	2.85	7.7	0.023 3
	管理水平	员工的满意度	4.46	61.5	0.036 6
		急诊抢救成功率	4.38	61.5	0.036
		医院管理理念	4.54	69.2	0.037 2
		领导者素质	4.85	84.6	0.039 7
	医技人员	职工总数	2.69	15.4	0.022 1
		医技人员数	3.69	23.1	0.030 3
		科研水平	3.31	15.4	0.027 1
		业务水平	4.69	76.9	0.038 5
产出指标	公众健康水平	人均期望寿命	4.15	46.2	0.034 1
		婴儿死亡率	4.00	46.2	0.032 8
		孕产妇死亡率	4.00	46.2	0.032 8
	健康享有权	人均诊疗人次数	4.31	53.8	0.035 3
		人均床位数	4.15	38.5	0.034 1
		患者转诊率	3.38	0	0.027 8
	公众经济承受能力	门诊病人次均医疗费用	3.77	30.8	0.030 9
		出院患者人均医疗费用	3.77	23.1	0.030 9
		出院病人日均医疗费	3.85	30.7	0.031 7
		人均净收入	3.08	23.1	0.025 2
	社会外部性	医疗保健支出	3.46	38.5	0.028 4
		死亡率	4.08	46.2	0.033 4
		医疗卫生状况	3.08	7.7	0.025 2
		平均住院日	3.08	15.4	0.025 2

第三节　现代医院投入指标分析

利用前面获得的结论，将现代医院的投入分成：组织结构、医疗投入、管理水平和医务人员四个一级指标。

一、组织结构（A）

影响现代医院组织结构权变因素较多，其中常见的有现代医院所面临的环境、战略、规模、所处的生命周期。第一，现代医院环境。现代医院的行为必须顺应环境的要求，按照相关程度分为任务环境和一般环境：任务环境与现代医院相互作用并直接影响着现代医院实现目标的能力，包括医疗行业竞争情况、当地居民情况、医药器械供应等；一般环境是指政策法律、社会文化、经济、技术等。环境的不确定性影响着组织结构的设计，具体表现在对职位和部门、组织的分工和协作方式等方面的影响。例如城镇、城居医保及新农合等医保政策覆盖面不断扩大，医保工作量不断增加，需要有专门负责医保工作的部门，因此现代医院设置了医保管理部。第二，现代医院战略。组织结构是现代医院高层决策者为实现目标而建立的信息沟通、权限和职责分工与协作的正式关系，因此组织结构设计的起点应该是现代医院的目标和实现目标的战略。现代医院的发展战略导向一般包括技术导向、运营导向、顾客导向三种形式，与这三种不同的战略导向形式相对应的现代医院组织结构也应有所不同。第三，现代医院规模。现代医院规模大小是组织结构设计中必须考虑的一个基本且重要的要素，不同规模的现代医院表现出明显不同的组织结构特征。例如二级现代医院的职能科室比一级现代医院多，且分工较为明确；三级现代医院比二级现代医院的职能科室更多，分工更为细化、明确。第四，现代医院生命周期。现代医院的成长过程，如同人的成长要经历幼年、青年、中年、老年等阶段一样，也要经历不同的成长阶段，现代医院在每一个阶段会具有不同的组织特征，遇到不同的问题，因此也需要有不同的组织结构与之相匹配。

在综合分析影响现代医院组织结构因素的基础上，认为现代医院的组织结构是否合理决定了组织正常运行的支出。初步拟出组织结构的二级指标为：组织决策的效率（a_1）；组织沟通顺畅的程度（a_2）；组织运行的效率（a_3）；组织创新的水平（a_4）。

二、医疗投入（B）

现代医院的医疗投入是现代医院提供医疗服务的基本条件，现代医院现期有一定的投入才能使现代医院持续运转。在此基础上，现代医院才能履行其职能，投入包括固定资产折旧、水电、卫生材料等物品。医疗投入的二级指标有：

（一）医院固定资产投资（医院净资产）（b_1）

固定资产投资是现代医院存在的基础，现代医院必须有一定的用房及土地。无论是政府通过行政手段获得土地，还是通过市场机制来获得土地使用权，都有一定的土地补偿或费用支出。另外现代医院必须建设提供医疗服务所需要的房屋，主要通过房屋的建筑面积来体现；大型诊疗设备的购置也属于现代医院的固定资产投资。具体的指标有实有床位数、万元以上设备总数、万元以上设备总值、业务用房面积、房屋建筑面积、固定资产、流动资产、总资产。

（二）财政投入（b_2）

在过去，我国财政在医院方面的投入比例都比较低，倘若根据"财政投入占医院年收入"这个指标来计算，通常这个比例在10%以下。按经济属性不同来比较，中央部属监管的医院在5%左右，省市级监管的医院在6%左右，县级监管的医院在4%左右。因为我国经济发展不平衡，使得各省经济发展水平有较大的差距，财政投入的比例也相差悬殊，政府财政投入使大量的优质医疗资源集中在大城市和大城市的重点医院，省级医院中，比例高的医院高达10%，比例低的医院仅为3%，县级医院该比例最高为5%，比例低的医院仅为2.4%①。因此，可以用财政补贴额、财政投入人均医

---

① 据《中国卫生统计年鉴》整理而成。

疗(卫生)经费来描述政府财政对医院投入的状况。

(三)人员投入(b_3)

现代医院人员支出包括工资、津贴、奖金、社会保障费和其他人员支出。现代医院仍然按照国家有关工资、津贴、补贴等有关个人待遇的规定，核准单位各职工应享受的各项待遇。认真履行国家有关法律、法规的规定，及时、足额提取或缴纳各种社会保障费。严格按规定正确列支社会保障费，不乱挤乱摊。

(四)医院公用投入(b_4)

现代医院的公用投入具体涵盖印刷费、培训费、办公费、水电费、差旅费、邮电费、维修费、取暖费、交通费、招待费、劳务费、专用材料购置费、设备购置费、业务费等，公用支出开支项目多，涉及范围广，而且具有节约潜力，管理弹性大，所以，现代医院必须按照资源节约规定，严格控制公用支出的增长，对重点支出项目实施重点管理。

(五)其他投入(b_5)

这部分主要是针对个人和家庭补助支出的管理：包括对个人和家庭补助支出核算离退休人员费用、医药费、职工住房补贴等。如人力资源部按照国家统一规定的标准核定各离退休人员的工资标准。财务部门按人事部门核定的标准及时发放离退休人员工资和各项补贴；按照现代医院制定的医药费管理相关规定加强对医药费的管理，职工拿支票去外院就诊应督促其及时报销；职工住房补贴是实行房改政策后对职工买房支出的补助。现代医院要严格执行国家房改政策，正确发放职工因租金上涨而给予的补贴，及时缴纳职工住房公积金，按现代医院财力分批解决职工的一次性购房补助。

三、管理水平(C)

现代医院要想较好履行自身的职能和社会职能，其管理水平必须进一步提高，所谓的现代医院的管理水平是现代医院领导行为的反映，这里所说的领导行为是指领导过程，而不是指现代医院领导者，科学地评价现代医院领导行为是提高现代医院管理水平的关键。因此，现代医院要提高社会效益，首要的是必须加强管理，通

过大力加强现代医院管理,使管理规范化、科学化、现代化。向管理要效益,在管理中求发展,体现现代医院管理水平的指标有:

(一)员工的满意度(c_1)

现代医院的员工满意度是指现代医院员工接受现代医院的实际感受和员工的期望值的比值。该定义实际上是现代医院的幸福指数,是现代医院进行管理的晴雨表,同时也体现团队精神。因此,员工的满意度定义从某种程度上说明了员工满意的程度,也显示出现代医院满足员工需要的程度。

(二)急诊抢救成功率(c_2)

新世纪急救最新的发展趋势应是"急救社会化,结构网络化,抢救现场化,知识普及化",好的管理会使现代医院运转和谐,从而提高急诊抢救成功率,因此,使用急诊抢救成功率来说明现代医院管理的水平。

(三)医院管理理念(c_3)

现代医院作为一个特殊的组织,其管理理念与一般企业的管理理念相比较而言,现代医院所承载的任务和责任更大。因此,现代医院的管理理念应该是救死扶伤,以病人为中心,体现现代医院的社会公益性。

(四)领导者素质(c_4)

现代医院的领导者素质是指在先天禀赋的生理和心理基础上,经过后天的学习和实践锻炼而形成的在现代医院领导工作中经常起作用的那些基础条件和内在要素的总和。在领导科学理论的研究中,人们一般把领导者的素质分为政治素质、思想素质、道德素质、文化素质、业务素质、身体素质和心理素质等。

四、医技人员(D)

现代医院作为一个组织,能使其正常运转的一个重要投入因素就是医技人员。其二级指标有:

(一)职工总数(d_1)

现代医院的职工总人数说明了现代医院的规模,间接地说明了现代医院的投入。

(二)医技人员数(d_2)

从卫技人员的数量上可以看出现代医院提供医疗服务的水平,进而可以看出在现代医院用于有效生产投入所占的比重,该指标还可以细化为医师数、注册护士数、卫生技术人员所占比例、卫技人员学历结构、人均卫技人员数。

(三)科研水平(d_3)

医技人员的科研水平在一定程度上代表现代医院的诊疗水平,体现医技人员科研水平的指标有中级及以上职称所占比例、本科及以上学历所占比例、每百名卫技人员论文数、每卫技人员科研经费。

(四)业务水平(d_4)

业务水平主要是医技人员在提供诊疗服务过程中,所体现出来的业务能力,主要的指标有每医生出院人数、每医生手术人次、每医生门(急)诊人次。

第四节 现代医院产出指标分析

根据当前现代医院的研究,将现代医院的产出分成:公众健康水平、医疗享有权、公众经济承受力和社会外部性四个一级指标。

一、公众健康水平(E)

按照世界卫生组织确定的标准,衡量一国人民健康水平的指标有人均期望寿命、婴儿死亡率和孕产妇死亡率。

(一)人均期望寿命(e_1)

所谓的人均期望寿命是指0岁时对未来预期可能的寿命。通常是用"岁"来表示,即在某死亡水平下已经活到X岁的人们平均还可能存活的年岁数。人均期望寿命中可以进行细分的指标有:年龄性别、男女期望寿命、人口的平均寿命。

(二)婴儿死亡率(e_2)

婴儿死亡率指在某一特定的地区年内未满1岁死亡婴儿数与年内活产数之间的比值,通常用‰表示。可以选择替代的指标有人口出生率(也称为粗出生率。指在某一特定的地区年内出生数与年内平均人数的比值,通常用‰来表示。出生数是指活产数,年平均人数指年初和年末人口的均值,也可用年中人口数来代替)、人口死亡率(也称为粗死亡率。指在某一特定的地区年内死亡数与年内平均人数的比值,通常用‰来表示)、人口自然增长率。

(三)孕产妇死亡率(e_3)

所谓的孕产妇死亡率(Maternal Mortality Rate)是指从妇女妊娠开始至产后42天之间,由于多种原因(除意外事故外)导致的孕产妇死亡都计算在内。由于其比例较小,因而分母多以万或十万计。即每万例活产或每十万例活产中孕产妇的死亡数为孕产妇死亡率。具体可以细分的指标有孕妇治愈好转率、孕妇急危重病人抢救成功率。

二、医疗享有权(F)

普通居民对医疗享有权评价的标准就是使居民享有医疗服务的公平性、可及性,医疗享有权更多体现了价值观。

(一)人均诊疗人次数(f_1)

所谓的人均诊疗人次数主要是指在一定的区域范围内现代医院提供的总的诊疗人次数与这一区域人口数的比值,通过这一指标反映居民享有医疗服务普及的程度。

(二)人均床位数(f_2)

所谓的人均床位数主要是指在一定的区域范围内现代医院配置的床位总数与这一区域人口数的比值。

(三)患者转诊率(f_3)

患者转诊率,指患者因医院的资源配置不均衡导致无法确诊或无法治疗而转诊的人数与该现代医院总诊疗人次数的比值。该指标值能比较准确地阐明医疗资源配置的情况,体现居民对医疗资源享有的均衡性,但该指标值获取难度较大,导致该指标量化具有一定的难度,因此,该指标可以用甲、乙类法定报告传染病发病率、病死率来替代。

三、公众经济承受力(G)

根据经济学规律,医疗费用的增长水平如果是以牺牲医疗服务消费者和提供者的利益为前提的,这种增长是不可取的,所以医疗费用的增长不能超出群众尤其是自费人群经济承受能力。

(一)门诊病人次均医疗费用(g_1)

又称每诊疗人次医疗费用。即(医疗门诊收入+药品门诊收入)/总诊疗人次数。

(二)出院患者人均医疗费用(g_2)

又称出院者人均医疗费用。即(医疗住院收入+药品住院收入)/出院人数。

(三)出院病人日均医疗费(g_3)

即(医疗住院收入+药品住院收入)/出院者占用总床日数。

(四)人均净收入(g_4)

人均纯收入是指全部收入减去所有的支出和需缴纳的税收,所剩余的资金与人口总数的比值。

四、社会外部性(H)

所谓的外部性是指现代医院的活动对患者和其他居民产生的非市场化的影响。外部性有正外部性和负外部性之分。正外部性是现代医院的活动使患者或医疗服务行业福利增加;负外部性是现代医院的活动使患者或医疗服务行业福利减少,因此,社会外部性二级指标为:

(一)医疗保健支出(h_1)

主要是指居民用于医疗保健方面的支出,该指标可以说明在现代医院医疗技术及投入后对患者医疗支出方面所产生的影响。

(二)死亡率(h_2)

主要说明现代医院的经营行为对患者确诊率的提高,降低死亡的风险。

(三)医疗卫生状况(h_3)

该指标主要是说明社会医疗卫生状况的变化,现代医院的产出可以用区域医疗卫生状况的改善还是恶化来描述。

(四) 平均住院日 (h_4)

用平均住院日来表示现代医院产出，事实上，平均住院日与现代医院外部性是反向变化的，即缩短平均住院日也是现代医院正外部性增加的表现，延长平均住院日则表现为现代医院负外部性。

根据以上分析，构建的指标体系如下表(见表5-4)。

表5-4　　　　　现代医院投入产出指标体系

项目	一级指标	二级指标	项目	一级指标	二级指标
投入指标	组织结构(A)	组织决策的效率(a_1)	产出指标	公众健康水平(E)	人均期望寿命(e_1)
		组织沟通顺畅的程度(a_2)			婴儿死亡率(e_2)
		组织运行的效率(a_3)			孕产妇死亡率(e_3)
		组织创新的水平(a_4)		医疗享有权(F)	人均诊疗人次数(f_1)
	医疗投入(B)	医院固定资产投资(b_1)			人均床位数(f_2)
		财政投入(b_2)			患者转诊率(f_3)
		人员投入(b_3)		公众经济承受能力(G)	门诊病人次均医疗费用(g_1)
		医院公用投入(b_4)			出院患者人均医疗费用(g_2)
		其他投入(b_5)			出院病人日均医疗费(g_3)
	管理水平(C)	员工的满意度(c_1)			人均净收入(g_4)
		急诊抢救成功率(c_2)		社会外部性(H)	医疗保健支出(h_1)
		医院管理理念(c_3)			死亡率(h_2)
		领导者素质(c_4)			医疗卫生状况(h_3)
	医技人员(D)	职工总数(d_1)			平均住院日(h_4)
		医技人员数(d_2)			
		科研水平(d_3)			
		业务水平(d_4)			

第五节　现代医院投入产出量化分析

该部分主要从效率的角度分析医院投入与产出之间的对比关系。试图通过此量化研究来说明，现代医院法人治理制度对医院投入产出的影响以及对医院效率的影响。相关文献研究表明，一方面有关资料的搜集比较困难，另一方面运用投入产出模型分析使某些中间消耗无法获得确切的数据，对医院的投入产出研究较为复杂，很难用统一量化指标对医疗机构产出水平进行评价。因此，根据调查数据资料及卫生统计数据，借用线性比法对现代医院的投入产出效率进行分析；探索运用 Cobb-Douglas（简称 C-D）生产函数法对医院投入与产出间的关系进行定量描述。

一、基于 C-D 生产函数的现代医院效率理论分析

（一）Cobb-Douglas 生产函数及修正模型

根据经济学理论，医院随各种投入要素的增加，所导致的产出均呈现出边际产量递减的规律。因此，采用 C-D 生产函数来分析现代医院的投入产出效率。该模型把不可控因素和可控因素结合起来归入一个误差项中，将其当作一个低效指数，以此表示在生产技术不变的条件下投入与产出间存在的数量关系。$TP = AL^{\alpha}K^{\beta}$，式中，$TP$ 为产出，A 为效率系数，L 与 K 分别为投入的人力和资源，α、β 为 L 和 K 的产出弹性系数。产出弹性系数是指当其他因素不变时每增加 1% 投入所导致产出增加的百分比。α 和 β 的经济含义有助于了解各种生产要素对产出量的贡献。计算出 α 和 β 后就可以了解医院的规模收益状况，以决定是否增减卫生资源的投入。根据实际投入情况，Cobb-Douglas 生产函数常用的数学形式：$TP = AX_1^{\beta_1}X_2^{\beta_2}\times\cdots\times X_n^{\beta_n}$，其中，$X$ 为多种不同质投入要素的投入量；β 为多种投入要素的产出弹性。为了使 $MP > 0$，$\beta_i > 0 (i = 1, 2, 3, \cdots, n)$；为了满足经济学规律即多种投入要素的边际产量呈现递减趋势，$\beta_i < 1$。各种投入要素的产出弹性可以表示为：$E_i = \beta_i \times \dfrac{TP}{X_i}(i = 1, 2, 3, \cdots, n)$。根据全要素生产率理论，其公式为 $TFP = \dfrac{TP}{F}$，TP 为产出指标，F 为所有要素的投入量。由此，修正后的 C-D 生产函数可以表示为 $TP = a_0(1+\lambda)^t X_1^{\beta_1}X_2^{\beta_2}\times\cdots\times X_n^{\beta_n}$，其中，$t$ 为时间，把 a_0 视为初始全要素生产率水平，λ 为其他因素（科

技进步、组织结构改善等)导致的年增长率。通常,规模收益有三种情况:第一,$\alpha + \beta > 1$,意味着规模收益增加,即现代医院产出量增加幅度大于投入量增加的幅度;第二,$\alpha + \beta = 1$,意味着规模收益不变,即现代医院产出量增加幅度等于投入量增加的幅度;第三,$\alpha + \beta < 1$,意味着规模收益递减,即现代医院产出量增加幅度小于投入量增加的幅度。

(二)线性比指标及其计算方法

用线性比方法来描述公立医疗机构的投入产出,所用的指标有生产率、运行效率、单元医疗费用等指标。各指标的计算方法如下表(见表 5-5)。

表 5-5　　　　　　　　线性比指标计算方法

指　　标	计算方法
生产率指标	
平均每医生门诊人次数	门诊人次数/执业医师数
平均每医生床日数	实际占用总床日数/执业医师数
平均每医生出院人次数	出院人次数/执业医师数
平均每医生诊次当量数	平均每医生门诊次数+3×平均每医生床日数
效率指标	
平均住院日	出院者占用总床日数/出院人数
床位使用率	实际占用总床日数/实际开放总床日数
年床位周转次数	年出院人次数/开放床位数
医疗费用指标	
总医疗费用(业务收入)	医疗收入加药品收入
单位诊次当量费用	业务收入/(门诊人次数+3×实际占用总床日数)
诊次当量医疗费用	住院收入+药品收入/(门诊人次数+3×实际占用总床日数)
诊次当量药品费用	药品收入/(门诊人次数+3×实际占用总床日数)
诊次费用	门诊收入/门诊人次数
床日费用	住院医疗收入/实际占用总床日数

(三)Cobb-Douglas 模型在医院分析中的应用

由于我国医疗机构的效率过低,尽管政府每年都加大财政投入，也未能解决"看病难，看病贵"的问题。那么，在政府财力受限的条件下，如何提高医疗卫生系统的服务效率（尤其是公立医院的投入产出效率，使得公立医院的投入最小产出最大，以实现最优的经济效益和社会效益），这是摆在医疗卫生政策制定者以及医院管理者面前的重大课题。因此，要想使医院服务效率提高，首要问题就是怎样准确、客观、有效地测量医院的投入产出效率。医院的效率包含有多重涵义，本书关注的是基于 Cobb-Douglas 模型的现代医院的投入-产出效率，主要从技术效率和成本效率两方面进行有意义的探究。技术效率主要是用来分析资源的利用同居民的健康产出之间的关系，居民的健康产出可以是间接产出（如平均住院天数、诊疗患者的数量等），也可能是最终健康产出（如延长期望寿命、死亡率降低等）。对于医院技术效率的分析，就是在既定资源投入下分析现代医院能否导致最大产出。成本效率指的是在产出既定的情况下，以最小成本进行生产的效率。对于医院成本效率的分析，就是分析在产出既定的条件下现代医院的投入成本如何实现最小化。分析现代医院的成本效率有利于厘清医院在投入和产出上的数量关系，还可以通过模型进行分析找出投入要素间的优化组合。

C-D 生产函数要求所有投入要素间存在不完全替代性，也就是说，现代医院在提供医疗服务的过程中，要想达到相同的产出，现代医院投入的物质资源是无法完全替代劳动的功能的，反之，也无法实现。然而，随着医疗技术的进步以及新诊疗方案的出现，现代医院的物质资源和劳动投入在某种程度上也有一定的替代性，这符合医院效率的性质，医院效率作为一个系统存在，其中的各项效率活动都是必需的，少了任何一环必将造成现代医院运行效率的断裂，从而使医院医疗服务的生产过程无法完成。但医院的各环节之间存在一定的替代性，例如加强医院信息化方面的投入，使患者的就医变得更加方便和快捷，这样能降低病人离院后患者投诉的概率。C-D 生产函数能明确技术水平约束、各投入要素的产出弹性和规模报酬的变化，因此，利用该模型来研究现代医院的投入产出效率，有利于研究医院投入要素对产出效率的贡献和现代医院规模变化对医疗卫生体系效率的影响。

二、基于 C-D 模型医院产出能力的经验分析

利用 C-D 生产函数将现代医院所占用的资源转化成产出能力，探讨物质资源和人力资源同产出能力间的数理关系，以探索现有的医院法人治理制度对医院产出的影响，试图为构建现代医院法人治理制度提供实证依据。

医院所拥有的资源是其具有医疗服务生产能力的基础，将医院拥有的资源分为存量资源和增量资源两大部分，存量资源包括医院床位、医技人员、医疗设备和诊断技术等，而医院的费用是增量资源的一种货币表现。医院的资源配置主要是对增量资源的有效配置与存量资源的合理调整。从其他角度来看，现代医院所拥有的资源大体上还可分为人力资源和物质资源。利用 C-D 生产函数把人力资源和物质资源整合成现代医院具有产出能力的投入要素，对现代医院所拥有资源和投入要素产出能力进行尝试性探讨，试图为构建高效率公立医院法人治理制度提供经验依据。

(一) 资料与方法

1. 资料收集

这部分用于分析的资料主要来自 2004—2012 年《中国统计年鉴》、2004—2012 年《中国卫生统计年鉴》，关于分析指标选取有政府投入公立医院的总费用、政府举办医院的卫生技术人员总数及平均工资、年医疗收入、床位数及床位利用率。

2. 研究方法

根据 C-D 生产函数的基本公式 $Q = AL^{\alpha}K^{\beta}$，假定模型为 $Y = CX_1^a X_2^b$，以政府举办医院的年医疗收入为其产出 (Y)，以医技人员的工资福利作为人力投入 (X_1)，卫生总费用减去医技人员的工资福利后的余额为物力投入 (X_2)，其线性函数形式为 $\ln Y = \ln C + a\ln X_1 + b\ln X_2$。其中，年医疗收入 ($Y$) 由医院年住院收入和门诊收入之和来表示，但不含医用材料及药品等的零售收入。人力投入 (X_1) 包括医技人员的劳务补贴、工资、技术培训、科学研究、生活补助等投入。人力投入计算方法就是用医技人员年平均工资作为基数乘以 2 至 5 倍来估算医技人员的工资福利，再同当年医技人员

的总数相乘,将乘积作为当年医院的人力投入①。

(二)分析结果

根据研究的需要,搜集了2005—2011年的所需数据(见表5-6)。利用SPSS18.0软件和最小二乘法(OLS),当人力投入由2倍至5倍于医技人员工资时来拟合多元回归模型和进行方差分析。根据获得的数据计算"人力投入比"(即依据2005—2011年人力投入占卫生筹资总费用的百分比),其结果见表5-7。

表5-6　　2005—2011年政府举办医院的投入与产出　　单位:亿元

年份	医疗收入(Y)	人力投入 1倍于工资		人力投入 2倍于工资		人力投入 3倍于工资		人力投入 3.5倍于工资		人力投入 4倍于工资		政府卫生总费用
		人力	物力	人力	物力	人力	物力	人力	物力	人力	物力	
2005	2 991	1 413	7 403	2 825	5 991	4 238	4 578	4 944	3 872	5 650	3 166	8 816
2006	3 362	1 484	8 687	2 968	7 203	4 453	5 718	5 195	4 976	5 937	4 234	10 171
2007	3 914	1 927	10 606	3 854	8 679	5 781	6 752	6 745	5 788	7 708	4 825	12 533
2008	4 827	2 423	14 246	4 846	11 823	7 269	9 400	8 481	8 188	9 692	6 977	16 669
2009	5 915	2 985	15 723	5 969	12 739	8 954	9 754	10 447	8 262	11 939	6 769	18 708
2010	7 798	3 493	18 454	6 987	14 960	10 480	11 467	12 227	9 720	13 974	7 973	21 947
2011	9 546	4 301	23 879	8 602	19 578	12 903	15 277	15 053	13 127	17 204	10 976	28 180

资料来源:根据2004—2012年《中国卫生统计年鉴》数据及2004—2012年《中国统计年鉴》数据整理而成。

表5-7　　不同人力投入条件下的多元回归模型

人力投入 X_1	人力投入比(%)	模型的对数形式	模型的指数形式
2倍于工资时	0.29~0.32	$\ln Y = 7.873 + 0.505 \ln X_2$	$Y = e^{7.873} X_2^{0.505}$
3倍于工资时	0.42~0.49	$\ln Y = 8.368 + 0.647 \ln X_2$	$Y = e^{8.368} X_2^{0.647}$
3.5倍于工资时	0.49~0.57	$\ln Y = 30.185 + 0.37 X_1 + 0.43 \ln X_2$	$Y = e^{30.185} X_1^{0.37} X_2^{0.43}$
4倍于工资时	0.58~0.65	$\ln Y = 29.690 + 0.425 X_1 + 0.345 \ln X_2$	$Y = e^{29.690} X_1^{0.425} X_2^{0.345}$
5倍于工资时	0.72~0.82	$\ln Y = 29.751 + 0.446 X_1 + 0.454 \ln X_2$	$Y = e^{29.751} X_1^{0.446} X_2^{0.454}$

---

① 数据的选取是以政府举办医院的年医疗收入(包括门诊收入和住院收入);以政府主办医院的医师人均年业务收入来替代卫生技术人员年平均工资;卫生技术人员总数是指政府举办医院的卫生技术人员总数;卫生费用是政府支出的卫生总费用。

(三) 结果讨论

经比较分析，人力投入不同，产出贡献也存在差异，该模型分析的结果正好揭示了当前我国医疗卫生领域中医院的规模效益水平，同时也说明了在医院运行效率上存在很多问题。

1. 医技人力投入不足

通过对比，当人力投入达到 3.5 倍于医技人员的工资总额时，人力投入近似占当年政府对卫生投资总额的一半。事实上，当政府举办医院的人力投入在 2 倍于工资总额以下时，其在人力方面的投入就小于政府对卫生投资总额的 1/3，也就是说，政府对卫生投资总额的 2/3 用于物力方面的投入。研究显示，在这 2/3 的投入中医用耗材和药品的投资总额占 40% 左右。这个研究结果正好从一个侧面说明我国医疗卫生领域出现的人力投入不足、"以药养医"的现状和弊端。医疗卫生领域是一个技术密集型和高级人才密集的领域，尤其表现在技术和人才方面。无论是临床医疗、基础科研，还是康复指导、预防保健都无法脱离人才与技术。医疗卫技人才是医学技术创新和积累的重要投入要素。因此，提高医院投入产出效率的有效途径有增加医疗卫生的投入、调整投入结构和推进现代医院法人治理制度的建设。

2. 人力投入对产出贡献率偏低

当人力投入小于或等于工资总额 3 倍时，构建的回归模型中只有 X_2、X_1 的指数 $a = 0$，这个分析结果意味着此时医院的产出由物力投入的量来决定，医院的人力投入对总产出没有影响，这个模拟结果与我国医技人员的工资水平低，通过加大医疗设备的投入来提高医疗服务的诊断水平，通过大处方、昂贵的检查费来提高医院的收入的现状相印证。当医院人力投入为工资总额的 3.5 倍时，医院在人力方面的投入通过了统计学检验（P 值为 0.04，满足 $P < 0.05$），这时医院在人力方面的投入就对总产出起到了贡献作用，此时 $a = 0.37$，这个结果仍比物力投入对产出的贡献指数（$b = 0.43$）要小。当医院在人力方面的投入为工资总额的 4 倍时，医院的人力投入为政府投入医院总费用的 50% 以上，此时两种投入要素的产出弹性分别为 $a = 0.425$，$b = 0.345$。从模型拟合的结果来

看,医院用于医技人力投入后的贡献指数和物力投入的贡献指数几乎相当。学者通过经验数据研究表明,C-D 生产函数(公式: $Q = AL^{\alpha}K^{\beta}$)中 α 值应该为 0.70~0.75,β 值应该为 0.25~0.30。当前我国医疗卫生领域医院投入产出的现状与模型拟合的结果正好相反,即 $a < b$,这说明政府举办的医院在医技人力方面的投入对产出所做的贡献小于其物力投入对产出做的贡献,间接说明了我国政府举办的医院对于医技人力方面投资不足,正好反映出医技人员在提供医疗服务的过程中会出现寻租行为。

3. 规模经济效益递减

C-D 生产函数中,当 $\alpha + \beta > 1$ 时,说明规模效益递增;当 $\alpha + \beta = 1$ 时,说明规模效益不变;当 $\alpha + \beta < 1$ 时,说明规模效益递减。根据上述回归模型拟合的结果可知,当人力投入(数量从工资总额的 2 倍至 5 倍)变化后,5 个多元回归模型的投入要素指数之和均小于 1($\alpha + \beta < 1$),且指数之和最大也仅为 0.9。从总体上看,这个研究结果说明政府举办的医院规模效益呈现递减趋势,换句话说,政府举办的医院提供医疗服务产出增加的幅度低于政府投入费用增加的幅度。得到这种结果的主要原因有:第一,医疗成本偏高。在政府举办医院的投入中,医疗服务的物质成本偏高,其中医用耗材及药品的支出占物质成本的四成多,而药品收入占医院医疗收入的五成。由此可见,医院在提供医疗服务过程中,药品支出过多不仅使患者和政府负担加重,而且也使政府举办医院的运营成本进一步提高。第二,机构设置不合理。在我国受历史原因的影响,大部分政府举办的医院机构设置庞杂,人员编制臃肿,这无形中就挤占了部分公共卫生资源,在我国医疗卫生资源有限的条件下,一定会造成医院医疗服务生产成本提高,运行效率降低,进而导致医院的规模效益减少。

该分析基于 C-D 生产函数的基本原理,运用多元回归法建模,对政府举办医院医疗服务产出能力进行分析,拟合出不同投入要素数量组合下的回归模型。C-D 生产函数研究的是在一定技术条件下,投入要素与其产出的最大产量间的数量关系。事实上,C-D 生产函数定义中的限定条件"一定技术条件"无法将我国医疗卫生服务市场所面临的环境(如供需双方信息不对称、政府干预、市场机制作用局限和需求价格弹性较小等条件)纳入其中。其实,那些无法纳入 C-D 模型进行分析的因素一定会对模型的精确程度产生影响。因此,尽管 C-D 模型存在一些不合理的地方,但是,依托该模型依靠经验数据进行拟合分析,从某种程度上反映出政府举办医院的投入产出状况,并在特定条件下概算政府举办医院可能的服务生产能力,进而评估政府举办医院总体的规模经济效益。

三、基于 C-D 模型的医院效率经验分析

(一)数据搜集简述

1. 抽样的选取

采用随机抽样方法,按地理位置将湖北省的 12 个市划分为 4 组:鄂西北组、鄂西南组、江汉平原组、鄂东南组。抽取研究对象是拥有床位数 100~600 的公立医疗机构。对符合标准的全省 217 家公立医疗机构随机抽取 50 家公立医疗机构作为研究对象,由于选取的样本覆盖整个湖北省,因此,样本地区的选择有一定的代表性。采取问卷调查的方法。调查分为正式调查和预调查。2011 年 6 月份对湖北省襄阳市枣阳市进行了预调查,2011 年 9 月份正式调查,分别收集了 2010 年卫生机构经济运行方面的相关数据。

调查还采取了深度访谈法,主要是对某些定量结果进行深入了解或者是补充。访谈对象包括湖北省卫生政策决策者 1 名、公立医疗机构的院长 3 名、副院长 4 名及医护人员 8 名。深度访谈选择在湖北省卫生行政管理部门以及抽样点的公立医疗机构中进行。

2. 调查的内容

调查问卷中的主要变量:第一,人力信息:在职职工数、执业医师数、执业助理医师、执业(助理)药师;第二,机构的固定资产信息:医疗服务业务用房面积、开放床位数;第三,机构的收入支出信息:医疗服务业务收入(包括门诊医疗收入)、住院医疗收入、药品收入;第四,机构的服务量信息:门诊人次数、出院人数、出院者占用总床日数、实际占用总床日数、实际开放总床日数。

3. 数据处理及质量控制

将收集的数据进行整理和编码，并建立数据库文件。对某些缺失数据，调查人员于 2011 年 12 月进行了补充调查。采用 SPSS 18.0 软件进行分析。在设计调查问卷时，收集专家意见，并进行修改，这样做是为了提高数据的质量：

第一，在设计调查表的过程中，为确保所收集数据的真实性和可靠性，组织该研究领域的专家对变量的选择、调查表的设计等进行讨论分析，提出修改意见。

第二，为确保数据收集的真实性和全面性，成员对回收的调查表进行认真审核，查疑补漏，对缺失的数据组织再调查或补充调查。

(二) 投入产出指标的选择

1. 投入指标

业务收入(总医疗费用)、单位诊次费用、诊次费用、床日费用、诊次医疗费用、诊次药品费用。

2. 产出指标

平均每医生门诊人次数、平均每医生床日数、平均每医生出院人次数、平均每医生诊次当量数、平均住院日、床位使用率、年床位周转次数。

因此，湖北省 50 家综合医院投入产出比指标基本情况详见下表(表 5-8)。

表 5-8　湖北省 50 家综合医院投入产出比指标基本情况

指　　标	均　值	中位数	标准差
平均每医生门诊人次数(人次)	75.58	36.99	112.58
平均每医生床日数(床日)	101.62	37.12	171.13
平均每医生出院人次数(人次)	11.37	3.60	22.44
平均每医生诊次当量数	380.44	150.68	571.09
平均住院日(天)	13.18	12.39	12.37
床位使用率	0.72	0.63	0.30

续表

指　　标	均　值	中位数	标准差
年床位周转次数(次)	3.63	1.41	5.31
总医疗费用(业务收入)(千元)	19 592.82	14 384	18 653.24
单位诊次当量费用	2.26	1.51	2.36
诊次当量医疗费用	1.72	1.18	1.82
诊次当量药品费用	0.79	0.55	0.84
诊次费用	2.24	1.29	2.67
床日费用	4.19	2.42	5.36

(三)总体效率分析结果

以总医疗费用(业务收入)、诊次当量医疗费用、单位诊次当量费用、诊次当量药品费用、床日费用、诊次费用为投入指标,平均每医生门诊人次数、平均每医生床日数、平均每医生出院人次数、平均每医生诊次当量数、平均住院日、床位使用率、年床位周转次数为产出指标进行 DEA 分析,结果显示,50家综合医院中有21家医院总体效率值、规模效率值为1,说明这21家医院总体效率较高,占42%。50家综合医院中有21家医院规模效率不变、29家医院规模效率递减(见表5-9)。

表5-9　　　　　　　　50家综合医院效率表

评价单元	总体效率值	纯技术效率	规模效率值	规模收益情况	评价单元	总体效率值	纯技术效率	规模效率值	规模收益情况
A03	1.00	1.00	1.00	不变	A08	0.78	0.88	0.89	递减
A05	1.00	1.00	1.00	不变	A09	0.26	0.31	0.85	递减
A07	1.00	1.00	1.00	不变	A10	0.58	0.79	0.74	递减
A12	1.00	1.00	1.00	不变	A11	0.55	1.00	0.55	递减
A14	1.00	1.00	1.00	不变	A13	0.92	1.00	0.92	递减

续表

评价单元	总体效率值	纯技术效率	规模效率值	规模收益情况	评价单元	总体效率值	纯技术效率	规模效率值	规模收益情况
A15	1.00	1.00	1.00	不变	A17	0.31	0.87	0.36	递减
A16	1.00	1.00	1.00	不变	A18	0.56	0.85	0.66	递减
A27	1.00	1.00	1.00	不变	A19	0.99	1.00	0.99	递减
A31	1.00	1.00	1.00	不变	A20	0.50	0.62	0.81	递减
A33	1.00	1.00	1.00	不变	A21	0.46	0.62	0.75	递减
A35	1.00	1.00	1.00	不变	A22	0.47	0.94	0.50	递减
A39	1.00	1.00	1.00	不变	A23	0.72	1.00	0.72	递减
A40	1.00	1.00	1.00	不变	A24	0.82	0.96	0.86	递减
A42	1.00	1.00	1.00	不变	A25	0.72	0.78	0.93	递减
A43	1.00	1.00	1.00	不变	A26	0.55	0.69	0.79	递减
A44	1.00	1.00	1.00	不变	A28	0.55	0.61	0.89	递减
A45	1.00	1.00	1.00	不变	A29	0.82	1.00	0.82	递减
A46	1.00	1.00	1.00	不变	A30	0.60	0.64	0.94	递减
A47	1.00	1.00	1.00	不变	A32	0.81	0.83	0.98	递减
A48	1.00	1.00	1.00	不变	A34	0.42	0.76	0.56	递减
A50	1.00	1.00	1.00	不变	A36	0.56	0.90	0.63	递减
A01	0.35	0.73	0.48	递减	A37	0.63	0.88	0.71	递减
A02	0.78	1.00	0.78	递减	A38	0.71	0.94	0.75	递减
A04	0.93	1.00	0.93	递减	A41	0.51	0.94	0.55	递减
A06	0.49	0.64	0.76	递减	A49	0.54	1.00	0.54	递减

(四)投影值分析结果

在调查的综合医院中,处于低效的综合医院有29家,计算13个投入产出指标的有效目标值,现选择平均每医生门诊人次数和平均每医生床日数的两个指标的原始值、产出不足值和有效的目标值进行分析。从表中可以看出，平均每医生门诊人次数相差最大的有A18评价单元，相差37，其次为A1相差14。21家医院的初始值与目标值是一致的。而平均每医生床日数有12家综合医院的初始值与目标值一致(见表5-10)。

表5-10　50家综合医院平均每医生门诊人次数和平均每医生床日数有效目标值一览表

评价单元	平均每医生门诊人次数(人次)			平均每医生床日数(床日)		
	原始值	产出不足值	有效的目标值	原始值	产出不足值	有效的目标值
A01	1.00	14.00	15.71	20.75	51.00	79.75
A02	3.00	0	3.00	27.43	0	27.43
A04	10.00	0	10.00	81.50	0	81.50
A06	12.00	9.10	28.01	12.58	147.00	166.95
A08	14.00	12.00	28.57	29.62	29.00	63.61
A09	16.00	0	51.27	46.79	49.00	199.59
A10	17.00	3.20	24.69	26.82	35.00	69.26
A11	18.00	0	18.00	41.88	0	41.88
A13	22.00	0	22.00	249.03	0	249.03
A17	26.00	0	29.78	10.69	55.00	67.58
A18	27.00	37.00	69.42	76.00	0	89.01
A19	31.00	0	31.00	28.99	0	28.99
A20	32.00	2.70	54.35	12.44	58.00	78.89
A21	33.00	0	53.01	37.72	39.00	100.56
A22	34.00	11.00	47.73	26.14	36.00	64.13
A23	37.00	0	37.00	9.94	0	9.94
A24	39.00	0	40.78	57.58	14.00	74.22
A25	40.00	17.00	68.58	136.36	0	175.26
A26	41.00	0	59.56	51.47	0	74.77
A28	47.00	0	76.96	70.54	0	115.50
A29	50.00	0	50.00	25.22	0	25.22
A30	51.00	0	80.15	4.96	91.00	99.35

续表

评价单元	平均每医生门诊人次数(人次)			平均每医生床日数(床日)		
	原始值	产出不足值	有效的目标值	原始值	产出不足值	有效的目标值
A32	58.00	0	69.78	28.02	40.00	74.54
A34	64.00	0	84.32	16.53	35.00	57.45
A36	69.00	0	76.92	57.73	5.30	69.71
A37	73.00	0	82.66	8.06	55.00	65.08
A38	74.00	0	78.38	33.14	37.00	72.62
A41	79.00	0	83.86	10.95	71.00	83.28
A49	96.00	0	96.00	3.68	0	3.68

(五)决定因素分析结果

以 DEA 效率 Tobit 回归分析结果。结果显示，平均每医生床日数、平均每医生出院人次数、平均住院日、诊次当量医疗费用、诊次当量药品费用、诊次费用、床日费用是决定 DEA 效率的主要因素（$P < 0.05$）。根据这些指标的计算可知，实际占用总床日数、出院人次数、执业医师数、出院者占用总床日数、出院人数、住院收入、药品收入、门诊人次数成为决定医院效率的主要因素。因此，研究的结论与构建的投入产出指标体系保持一致(见表5-11)。

表 5-11　　**DEA 效率 Tobit 回归分析结果**

变量	回归系数	标准误	p-值	95%置信区间	
平均每医生门诊人次数	0.441 1	0.466 3	0.344 1	-0.472 8	1.355
平均每医生床日数	-4 671.08	1 621.325	0.004	-7 848.88	-1 493.29
平均每医生出院人次数	-14 013.2	4 863.976	0.004	-23 546.6	-4 479.86
平均每医生诊次当量数	-0.001 9	0.012 3	0.876	-0.026	0.022 1
平均住院日	4 671.084	1 621.325	0.004	1 493.286	7 848.882
床位使用率	-0.036 2	0.018 8	0.054 4	-0.073 2	0.000 7

续表

变量	回归系数	标准误	p-值	95%置信区间	
年床位周转次数	-0.074 8	0.465 5	0.872 4	-0.987 1	0.837 6
总医疗费用(业务收入)	-0.078 8	0.051 3	0.124 5	-0.179 4	0.021 8
单位诊次当量费用	0	0	0.689 8	0	0
诊次当量医疗费用	2.016	0.545 3	0.000 2	0.947 2	3.084 7
诊次当量药品费用	2.007 9	0.759 5	0.008 2	0.519 3	3.496 5
诊次费用	-4.109 6	0.396 5	0.000 1	-4.886 9	-3.332 4
床日费用	-0.198 5	0.058 9	0.000 8	-0.313 9	-0.083

(六)分析结果简评

根据上面的分析可知，平均住院日、病床使用率和病床周转次数这三个指标用来评价医疗效率是缺一不可的。一般而言，病床使用率到93%左右时，说明医疗机构的床位充分利用了。当然，如果医疗机构的病床使用率太低(也就是床位空闲较多)，说明出现资源浪费；如果医疗机构的病床使用率过高，会出现人满为患的局面。通过数据分析可知，综合医院的病床使用率达71.67%，由此说明50家综合医院的病床利用程度较低。有17家综合医院病床使用率在85%以上，33家综合医院的病床利用率却低于85%，其中A37的病床使用率只有21.4%，说明医疗机构的床位没有充分利用，医疗机构的床位应该适当减少。有9家综合医院病床的使用率在100%以上，说明这9家综合医院的病床出现了过度利用，应该增加床位。因此，在现有的医疗卫生制度下，综合医院的病床利用率偏低，需要减少床位，此研究结果正好与中国当前医疗体制造成的后果相一致。

第一，提高医疗资源利用效率，避免资源浪费。从湖北省50家综合医院的投入产出效率分析可知，有21家医院的总体是有效的(占有比例为42%)，有29家医院是非总体有效的(占有比例为58%)，这说明42%的综合医院投入产出较好，58%的医院必须寻求更好的发展途径。从病床周转率来看，很明显，综合医院的病床规模过大,需要减少病床数量,必须根据自身情况,进一步让医疗资源得到合理配置,进而提高其利用的效率。

第二,完善医疗机构的卫生资源。用于 DEA 分析的 50 家综合医院中,非技术有效的综合医院占总分析医院的 58%,这些医院的技术效率较差,医院卫生资源的素质有待进一步完善和提高。因此,这些医院必须从内涵建设上着手,切实提高管理水平,提高医院技术人员的素质,提升服务水平。

第三,注重投入产出研究。随着医院的发展,医院往往要扩大规模,每家医院都应当依据自身所面临的内外环境,确定其投入,核算其产出。

四、民营医院对我国医疗服务行业影响的经验分析

（一）民营医院服务效率的分析

民营医院的进入要对国内医疗服务行业产生真正的竞争压力,还需要相应的制度配套。从目前来看,由于受制于政府对医疗行业的严格管制、很多服务项目未开放等因素的制约,短期内民营医院对我国医疗服务行业影响有限。因此,我国医疗服务市场的开放尽管能体现竞争功能,由于民营医院的医疗服务市场份额较低,国内医疗服务行业垄断程度仍然居高不下,则民营医院的进入对公立医院的竞争压力是有限的,因而并不能有效打破我国医疗服务行业低效均衡的状态,公立医院对此的反应依然有限,对患者就医境遇的改善也是有限的。近几年我国医疗服务行业效率的提高,更多是来自于医疗服务行业的市场化改革取向和公立医院之间竞争的强化。公立医院垄断程度在下降,但民营医院的竞争影响有限。建立民营医院对我国医疗服务行业效率影响的计量模型,得到如下模型形式：

$$\Delta I_{it} = \tau_0 + \varpi \Delta FS_t + \varphi_i \Delta B_{it} + \delta \Delta X_t + \varepsilon_{it}$$

其中,I_{it} 为医院 i 的效率,FS_t 为民营医院竞争程度,B_{it} 为医院控制变量;X_t 为政府控制变量。ϖ、φ_i、δ 为回归系数,τ_0 为常数项,ε_{it} 为误差项。模型选用民营资本投资卫生、社会保障和福利业的企业数(B_1,单位为户)和注册资本额(B_2,单位为亿元)来表示民营

医院的竞争强度。医院效率用业务性收入（B_3）、税前利润比总资产（B_4）和管理成本比总资产（B_5）来描述。医院控制变量主要有三个，分别是投资卫生、社会保障和福利业投资额与总投资额比率（B_6），投资卫生、社会保障和福利业民营注册资本与总注册资本的比率（B_7），投资卫生、社会保障和福利业的企业数与总企业数的比率（B_8）。政府控制变量用年 GDP 增长率（B_9）、人均GDP（B_{10}，单位为元）①来描述。选取时间序列数据为研究的对象（见表5-12）。

表5-12　　　　　　　相关指标数据表

年份	B_1	B_2	B_3	B_4	B_5	B_6	B_7	B_8	B_9	B_{10}
2005	275	10	875 401	0.031 3	0.118 842	0.001 373	0.001 373	0.001 135	10.1	12 335.58
2006	225	11	1 306 193	0.012 67	0.124 212	0.001 366	0.001 355	0.000 865	11.3	14 185.36
2007	210	12	2 840 575	0.006 71	0.214 535	0.001 288	0.001 268	0.000 764	12.7	16 499.7
2008	209	12	4 763 261	0.001 38	0.164 841	0.001 091	0.001 039	0.000 73	14.2	20 169.46
2009	240	13	8 390 817	0.122 74	0.274 749	0.001 076	0.001	0.000 552	9.6	23 707.71
2010	239	13	1 093 077	0.069 78	0.189 377	0.001	0.000 926	0.000 55	9.2	25 607.52
2011	243	12	9 310 438	0.053 67	0.195 115	0.000 924	0.000 762	0.000 546	10.3	30 015.05

利用 Eviews6.0 进行计量分析得出结果（见表5-13）：

表5-13　　民营医院竞争程度为解释变量的回归结果

	B_3	B_4	B_5
C	2.825 517 ***	3.075 305 **	1.591 712 **
	(0.092 95)	(1.387 545)	(0.288 479)
B_6	−730 ***	1 317.591 ***	758.752 2
	(−34.617 56)	(0.857 16)	(0.198 277)
B_7	6710 *	−2 327.477	−1 105.846
	(22.408 96)	(−1.065 573)	(−0.203 369)

---

① 数据来源于2006—2012年《中国卫生统计年鉴》和《中国统计年鉴》。

续表

	B_3	B_4	B_5
B_8	565	-488.810 6	-474.309 8***
	(1.186 526)	(-1.407 528)	(-0.548 618)
B_9	-0.392 130 9	-0.035 206***	-0.011 479
	(-1.729 244)	(-2.129 372)	(-0.278 89)
B_{10}	0.967 574 8*	-0.000 061 1	-0.000 029 1
	(1.413 88)	(-1.225 06)	(-0.234 538)
obs	7	7	7
R-squared	0.999 981	0.909 943	0.639 815
Adjusted R-squared	0.999 884	0.459 658	-1.161 112
F-statistic	10 343.48	2.020 814	0.355 27
Prob(F-statistic)	0.007 465	0.486 83	0.845 757
Durbin-Watson	3.294 439	3.294 439	3.294 439

注：括号内为 t 检验值，*、**、***分别表示1%、5%和10%的统计显著水平。

通过经验分析可知：用民营医院数目作为解释变量进行分析，没有通过计量统计检验。这部分证实了假设，说明公立医院对民营医院开设连锁医院的数目缺乏弹性，民营医院的进入并未引起公立医院的关注，因此，公立医院机构在运营上没有作调整。用民营医院注册资本额作为解释变量进行分析，得出民营医院进入程度与公立医院利润水平显著正相关，患者并没有从民营医院参与竞争中获得实质性利益，这个研究成果验证了我国当前民营医院提供医疗服务的现状。

(二)民营医院服务效率经验分析的思考

1. 建立医疗人才流动保障机制

无论是公立医院的医疗人才向民营医院的流动，还是民营医院的医疗人才向公立医院的流动，都应该有相应的福利保障机制，使民营医院的医疗人才与公立医院处于同等地位(如养老医疗福利、薪酬、晋升职称等方面)。事实上，民营医院对公立医院的最大冲击就是医疗人才的流失。如果民营医院实施人才战略，在政府配套人才流动政策的支持下，可能直接威胁到公立医院的生存状况，使其福利水平降低。因此，公立医院必须进行改革，尤其是人力资源管理的改革，建立以医技人才为中心的用人机制，打破传统的官本位、管理者至上的用人机制，充分尊重人才、培养人才、靠机制留人。完善民营医院的法人治理结构。民营医院法人治理制度的特征是产权清晰、权责明确、政医分开、管理科学，成为经营公益化、发展福利化、管控约束的法人治理实体。在构建民营医院法人治理制度中，核心是建立民营医院的法人产权制度。服务对象不能局限于病人，应扩展到亚健康人群和健康人群中的潜在顾客。政府应采取相应的鼓励措施，引导和规范商业医疗保险的健康发展，并逐步使城镇基本医疗保险、合作医疗保险和商业保险发挥协同效应，从而使患者自由选择不同类型的医疗服务，促进医疗机构管理体制的完善。

2. 提高民营医院的医疗创新能力

这里提到的医疗创新包括技术创新，管理创新和医技人员创新能力的培养等。医疗管理和技术创新是医疗机构发展的源泉和推动力。因此，要提升民营医院在医疗服务市场的竞争力，使其能与公立医疗机构进行竞争，必须推进医疗服务产品的开发和创新。在巩固基本医疗服务业务的基础上，以医疗信息技术为支撑，针对不同群体开展相应业务(如中医减肥业务、家庭护理服务、心理减压咨询服务等增值业务)。一般来说，民营医院可以依托强大的医疗电子技术手段来开展一系列的增值业务以服务那些高收入人群，从而获得更多的附加值和额外利润。

五、中国医疗服务行业全要素生产率增长经验分析

拟采用对数形式的时变技术效率随机前沿生产函数模型，将全要素生产率的增长分解为相对前沿技术效率的变化、资源配置效率的变化、规模经济性改善三个因素。

(一)中国医疗服务行业随机前沿生产模型构建

为了刻画我国医疗服务行业技术效率的存在及其变化特征，利

用超越对数中的时变技术效率方法建立随机前沿生产函数模型：

$$\ln y_{it} = a_0 + a_L \ln x_{Lit} + a_k \ln x_{kit} + \beta_{TL} t \ln x_{Lit} + \beta_{TK} t \ln x_{Kit} + v_{it} - u_{it} \tag{1}$$

其中，y_{it} 是医疗服务行业的产出，用经过价格调整（以 2004 年为标准进行换算）的医疗服务行业收入增加值表示，x_{Lit} 是劳动要素投入量，用医疗服务行业从业人员年均人数表示，x_{Kit} 是资本要素投入量，用医疗服务行业提供医疗服务过程中固定资产净值表示。时间趋势变量 $t=1,2,3,\cdots,7$，用其反映技术变化的趋势。误差项 u_{it} 是医疗服务行业由于技术非效率造成的产出损失（不可观测），要求大于或等于 0。统计误差 v_{it} 与 u_{it} 相互独立，且 $v_{it} \sim iid(0, \delta_v^2)$。假定时变非效率指数服从：

$$u_{it} = u_i \exp[-\eta(t-T)] \tag{2}$$

其中，假定 u_i 的分布服从非负断尾正态分布：$u_i \sim N^+(\mu, \delta_u^2)$，(1)式可以写成：

$$y_{it} = f(x_{Kit}, x_{Lit}, t) \exp(-u_{it}) \tag{3}$$

基于随机前沿生产模型（1）与前沿技术进步的定义，前沿技术进步对产出与全要素生产率增长的贡献为：

$$FTP = \frac{\partial f(x_{Kit}, x_{Lit}, t)}{\partial t} = \beta_{TL} \ln x_{Lit} + \beta_{TK} \ln x_{Kit} \tag{4}$$

在随机前沿生产模型（1）下，劳动（L）与资本（K）的产出弹性为：

$$\varepsilon_L = a_L + \beta_{TL} t \tag{5}$$

$$\varepsilon_K = a_K + \beta_{TK} t \tag{6}$$

设总规模报酬弹性 $RTS = \varepsilon_L + \varepsilon_K$，那么，规模经济性改善为：

$$SE = (RTS - 1)(\lambda_K \cdot \hat{x}_{Kit} + \lambda_L \cdot \hat{x}_{Lit}) \tag{7}$$

其中，$\lambda_K = \varepsilon_K / RTS$，$\lambda_L = \varepsilon_L / RTS$，$\hat{x}_{Kit} = \partial \ln x_{Kit}/\partial t$ 为资本投入要素增长率，$\hat{x}_{Lit} = \partial \ln x_{Lit}/\partial t$ 为劳动投入要素增长率。

医疗资源配置效率的变化为：

$$AE = (\lambda_K - S_K) \cdot \hat{x}_{Kit} + (\lambda_L - S_L) \cdot \hat{x}_{Lit} \tag{8}$$

其中，S_K、S_L 分别是资本要素与劳动要素在要素总成本中的份额，且两者之和为1。定义产出增长率为 $\hat{y}_{it} = d\ln y_{it}/dt$，对(3)式两边取自然对数，并对时间趋势 t 求全微分，可以将产出增长率分解为前沿技术进步、投入要素增长对产出增长的贡献、相对前沿技术效率的变化，即：

$$\hat{y}_{it} = \frac{d\ln f(x_{Kit}, x_{Lit}, t)}{dt} - \frac{du}{dt} = FTP + \varepsilon_K \hat{x}_{Kit} + \varepsilon_L \hat{x}_{Lit} - \frac{du}{dt} \quad (9)$$

设相对前沿技术效率的变化为：

$$\hat{TE} = -\frac{du}{dt} \quad (10)$$

那么，$\hat{y}_{it} = FTP + \varepsilon_K \hat{x}_{Kit} + \varepsilon_L \hat{x}_{Lit} + \hat{TE}$，即：

$$\hat{TE} = \hat{y}_{it} - FTP - \varepsilon_K \hat{x}_{Kit} - \varepsilon_L \hat{x}_{Lit} \quad (11)$$

按照增长核算方法，全要素生产率的增长为：

$$\hat{TFP} = \hat{y}_{it} - S_K \hat{x}_{Kit} - S_L \hat{x}_{Lit} \quad (12)$$

将(9)式代入(11)式可得：

$$\hat{TFP} = FTP - \frac{du}{dt} + (\varepsilon_L - S_L)\hat{x}_{Lit} + (\varepsilon_K - S_K)\hat{x}_{Kit}$$

$$= FTP - \frac{du}{dt} + (\lambda_K - S_K)\hat{x}_{Kit} + (\lambda_L - S_L)\hat{x}_{Lit} + (RTS - 1)(\lambda_K \hat{x}_{Kit} + \lambda_L \hat{x}_{Lit})$$

$$= FTP + \hat{TE} + AE + SE \quad (13)$$

通过上面的模型构建可以看出，该模型同以往的生产模型相比，随机前沿生产函数模型能够更好地描述生产技术结构及其变化特征，能刻画技术效率随时间变化的特征，能测量技术非中性的存在及其变化特征。因此，本书采用平衡面板数据可以解决横截面数据估计随机前沿生产函数模型存在的三大难题：模型估计高度依赖方差分布假设、独立性假设过于严格、技术效率的估计不具有一致性，故本书选择对数形式的时变技术效率随机前沿生产函数模型。

(二)经验数据的选择

为了研究的需要，选取的是制度垄断性产业医疗服务行业。所有用于计算的数据均来自2004—2012年的《中国卫生统计年鉴》全行业数据和《中国统计年鉴》，通过一定的统计手段进行处理，时间跨度为 2004—2011 年。为了消除价格因素对全要素生产率增长分解的影响，用物价指数对生产用固定资产净值年平均余额和行业增加值进行了处理。FPI 表示医疗服务行业固定资产投资物价指数，CPI 表示居民消费物价指数，y_{it} 表示经过调整医疗服务行业增加值，用中国医疗服务行业的医疗机构收入来代替，单位为万元，$\ln y_{it}$ 表示对 y_{it} 取对数，lnk 表示经过价格调整的医疗服务行业在提供医疗服务过程中固定资产的净值年平均余额取对数，lnl 表示中国医疗服务行业年度职工平均人数取对数，kbl 表示中国医疗服务行业中资本支出占总支出的份额，根据数据的可得性，用财政专项支出占总支出来表示，lbl 表示中国医疗机构中人员支出占总支出的份额，有关人员支出指经过价格调整后与医疗机构人员相关的费用，包括工资、奖金、劳动福利与劳动保险支出。基于时变随机前沿生产函数模型，收集我国医疗服务行业 2005—2011 年的面板数据，利用 Eviews 6.0 进行分析得出了固定效应和随机效应的回归结果（见表 5-14）：

表 5-14　　　　　　　　固定效应和随机效应的结果

待估参数	固定效应结构	随机效应结果
α_0	16.632 44(−3.025 53) ***	0.015 794(0.019 76) ***
α_L	−2.112 04(−4.077 956) ***	−0.430 74(−1.883 37) *
α_K	1.428 434(−6.049 713) ***	1.208 926(6.200 25) *
β_{TL}	0.123 974(−2.498 83) **	0.119 75(2.430 981) **
β_{TK}	−0.074 42(−1.798 251) *	−0.078 33(−1.905 15) *
R-squared	0.883 679	0.834 867
Adjusted R-squared	0.861 949	0.810 354
S.E. of regression	0.503 097	0.515 113
Sum squared resid	46.065 4	65.396 24
Durbin-Watson stat	2.219 526	1.524 236
F-statistic	40.66 587	231.741 5

说明：系数后面的小括号内数字为 t 统计值，* 表示在 10% 水平下显著；** 表示在 5% 水平下显著；*** 表示在 1% 水平下显著。

从表 5-14 可以看出,待估参数的随机效应都比固定效应要优,对这两种效应的分析结果可以看出,除了 α_0 在三种显著性水平下未能显示出显著性外,其他的参数均通过了显著性检验。在随机效应下,拟合度和修正拟合度分别为 0.834 867 和 0.810 354,S. E. of regression 为 0.515 113,Durbin-Watson stat 为 1.524 236。不能判别出序列是否存在严重自相关;可以认为序列自相关现象并不严重,F 统计量值较大(为 231.741 5),由此可以说明前面构建的模型形式较合理性。因此,接受随机效应估计的结果。

(三)全要素生产率增长分解的结果与分析

本小点主要分别讨论劳动、资本、技术进步以及技术效率四个因素对我国医疗服务行业产出增加的作用。基于前面随机效应模型估计的参数值和 31 个省际 2005—2011 年的数据,可以推算出 7 年我国医疗服务行业的劳动产出弹性 ε_L、医疗服务行业投入的资本产出弹性 ε_K、技术进步率为 $\hat{y}_{it}$ 和相对前沿技术效率的变化 $\hat{TE} = -\dfrac{du}{dt}$。根据本书的假设条件,31 个省(自治区和直辖市)历年的劳动的产出弹性均是相同的,资本的产出弹性也是相同的。我国医疗服务行业省际数据得到的全要素生产率总体增长分解结果如下:

$$\ln y_{it} = \underset{(0.019\,76)}{0.015\,79} - \underset{(-1.883\,37)}{0.430\,74 \ln x_{Lit}} + \underset{(6.200\,25)}{1.208\,926 \ln x_{kit}}$$
$$+ \underset{(2.430\,981)}{0.119\,75 t \ln x_{Lit}} - \underset{(-1.905\,15)}{0.078\,33 t \ln x_{Kit}}$$
$$R^2 = 0.834\,867,\ F = 231.741\,5$$

从分析的结果来看,2005—2011 年我国医疗服务行业每多投入 1 单位的资本和劳动就能使医疗机构的收入增加 0.72。所有省、自治区和直辖市在 2005—2011 年的全要素生产率为正,不同的省变化趋势不同,但在我国"新医改"的背景下,劳动和资本投入要素对我国医疗行业生产率的影响基本上处于平稳状态,从 FTP 的平均值来看(见图 5-5),除西部贵州省增长最高(1.020 1)和东部江苏省增长较低(0.506 3)外,大部分省份的增长率均处于[0.6, 0.8]。从全要素分解来看,不同省份的回归结果有一定的差别。

从资源的配置效率来看,2005—2007 年表现出资源配置效率

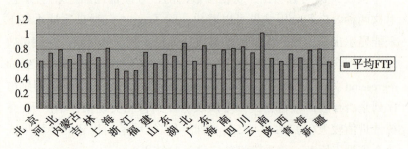

图 5-5 我国各省、自治区医疗服务行业 FTP 变化情况

不合理,并出现资源配置恶化的状况,这是我国提出"新医改"后出现了政策变化,各省份对"新医改"的理解不同,未出台与之相配套的改革细则,使得各地的医疗资源配置不合理的现象更加严重。2008—2011年在国务院出台"新医改"的具体目标和措施后,各省根据中央的文件精神,制定了各省的具体配套措施,使得医院的医疗资源配置趋于合理化,资源配置效率非常高,但是随着医疗机构及医疗市场对政策的适应,资源配置也出现了递减的趋势。这种变化趋势是同资源配置及利用效率规律相一致的。从规模经济来看,2005—2011年尽管各省的具体情况有些差异,但是从整体来看,我国医疗服务行业的规模经济效率呈现递减的趋势,在2010—2011年出现了负增长,研究结果与我国医疗行业的现状是一致的,由于公立医院是我国医疗服务的主要提供者,我国对医疗机构的补偿机制驱动着医院扩大规模,但实际上,全行业的规模经济效益是递减的,在"新医改"的背景下,更是出现了负效应,因此,政府应该出台相应政策限制医院规模扩张,并对行业内的医疗机构的规模进行调整。从相对随机前沿技术效率来看,总体上是呈现递增的,但东部省市(江苏、上海)在2006年或2007年出现了负效率,与此相对应,这一阶段的资源配置效率也比较差,这是"新医改"以其作为试点的结果。

综述所述,通过2005—2011年各省面板数据运用全行业生产要素进行回归模型分析,研究结果正好与我国医疗服务行业的现状保持一致,研究显示,我国医改政策以及相关法律对我国医疗服务行业产生巨大的影响,政策的导向性对医疗机构经营也有作用。该研究成果在一定程度上也说明政府的政策调整以及对医疗服行业的制度建设(包括医院的法人治理制度、职工收入分配制度、医院的补偿制度以及居民收入分配和再分配制度)直接影响到医疗服务行业的医疗产出、医疗资源的配置效率、规模经济性和相对前沿技术效率。同时,为本书构建现代医院法人治理制度提供了经验依据。

六、小 结

通过以上就政府举办的医院、民营医院以及医疗服务全行业效率经验的分析可以得出以下结论:

第一,从收集数据获得的信息可以看出,政府举办的医院的整体运行效率比民营医院低,这是由中国国情决定的医疗卫生体制现状,随着公立医院改革深入的推进,在引入民营医疗机构进入医疗服务行业的同时,尽快出台配套措施,提高政府举办的医院的技术效率。

第二,改变政府举办的医院在编人员的标准。医院的人员编制均是按照床位来确定的,这样使得政府举办的医院不断扩大床位的数量,以获得更多的政府补贴,从而导致政府举办的医院的效率低下(尽管在分析政府举办的医院和民营医院的数量不一样,结论有些差异),而其提供的医疗服务量比民营医院提供的医疗服务量产生的福利效应高。从分析的结果来看,政府举办的医院要调整规模,提高其管理水平,以提高医院的效率。

第三,政府举办的医院应提高病床使用率、缩短平均住院日,以提高服务效率。对民营医院来说,重要的是创造公平竞争环境。研究发现在中国医疗服务市场,民营医院的规模偏小,限制了其发展。同时,民营医院的总体有效性的影响因素中医保政策是个非常重要的影响因素。因此,政府应该给民间资本举办的医疗机构创造一个公平的竞争环境(如职称评定、税收优惠等方面),这样可以形成良性竞争体制,从而提高中国医疗服务系统的服务效率。

第六节 现代医院公益性的重新界定

一、医院的属性分析

(一)医院的由来

"医院(hospital)"一词来自拉丁文,原意为"客人",因为最初设立时是供人避难,还备有娱乐节目,使来者舒适,有招待意图。后来,才逐渐成为收容和治疗病人的专门机构。

欧洲最早的医院组织建于罗马的医疗所,晚于我国5个多世纪。法国的里昂和巴黎两地分别于6世纪和8世纪建立医院,英国伦敦是7世纪。中世纪后,中东与欧洲都大量修建医院。18世纪末的资产阶级革命使医院组织从宗教中有所解脱,获得新发展。西医传入我国,对我国的医药卫生事业发展起了推动作用。元代,阿拉伯医学传入我国,1270年"广惠司"在北京设立,1292年"回回药物院"建立,为阿拉伯式医院,也是我国最早的西医院和西药房。1828年,英国传教士高立支在澳门开设了第一个教会医院。1834年11月,美国传教士伯驾又在广州举办了眼科医院,后改称博济医院。鸦片战争以后,教会医院猛增,至1949年共达340余所,遍布全国各地。新中国成立后,随着科学的发展,我国的医药卫生事业也得到了迅速发展。医院是以诊治病人、照护病人为主要目的的医疗机构,是备有一定数量的病床与设施,通过医务人员的集体协作,对病人及特定人群进行治病防病、促进健康的场所。

事实上,我国是世界上最早设置医院的国家。远在西汉年间,黄河一带瘟疫流行,汉武帝刘彻就在各地设置医治场所,配备医生、药物、免费给百姓治病。汉平帝元始二年(2),"民疾疫者,舍空邸第,为置医药",相当于现在的隔离医院。以上两则史实,均为《汉书》所载。北魏太和二十一年(497),孝文帝曾在洛阳设"别坊",供百姓就医用。隋代有"病人坊",收容麻风病人。唐开元二十二年(734),设有"患坊",布及长安、洛阳等地,还有悲日院、将理院等机构,收容贫穷的残疾人和乞丐等。到了宋、明时期,医院组织渐趋周密,当时,官方办的医院叫做"安济坊",私人办的有"养济院"、"寿安院",慈善机构办的"慈幼局",分门别类招收和诊疗病人。南宋理宗宝祐年间(1253—1258),有个叫刘震孙的人,在广东建立过一所"寿安院","对辟十室"可容10人,男东女西,界限有别,"诊必工,药必良,烹煎责两童"。此外,治好则资助之使归家,死亡则予以掩埋。

(二)医院的特性分析

无论是公立医院还是民营医院,医院作为一个组织存在就赋予了其特殊的使命,即挽救生命、造福大众的高尚性使命,通过科学研究,提高医疗技术水平;对于医护人员而言,应该具有不顾危险的奉献性,与生命同在的热情;在研究领域内的知名专家应该充分利用自身的学术造诣,具有协同会诊的团结性;医院文化建设的主要内容就是使医院体现其社会性,医院文化要和医院的服务相适应,最重要的是医院具有的事业性、突发性、公益性、常规性等特点。

(三)医院的社会属性分析

医院的社会属性表现为医院的公益性。从内涵来看,医院公益性是医院供给医疗服务的公平性和可及性;从外延来看,医院公益性主要是向患者提供合理的价格。此外,还应该对弱势群体提供社会医疗救助。只有政府明确界定医院公益性的内涵和外延,在此基础上,制定医院公益性的评价标准,全面反映医院公益性的内涵和外延,最后构建医院公益性评价指标体系。其目的是对我国医院公益性现状进行评价,将公益性评价的结果同政府对其的投入以及社会资本的进入联系起来,从而促进医院公益性的实现。

二、我国医院公益性的现状

国内关注的热点问题之一就是"看病贵,看病难",该问题也是我国推进医疗卫生体制改革过程中要解决的重要问题。《卫生事业的改革与发展》(2006)指出"我国公立医院运行机制出现了市场化倾向,公益性质淡化,存在主要靠向群众收就诊费维持运行和发展的状况。医院过度追求经济利益忽视社会责任的倾向,不仅加重

第五章 现代医院的投入产出分析

了群众就诊的难度,也严重影响了医务人员和卫生行业的社会形象。按照医院社会属性的描述,医院提供的医疗服务对于每一个公民而言应该具有可及性和公平性"[1]。从这个表述来看,每个公民应该能平等地享受医疗资源,能根据自身的需要选择医疗服务,但是现实却并非如此,"看病贵,看病难"的问题比较突出。从下图(见图5-6)可以看出,1994—2010年总诊疗人次数和门急诊诊疗人次数呈现上升的趋势,但是,改革开放后,政府的卫生支出与个人卫生支出相比虽然也在增加,但是,两者的绝对离差却不断增大,导致个人支付的费用不断上升。从职工年平均工资来看,尽管年平均工资从1995年的5 348元增加到2010年的36 539元,工资增加的百分比为580%,而个人卫生支出从1995年的177.9元增加到2010年的1 487元,增加了735.8%。我国的GDP从1995年的60 793.7亿元,增长2010年的401 202.0亿元,增长了340 409亿元,而政府对卫生领域投入的费用,由1995年的2 158.46亿元增加到2010年的20 100.22亿元,增长了17 941.76亿元,卫生总费用占GDP的百分比从1995年3.54%增加到2010年的5.01%,对比GDP的增幅与政府对卫生支出的增幅可以看出,政府对医疗卫生领域的投入在减少(可参考表5-15)。

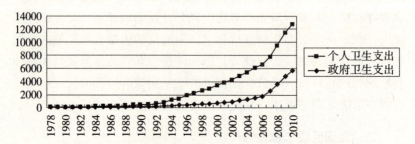

图5-6　1978—2010年政府卫生支出和个人卫生支出对比分析
资料来源:据2011年《中国卫生统计年鉴》整理而来

---

[1] 2006年卫生部发布的《卫生事业的改革与发展》报告。

政府对医院投入减少的结果造成医院的成本补偿未能实现,但是,医院作为一个经济体,其正常的运营必须要一定的费用维持。

表 5-15　　　　　　　　个人卫生支出的变化

年份	GDP(亿元,按当年价格计算)	平均工资(元)	个人平均卫生支出(元)	个人卫生支出占年平均工资的百分比	卫生总费用占GDP百分比
1995	60 793.7	5 348	177.9	3.3	3.54
1996	71 176.6	5 980	221.4	3.7	3.81
1997	78 973.0	6 444	258.6	4	4.05
1998	84 402.3	7 446	294.9	3.96	4.36
1999	89 677.1	8 319	321.8	3.87	4.51
2000	99 214.6	9 333	361.9	3.88	4.62
2001	109 655.2	10 834	393.8	3.6	4.58
2002	120 332.7	12 373	450.7	3.6	4.81
2003	135 822.8	13 969	509.5	3.6	4.85
2004	159 878.3	15 920	583.9	3.67	4.75
2005	184 937.4	18 200	662.3	3.6	4.68
2006	216 314.4	20 856	748.8	3.6	4.55
2007	265 810.3	24 721	876	3.5	4.35
2008	314 045.4	28 898	1094.5	3.7	4.63
2009	340 902.8	32 244	1314.3	4.1	5.15
2010	401 202.0	36 539	1487	4.1	5.01

资料来源:据《中国统计年鉴》、《中国卫生统计年鉴》。

当前由于受市场经济体制改革的影响,以及政府对医院投入比重的逐年下降等原因,促使医院普遍存在着过度追求经济利益而忽视社会效益和社会责任的问题,导致医院的公益性逐渐淡化。政府对公立医院的政策不适合当前的需要,导致医疗资源向大型公立医院集中、城乡差距过大、医疗过度增长、"看病贵,看病难"等问题的出现。端正办医方向,帮扶基层医疗机构成为公立医院社会公益性的重要内容,从竞争关系转变为协助关系,不能采取单纯规模扩张的简单外延式发展模式，不符合功能定位的盲目发展，这种发展在短时间内能给医院带来一定的经济效益，但是会造成运行成本大幅度的增加，给医疗质量和安全带来隐患，同时削弱了基层医疗卫生服务体系的服务功能。一方面，我国公立医院隶属于各级政府主管部门，医院不具有法人产权。医院的整体规划、资源使用、人事安排、收入分配等分别由多个不同的行政部门管理，导致较高的组织和协调成本，并使我国的公立医院在其内部运行上存在一定程度的"自治不足"。另一方面，随着改革开放带来的权力下放，政府对公立医院经济管理政策逐渐放松，公立医院同时还存在过度市场化的问题。在政府筹资责任严重缺位的情况下，政府对医院部分资产剩余索取权的下放以及对公立医院投融资管理的失控，严重削弱了政府的规制能力；政府对公立医院的社会责任缺乏有效的制度规范和绩效考核措施，致使医院的公益性质和社会效益受到挑战。

三、现代医院公益性的重新界定

（一）现代医院公益性的标准界定

所谓的公益就是公共利益，这是同"个人利益"对应的。在现实生活中，社会成员因其个人利益的需要而形成共同的利益诉求，从而形成了公共利益。在不同的社会阶段和不同的社会制度下，公共利益的内容和性质有差别，但是公共利益是每位公民获得个人利益的基础。因此，所谓的公益性是指能满足或代表人们共同利益的公共事业具备的性质。从文献资料来看，大部分学者主要从医疗服务的适宜性、可及性、公平性等方面来界定医院的公益性，同时提出医院在提供医疗服务的过程中要确保医疗服务的效率和质量。医院是我国医疗卫生服务的主要提供者，担负着公共卫生服务和社会基本医疗保障的重任。同时，医院也在履行防病治病的职能和救死扶伤的社会责任。从文献研究的结果得出，无论是卫生行政官员、医院管理者还是卫生管理学者对医院公益性的界定，均是从医院提供医疗服务的结果来进行分析，只要公民能公平享受医疗资源，能够在一定的区域范围内购买到医疗服务，医院能按照病种治疗的适宜要求来满足患者的需求，即可以认为医院体现了公益性的特点。

固然医院提供的医疗服务的可及性、适宜性和公平性是医院公益性包含的范畴，但是医院公益性所包括的范畴不能丢弃掉另外两个因素：即患者对医疗服务的购买能力及政府在医疗服务提供中的功能。因此，在充分研究文献的基础上，从医疗服务的各参与者进行深入的分析，得出现代医院公益性的界定标准如下：

1. 患者有支付能力是现代医院功能实现的基础

由于医疗服务是一种特殊的商品，它不同于一般的商品。从心理学和经济学两方面来进行分析，深入挖掘患者支付能力是导致当前社会对医院提出诟病的原因之一。从心理学的角度来看，当患者患有某种疾病或感到身体不适时，对于患者而言，希望能把病患或不适消除。在这种心理的驱动下，收集各种有关治疗这种疾病的信息，由于信息的不对称，患者抱有一种急于求成的心理，希望一走进医院就有病痛缓解的征兆，在这种心理的作用下，患者失去理智，对于医院的各种检查不提出任何异议，在患者及其家属的心中只有一个念头：在最短的时间内治愈病患，在缺乏资金的情况下就想办法负债治疗，无法借到外债的情况下就变卖家产治疗。在治疗结束后（至于是否治愈暂且不论），患者负债累累，导致家庭贫穷，患者开始对医院的收费提出异议，于是引发社会大讨论，出现"看病贵"的问题。从患者就医心理过程来看，虽然不能说明医院如何体现其公益性，但是结合经济学的原理，这可以提出与以往学者不同的观点。根据经济学的供求理论可知，医院提供医疗服务，患者购买医疗服务，则医院就是医疗服务的供给者，患者就是医疗服务的购买者，患者对医疗服务的需求必须具备两个基本条件：一是患者有购买医疗服务的欲望，根据上面的分析，患者感到身体不适，则患者就有强烈的购买医疗服务的欲望；二是患者要有支付能力，由于与普通商品相比，购买医疗服务是一种特殊的商品，患者无论是否有支付能力，在需要的时候都会去购买这种商品。由此可以分析患者在现有的收入条件下，无法支付高额的医疗费用，就会去举债，按照经济学原理，也就意味着患者的收入增加，在收入增加的条件下，患者对医疗服务的需求就会增加，这种分析正好符合心理学分析的结论。同时，这种分析也证明了只要患者的收入增加了，患者在医疗服务上的需求量增加，医疗费用增加也不会引发对医院"看病贵"的讨论。基于这种分析，提出一个新的观点就是：医院的公益性不是患者不支付医疗费用，而是相对于患者收入来评价。提高居民的收入，患者的医疗支出占收入的比重越小，居民对医疗服务的价格越缺乏弹性，则医院的社会效应就体现得越明显。

2. 医院交易成本的补偿是现代医院提供医疗服务的前提

医院尽管从法理上赋予了其基本的社会功能，必须把人的生命放在首位，履行救死扶伤的职能，这是从医院的宏观功能上进行界定的，但是医院还有其微观功能，即医院也是一个经济组织，也必须履行经济组织的微观功能，维持组织正常的营运，也就是有成本和费用。因此，运用新制度理论的研究方法来分析医院的运营也是需要成本的，即医院的交易成本。这些交易成本包括医院与医疗设备的供应商、药品及消耗品的供应商之间的交易成本，还包括医技人员与患者之间进行诊疗服务过程中的交易成本。按照传统的观点，医院要体现其公益性就是医院提供廉价、优质的诊疗服务。但是按照马克思的基本原理，世界上的任何产品必须要消耗人类劳动，任何产品是有价值的，价格是价值的表现形式。医疗服务也不例外，当医院体现其公益性，在整个社会的物质产品不断丰富、价格不断攀升的今天，按照价值规律来进行交换，在缺乏相应补偿机制的条件下，医院很难提供优质价廉的诊疗服务。

根据上面的分析，医院既没有违背经济规律，又要医院提供优质价廉的诊疗服务，则唯一的途径就是对医院给予成本补偿。实践证明，药品加成补偿医院的交易成本已经不能为继，2012年卫生部提出在北京试点通过取消药品加成提高医疗服务价格的方式来补偿医院的交易成本。但是这种办法并不能从根本上解决医院运营成本的补偿问题，势必会带来更加严重的后果：一方面，医院的药品加成变成了医院与药厂合谋，提高药品的进货价；另一方面，患者支付给医生的诊疗费如果能报销，从长期来看，对医保的支出势必会增加压力，导致参与医保运营的保险公司退出医保领域，从而引发一系列严重的社会问题，如果患者支付的诊疗费不能报销，实质上更加加重了患者的就医成本，导致恶性循环。

因此，为实现医院公益性，应当将医疗服务分成三级购买，一是特殊医疗服务，这种医疗服务完全由市场来调配，市场定价，针对的人群是高收入者；二是保健医疗服务，在享受基本医疗服务的前提下，如果需要更多的医疗服务资源，必须实现自付费的方式；三是基本医疗保健服务，这才是医院公益性体现的重点对象，加大政府对医院交易成本补偿，建立规范的医疗服务价格机制，让普通的居民享受到优质价廉的基本的医疗服务。故医院的公益性必须是第三级医疗服务的公益性。

3. 医疗资源的合理配置是医疗服务可及性、公平性的必由之路

在我国由于历史的原因，我国医疗资源的配置不合理，改革开放后，医疗服务实行了市场化，在没有相应政策调控时，出现了医疗资源不断向城市集中，导致了医疗资源配置的失衡。在这种背景下，医疗服务的可及性、享受医疗资源的公平性成为了体现医院公益性的标准。因此，应当将医疗服务的可及性、患者享受医疗服务的公平性作为医院公益性的必由之路。

(二)现代医院公益性实现的条件

2000年财政部、国家计委、卫生部印发的《关于卫生事业补助政策的意见》(财社[2000]17号)强调了政府对发展卫生事业保障人民健康负有重要责任，提出了对于承担社会功能的公立医疗机构给予财政补助，其范围包括医疗机构开办支出和基础建设支出，还包括事业单位职工基本养老保险制度建立之前的离退休人员费用以及临床重点学科研究由于政策原因造成的基本医疗服务亏损补贴等，但是并没有明确对公立医院就诊患者的欠费给予相应的补偿。① 2009

---

① 《关于卫生事业补助政策的意见》指出卫生事业是政府实行一定福利政策的社会公益事业，政府对发展卫生事业保障人民健康负有重要责任。为了明确政府对卫生事业发展提供资金补助的范围及内容，规范补助方式，根据国务院办公厅转发国务院体改办等八部门《关于城镇医药卫生体制改革的指导意见》(国办发[2000]16号)的有关规定，并结合公共财政和分税制财政体制的要求，对卫生事业补助政策提出相关意见，主要从补助原则、财政补助范围和方式、基本建设投资、政府补助的监督管理等方面进行阐述。

年中共中央、国务院发布《医药卫生体制改革近期重点实施方案(2009—2011年)》提出新医改方案和五项重点改革,更加明确了公立医院的公益性,计划3年内投入8 500亿元进行五项重点改革,其中第五项重点改革就是推进公立医院改革。这说明了政府开始从政策层面重视公立医院的公益性,从侧面也说明政府相关投入的投入不足是公立医院公益性淡化的一个重要原因。①

1. 界定公立医院公益性的内涵及外延

政府出台的相关政策文件比较强调公立医院的公益性质,但是未明确界定公立医院公益性的内涵和外延。由于各地区经济发展水平不平衡,不同级别的医院又拥有的资源条件不同,其预期的目标和履行的职能也不同。因此,只有政府明确界定医院公益性的内涵和外延,在此基础上,制定医院公益性的评价标准,全面反映医院公益性的内涵和外延,最后构建医院公益性评价指标体系。其目的是对我国医院公益性现状进行评价,将公益性评价的结果同政府对其的投入以及社会资本的进入联系起来,从而促进医院公益性的实现。

2. 加大政府对公共卫生和社会救助的补偿

当前医院在提供医疗服务的过程中淡化了其公益性职能,在这其中政府应该负有相应的责任,主要是因为政府对医院的投入不足,对于那些医院为突发公共卫生事件紧急救援的支出以及对无主病人救治的支出,政府没有专项基金给予其补偿。同时医院为改善医疗环境的支出、更新医疗设备的支出也未获得政府的补偿,进而使医院正常运营和医技人员的工作积极性均受到影响。政府对医院

---

① 《医药卫生体制改革近期重点实施方案(2009—2011年)》根据《中共中央国务院关于深化医药卫生体制改革的意见》(中发[2009]6号,以下简称《意见》),2009—2011年重点抓好五项改革:一是加快推进基本医疗保障制度建设;二是初步建立国家基本药物制度;三是健全基层医疗卫生服务体系;四是促进基本公共卫生服务逐步均等化;五是推进公立医院改革试点。旨在着力解决群众反映较多的"看病难,看病贵"问题;旨在落实医疗卫生事业的公益性质;旨在增强改革的可操作性,突出重点,带动医药卫生体制全面改革。

补偿的政策落实不到位，因此政府对医院的补偿方式应当发生变化，即由定额拨款补偿转为定项拨款补偿。具体而言，政府根据医院已经提供的医疗服务量，对其在提供基本医疗服务和完成政府交办的相关任务造成的亏损进行补偿。① 医院为公共卫生事件救援的支出以及对无主病人救治的支出，其补偿应由政府承担。"新医改"计划"3 年时间投入 8 500 亿元，进行 5 项重点改革其中之一就是推进公立医院改革。主要改革公立医院管理体制和运行监管机制，推进公立医院补偿机制改革，加快形成多元化办医格局"②，政府增加对医院的投入以及推进公立医院的改革，将有利于医院公益性的体现。

3. 强化政府监管约束职能

政府应该加强对医院的监管，政府对医院的监管可以从 3 个方面体现出来：第一，根据不同地区医疗卫生的需求进行区域卫生规划③，合理规划区域内公立医院的数量及规模，明确规定公立医院的主要任务和职责④；第二，严格审查医院对大型医疗设备购买、先进诊疗技术引进的必要性和可行性，使医院转变经营理念，即正确引导医院由"追求营利向患者供给过度医疗服务、强制患者购买昂贵检查项目和进口药品"转变为"在政府新补偿机制下，以体现医院社会公益性为目的面向患者提供优质价廉的诊疗服务与药品"。第三，利用已有的法律或根据需要制定与医疗卫生领域有关法律条例，对医院经营行为加强监督管理，尤其对那些违反医院公益性行为加重处罚的力度。

---

① 尹敏：《无锡市公立医院补偿机制分析及对策研究》，载《卫生经济研究》，2007 年第 8 期，第 30~32 页。

② Christina S. Ho, Lawrence O. Gostin. *The social face of economic growth: China's health system in transition. JAMA*, 2009, 301(17): 1809-1811.

③ 潘习龙、张红、徐冬尽：《论政府在医院监管过程中的角色问题》，载《中国医院管理》，2006 年第 11 期，第 8~9 页。

④ *Public hospitals: what kind of reform?*. www.wpro.who.int/NR/rdonlyres/11ADAA87-1E39-4F45-939B-F49D0BA6E162/0/PublicHospitalsReform.pdf.

4. 建立合理的绩效考核和分配机制

根据工作性质和工作内容将医务人员的工作效果、工作量与绩效考核联系在一起，进一步构建医技人员的激励机制，"建立以岗位为基础分配的工资制度，遏制以药养医和不合理的创收行为"①。政府应该把医院公益性作为重要考核指标，对医院的经营行为进行评价和考核，适当增加公益性指标在医院绩效考核中的权重，将考核与医技人员的利益联系起来。

现代医院的性质决定了医院更多地关注社会效益，在政府有效的补偿机制建立后淡化经济效益。本书提出评价医院社会效益的标准有：成本-效益比价、医疗服务质量高低和医疗业务情况。评价医院社会效益的指标有：计划完成率和门急诊人次、住院床位使用率、平均住院日达标水平、手术患者住院人数、预防保健工作完成指标等。因此，可以用如下指标来衡量医院的社会公益性：医疗服务数量（年门急诊人数、年出院率、手术人次）、医疗服务质量（治愈率、死亡率、再次就诊率）、医疗服务效率（医生人均每日接诊人次、病床使用率）、均次费用（门诊患者均次费用、出院患者人均费用）、社会满意度（门诊患者满意度、出院患者满意度）、医疗运行经济效果（财政补偿收入比例、财政专项支出比例、药品收入比例、技术性服务收入增长率）、公益卫生服务任务完成情况及社会效果（公共卫生服务项目数、公共卫生突发事件紧急医疗救援任务数、年公共卫生突发事件紧急医疗救援费用、年城市医院支援社区和农村的次数、年援外医疗或支援边疆等任务次数、免费医疗救助规模、优惠减免规模）、医疗技术水平（年科技创新数量、年高端设备引进数量、高技术人才数）、医院管理水平（高学历管理人员比例）。

---

① 庞肖梦、冷益民、金兰莱：《完善补偿机制增强公立医院公益性》，载《卫生经济研究》，2008年第7期，第78~79页。

第六章 现代医院法人治理制度的构建

第一节 国外医院法人治理制度的经验分析

一、国外医院法人治理制度分析

1. 美国医院法人治理制度分析

自20世纪80年代起,在美国的非营利性医院借鉴公司治理结构研究成果来改革医院组织结构,医院法人治理结构由首席执行官、董事会和医务人员构成。医院决策机构是董事会,其成员是由不同阶层、职业和社会背景的人构成,医院董事会的职权有:每年的财政预算、任命首席执行官、聘用医务人员、制定长期发展规划并进行监控、对患者购买的服务质量负责任。医院的首席执行官不进入董事会,只是执行董事会决议,但董事会又对首席执行官的执行力进行监督,以保护医院利益不遭受损失。在非营利性医院中,首席执行官没有投票权但列席董事会议,到20世纪80年代末在董事会中有投票权,但董事会仍是医院的实际控制者。首席执行官有权任命副职协助管理医院不同事务。在美国,医疗机构中的医务人员一直是自治的、独立的,但他们在医疗质量上不是对首席执行官负责而是对董事会负责。管理人员和护士受医院首席执行官管理和调配,但首席执行官对医生不具有约束力。医生在医院中归属于医生团体组织,医生的行为应在医务人员规章制度下进行,医院行政管理对医生不具有约束力。大部分的医生不被医院雇请,在医院,医生按专业来构造组织体系,也可按患者群体特征来构造,没有统一硬性标准。因此,医院实际上存在两套权力机制。医务人员内部建立多种委员会(如协商委员会、执行委员会、医学记录委员会、感染控制委员会等),医务人员通过协商委员会(由首席执行官、董事会成员和医务人员负责人组成)和医院建立沟通联系。

美国公立医院治理的改革和变化趋势主要表现为:首先,首席执行官地位提高了,能进入董事会。Molinari 等研究显示,首席执行官进入董事会后,其决策可以改善医院的经营行为,但首席执行官所面临的环境竞争更加激烈。其次,有更多的医生也进入董事会。在 20 世纪 70 年代之前绝大部分美国医院医生是无法进董事会的,直到 1977 年美国有 78% 的医院董事会成员中有医生,且外部董事和内部董事的比例几乎相等。Totten 等人提倡医生应参与医院管理和董事会决议的制定,医生与医院之间的关系也出现了变化。如过去医生通常不是医院的雇员,则医院不对医生的诊疗过失行为负责。而 1978 年出台的法律扭转了该局面,明确规定医院应承担法律责任,强调若医院忽视医生过失行为的发生,未进行相应的监管,则医院要负法律责任。法律规定医院对医生的过失行为负责是为了督促医院对医疗质量进行有效的监控。在法律的约束下,医院采取了两种措施:第一,医生在医院从事诊疗活动的前提条件是医生必须投医疗过失行为险;第二,雇用专职医务人员负责人,并规定医务人员负责人的责任有:监控医生的诊疗行为,负责医院所有专业及管理活动;制定医生临床治疗权限规范;培训员工使其熟悉临床治疗权限;保证病人获得正确、有质量保证的治疗,并监控和评估治疗行为。

2. 英国医院法人治理制度分析

在英国,公立医院的治理结构是董事会领导下的院长负责制,其特点有:健全的管理体制、注重工作效率、明确责权利、注重同社会的联系、培养和提高管理人员、质量管理具有科学性和可行性。董事会直接管理医师组织,医院管理者仅对医师以外组织进行管理。管理者和医师组织代表共同协商解决医院所面临的经营管理问题。

英国的医疗卫生体制是政府主导型,国家提供全民医疗服务体系(NHS),公立医院由政府全额投入,居民看病是免费的。在

NHS 广受欢迎的同时，这一体制也逐渐显露出缺陷：如排长队、医院资金短缺、微观运行效率不高、缺乏激励机制、医疗需求膨胀、医疗费用上升等。英国先后于 20 世纪 70 年代、80 年代、90 年代进行了医疗体制改革①。70 年代、80 年代的改革主要集中在建立地方卫生行政部门，统一领导医院、卫生保健服务中心、社区护理服务；大幅度削减卫生部门固定支出和医疗系统人力支出，将医疗支出限制在 GDP 的 6% 左右；强调地方管理，建立更好的管理信息系统，提高组织效率等。但这些措施没有达到预期的效果，直到 20 世纪 90 年代对医疗系统进行了全面改革。政府把在教育改革中积累的"在一个封闭体系中引入市场机制"的经验引入到医疗系统，在 NHS 中引入竞争机制，把官僚化的组织结构变成管理竞争的形式。结合医疗服务行业的特点，将医疗市场的供方、需方分离，建立一个医疗服务的"内部市场"：新的医疗服务供给方需要投标竞争医疗投入，与他们的材料、设备供应商组成一个内部市场，同时分离管理机构和服务机构，以便在服务供给中引入更多的竞争，并大力发展全科医生，让全科医生代表辖区居民购买二级和三级医疗服务。这样全科医生作为医疗服务的守门员，可以引导医疗资源流向社区和初级卫生保健领域，控制医疗服务费用同时提高医疗服务的利用效率。地方卫生局以合同形式向医院联合体或全科医生购买各种类型医疗服务。

3. 新加坡医院法人治理制度分析

新加坡在 1984 年以前政府医院主要采取的是英国模式，即政府对医院进行直接管理，病人享受医疗保健，医院主要靠政府拨款来维持运营，医疗费用来源于征税。在这种模式下，出现了很多问题（如医技人员积极性受挫，医院效率低，医疗服务质量差等），使得三方（医院、病人、政府）都不满意。1985 年开始政府对医院进行改革，即在原有公立医院基础上进行改组，政府医院由私人有限公司进行管理，政府授权委托医院自行组织管理，成立了完全自

---

① 胡善联：《中国卫生改革与发展蓝图的构想》，载《中国卫生经济》，2006 年第 8 期，第 5~8 页。

主的医院有限公司。

这种医院管理模式的治理结构是董事会管理下的院长负责制，董事会是由所有下属公司主席和政府指定人组成。董事会在政府卫生部政策的指导下来制定其发展规划、审批收费标准、基建项目和大型设备的经费使用等。通过行政委任的医院总监（也就是医院院长）全面负责医院管理，医院总监向董事会负责，定期就医院的运行状况向其汇报，医院拥有的自主管理权包括医技人员加薪、定职晋级、财务收支、辞退、行政管理和医疗业务等。每年医院管理及服务质量评估工作是基于社会和病人的意见由全国大会执行。医院管理是由医院行政总监来执行。有明确的科室部门职责权利，医技人员必须遵循医院的管理程序，切不可越级。病区护士长有对直辖的护士进行加薪、晋级和辞退的建议权，但要征得护理部主任及总监的同意。

重组的医院有以下特点：第一，政府对医院拥有所有权，管理权属于医院。国家卫生保健管理局拥有医院全部股权，政府仍给予医院津贴补助。卫生部授权医院成立医院私人有限公司，并指派人员进入董事会，医院事务按企业管理方式进行管理。第二，有充分自主权。医院有雇佣医技人员的权力，对员工的报酬和资源的配置有决定权，重组医院比政府医院更大自主权。第三，未改变社会功能。重组医院仍然为接受津贴的病人供给服务，政府给予医院年补助金（或津贴）以补偿其损失。第四，引入商业会计系统，能精确地补偿运行成本，并履行财务责任。第五，市场参与程度高。重组医院可以从市场获得40%的筹资收入。第六，尽管重组医院不拥有所有权，但按照私营企业的运行方式进行运营，所以，医院拥有独立自主的管理权，能根据市场对医疗服务的需求变化及时做出反应。

4. 澳大利亚医院法人治理制度分析

澳大利亚医院的组织管理结构均设有董事会，但不同的州略有差异。大型医院均拥有独立董事会，但有些医院（如每年住院人数少于4 500人）不拥有独立董事会，只能接受区域医院董事会的管理。董事会的组成人员由董事长、副董事长以及董事构成。公立医院的董事会成立需要经过一定的程序：首先是州议会审批同意，然后经州卫生部长提名并任命，最后委托其管理医院，提名人成为政府的代理人。董事会任命首席执行官，并直接向其负责，首席执行官主要负责医院日常运作，通常董事会管理的医院至少是1家。在部分州，董事会要负责管理多家医院，负责行使区域卫生行政部门的职权并管理那些能供给公共卫生服务的机构。对于负责医院集团或预算较大的董事会，其治理方式与私营企业董事会类似。首席执行官及管理人员负责日常经营管理。

5. 德国医院法人治理制度分析

德国卫生事业以社会健康保险制为基础，建立了由开业医生和医院服务为主体的医疗保健服务体系。德国是目前世界上医疗技术水平比较高、医疗保障制度比较完善的国家之一。德国有医院2 000余家，术后康复医院1 000多家，护理医院9 000多家，门诊护理站10 000多个。每万人拥有床位约70张，医生近50人，形成了非常完善的医疗服务网络。在各类医院中，1/3属公立医院，是由政府、公共团体、社会保险机构提供资金创办，病床数约占全国总病床数的52%；1/3是由宗教慈善团体或各种基金会捐款创办的非营利性医院，病床数约占全国医院总床位数的35%；1/3是由私人独资或合资创办的营利性医院，病床数约占全国医院总床位数的12%。在三类医院中，公立医院所占比重最大，在国家医疗服务中发挥着主导作用。

德国医院的收入来源于国家投入、法定健康保险和私人保险机构提供的保费，社会救济(教会、慈善机构捐款)等。政府或医院举办者一般仅局限于支持开办费用以及大型仪器设备的购置，医院日常的运行维持费用则来源于医疗保险机构。医院规模的扩大或大型设备的购置有严格的审批制度，医院经营者在这方面只有建议权，没有最终决策权。医保机构根据与医院上一年度达成的协议，拨付给医院经费，拨付的多少主要根据是医院诊治病人所发生的实际费用。医保公司是非营利性的政府公益性机构，其宗旨是保证投保对象得到良好的医疗保健服务，因此经常会要求医院开展新的服务项目，比如自然疗法、健身美体等项目，以满足病人需要。德国医院的生存有充分的保障，只要医院正常运转，就不会出现入不敷出的局面。而且，德国医院内部的成本核算比较严格，并且有专门的从事企业管理的工作人员，管理成本的控制等方面均按企业经济管理的方式进行，优化管理程序，精简医院员工。

从德国医院的行政管理体制来看，根据德国的《医院管理法》，医院通常由州卫生部和区卫生处负责行政管理。医院内行政、医疗、护理三方面各成体系，实行院、科二级管理。医院领导(即院长)实行专业化管理。行政院长大多是大学经济系或法律系毕业的管理专家，医疗院长由各科主任、医学专家担任，护理院长由具有丰富实践经验或高等教育水平的高年资护士担任。院长一般4~5年改选1次，也可连任。有的医院行政院长可终身制，有的医院则成立医院管理委员会，有的医院不设置职能科室，采用与主管院长相对应的秘书制，实现主管院长领导下的参谋助理功能。德国医院对每一种疾病诊疗和每一种操作技术都制定了指引，按章执行；积极推进门诊治疗来减少病人住院天数。联邦医疗保险公司、医师协会组织审查规定不必要治疗的范围；制定不同病种所需治疗费用的范围，如医院或医师的治疗超过该病种支付额度的，用累计扣分来限制付款；冻结药价及使用强制性药品价格，药品价格的变化一般需经联邦医疗保险公司、医师协会、卫生部门审查制定，从而降低患者个人负担。

6. 日本和波兰、匈牙利医院法人治理制度分析

近年来，日本政府对部分公立医院进行了改革，其主要原因：一是政府财政增长乏力，无法支持医疗费用的迅速增长；二是为了解决公立医院效率低下的问题，其改革措施除了进行公立医院的民营化外，还推出了独立行政法人国立医疗机构制度。日本将国立医院机构转变为独立的行政法人的前提是该项业务需由政府出资，但又不能民营，也不能委托民营。国立医院独立行政法人制度的核心就是在政府出资者身份不变的情况下，将国立医院转变为真正的法人。为此，日本出台了一系列法规：《独立行政法人国立医疗机构法》、《国立医院特别会计法》、《独立行政法人通则法》、《独立行政法人福利医疗机构法》。

波兰和匈牙利这两个国家在政治经济体制上向欧盟靠拢，市场经济体制改革的步伐迈得很大，但两国对医疗服务体系的市场化、私有化持十分谨慎的态度。对公立医疗机构改革，注重简政放权，进行医院筹资政策、人事工资政策等一系列内部治理改革，而产权改革尚未真正触及。波兰有少数公立医院进行了公司化运作改革，但这种改革既不是私有化，也不是股份制改造，其所有权仍归地方政府。很少把公立医院出售给个人、或内部实行股份制改造、或出售给企业作为营利性医院。在医疗保障体制改革中，波兰、匈牙利否决了社会保险私有化的提议，形成了以全民医疗保险为中心，构建医院筹资、政府监管和医院内部结构治理的新模式，最终两国都建立了独立的医疗保险基金取代原由国家统包的医疗保障体制。波兰的医疗保险是以家庭为单位，只要职工缴纳医疗保险基金，其家庭就成为持保人，享受医疗保险服务。医疗保险基金的建立全面改变了整个医疗体系的构造：波兰的医院由过去以国家财政预算拨款为主，转由医疗保险基金按合同工作量支付的方式，国家则向医疗保险基金提供拨款；医院投标医疗保险基金，提出服务量和价格，中标后由医疗保险基金按合同拨款。由于医疗保险基金按病种确定的服务点数付费，因而医院更加重视成本核算，迫使医院通过缩短住院天数、提高病床使用率、加强成本核算来控制医院开支，尽量减少医院亏损。同时明确社区医疗与大医院的服务功能定位，社区医生作为国家医疗保险制度的守门人，为居民提供基本医疗服务、实行转诊制度，在基本医疗和公共卫生服务中都具有基础地位。

在所有这些国家的改革过程中，都是在原有医疗体制的基础上进行的改革和完善，受改革起点的约束，表现出显著的"路径依赖"。这些国家医疗制度的演化过程并不表现为一种创造性的破坏过程，而是更多地表现出一种在原有制度基础上修改和完善的过程。

二、国外医院法人治理制度综合分析

（一）典型国家医院法人治理制度比较分析

各国因社会制度的差异，卫生行政机构设置不同，卫生机构的主管部门也存在差异,使得不同国家的政府在医院管理上的职能不同。但是,在管理医院上地方政府(如州或省)均分工明确,通常设立中央和地方两级管理机构对其进行管理。在美国85%的医院是非营利医院,在这些医院中有27%是公立医院。"非营利性医院是美国医疗服务的供给主体"①,美国公立医院的行政管理是由其隶属的州政府和地方政府机构严格控制。从医院内部的经营来看,是董事会下的院长负责制并拥有完全自主运作的权利。政府对医生和医院实行间接管理而不是直接管理,主要是依托健全的法律,由其主管部门实行宏观调控,州政府实施具体的管理和监督。事实上,政府对医院的管理并不是直接经营医院,其管理工作包括监督并检查医院的医疗质量、医务人员执照的登记和注册、医院的规划设置、旧医院的改造和医院安全防护。美国的医疗机构是属于严格管理的行业,政府对医院监督管理的内容主要有:第一,医疗服务的质量控制,医院协会、美国医学会是被政府所承认的非官方鉴定监督机构,它们制定相应的标准并对医院实行质量调查。除此以外,医院评审委员会每隔4年就会对医院实施质量评审。第二,对服务项目和医疗设施的控制,各州均有相应的医疗设备需求证制度,新建医院或添置设备需由州立规划机构审批,以限制重复设置服务项目和过度新建医院。第三,对医疗费用进行有效控制,因医院费用增长过快,1983年开始实行预付制度(也称按疾病诊断付费),使得患者的平均住院时间明显下降。第四,对服务利用进行控制,在政府的资助下,成立了医疗服务审查组织,该组织主要负责监督、控制、指导医疗服务质量,使患者能获得高质量服务,接受医院、医生或患者的投诉,并审查医疗照顾制的服务质量或使用情况。英国95%以上的医院都是公立医院。英国实行的是国家卫生服务制度②(National Health Service,简称NHS),所有公众均免

---

① 吸崇德、李德扬、陈菊华:《公立非营利性医院改革与发展若干问题的思考》,载《中国卫生经济》,2001年第20期,第28页。
② 刘金峰、侯建林、雷海潮:《英国医院管理及对我国卫生改革的启示》,载《中国卫生事业管理》,2002年第10期,第632页。

费获得国营医院的大部分医疗服务，患者仅自付少量的费用。在医院需要支付的总费用中87%的医疗费用来自政府税收，医疗保险基金支付10%，患者自付3%。1991年开始，"英国对集中统一管理的医疗服务体系进行改革"①，从体制上分离卫生服务的供需职能，即医院和医疗服务购买者的分离（Provider／Purchaser Split），在两者之间建立契约化关系，在服务范围及人员任用上扩大医院自主权，同时也使其获得财政上的自主权，并使医院获得盈余索取权力（Residual claimant）等。把市场机制引入卫生服务领域，医院必须同需方签订合同，倘若医院无法将医疗服务销售出去，政府就不给予资金补偿，医院也就无法生存和发展。在英国，改革之前中央、地方卫生管理部门属于包揽一切的行政领导，改革后中央、地方卫生管理部门不直接管理医院，也不再直接分配服务经费给医院，医院具体运营决策不受中央政府干预，而政府仅从宏观上进行顶层设计。卫生和社会保障部对医院实施绩效评价，并将部分职能转移到一些新成立的中介机构。在政府及卫生管理部门的支持倡导下，为适应竞争机制，英国出现了医院托拉斯，其成立董事会，政府委托代表进入董事会，并规定相关社会利益的代表也必须进董事会，这样做的目的是使社会公众利益得到保护，确保医院托拉斯的决策体现政府导向作用。为保证医院服务的质量，成立了National Institute for Clinical Excellence（简称NICE）和Commission for Health Improvement（简写HCI）等机构加强HNS系统的管理，通过评价改善医疗服务，提高医疗服务质量。

在德国，公民的卫生保健是由健康保险体系提供的。按照所有制进行划分，分为三种类型：公立医院（占37%）、私立营利性医院（占23%）、私立非营利性医院（占40%），其中公立医院起主导作用。② 医院管理体制实行三级管理，即联邦、州、区。在联邦和

---

① 封禹、李筱蕾：《英国政府对医院的管理职能》，载《卫生经济研究》，2000年第3期，第45~46页。

② 侯建林、刘金峰、雷海潮：《德国医院管理及对我国卫生改革的启示》，载《中华医院管理杂志》，2002年第9期，第569页。

州都设卫生部(根据各自分管的卫生工作享有卫生立法权),区一级设卫生处。管理上的分权决策是卫生保健系统的重要特征之一。联邦政府(尤其是卫生部)主要负责制定有关卫生服务供给和筹资的法律框架。各州均有医院发展规划,在医院的筹资、调控和监管中自治政府有非常重要的作用。医院建立了双重筹资制度,使得医院的补偿机制也是"双重补偿"(Dual Financing),即医院投入成本和运营成本均有补偿来源。对于投入成本,州政府财政负责解决医院的基本建设费用(包括房屋建筑和耐用医疗设备的购置费等)。关于运营成本,由疾病基金会来负责制定运行费用的具体补偿方法。从2003年起在德国强制推行病种分类付费制度(简称DRG)。对医院实行"区域医院规划",即在城区和农村建立四级服务体系。德国也实行卫生服务的提供者与购买者分离,政府对卫生工作管理的重点是医院自治甚至公司化管理,不直接经营医院,使得医院拥有较大自主权。在医疗服务市场上引入竞争机制,医院成为自负盈亏的实体。倘若医院经营不善,有可能导致关闭或被兼并,这就使得医院经营者和雇员的责任感增强。政府的工作重点是宏观调控、制定有关政策法规和对医院的监督评价。

在新加坡,卫生服务系统是二元结构(由公立和私立卫生机构组成)。从初级卫生保健服务来看,政府机构提供20%,私立机构提供80%。从医院服务来看,政府机构提供80%,私立机构提供20%。从医疗保障制度来看,实施医疗保险、医疗福利基金和保健储蓄三项措施①,医院总支出的58%来自政府对医院的补助,政府制定公立医院收费标准,严格控制以医疗需求为导向的定价模式。在新加坡,医院工作人员是政府雇员,其薪金是固定的。自1985年起新加坡政府对公立医院进行了改革,实行医院"两权分离",即医院的所有权(国家)和经营权(私人有限公司)分离,重组属于非营利性机构的保健公司。政府拥有和控制以私营方式运作的保健公司。虽然政府拥有医院的所有权,但在运行方面引进私营企业的

---

① 侯建林、雷海潮:《新加坡公立医院的公司化改革》,载《中国医药报》,2005年第2期,第17~18页。

商业运作管理模式，使得医院管理自主权扩大。政府派员进入董事会，授权医疗管理公司按私人企业管理方式经营医院，并对其进行管理。经过改革后，卫生部管理保健企业，间接管理医院和其他卫生机构。在一些规模较大的医院，医生和行政人员构成了管理层，其负责人多数是卫生行政管理人员。医院实行的是双重管理（专业管理和行政管理）制度。医院改制后主要是以非营利方式进行运营，政府对医院是以补贴病人医疗服务消费的方式进行拨款，政府有权控制昂贵仪器设备购置、床位、价格等，利用商业审计法来监督医院财务。保健企业对改制医院的管理是通过医院财务审计和绩效评估而展开的。此外，医院管理层拥有薪金制定权和人事权，并对董事会负责，医院有改变运作的自主权。

(二) 典型国家医院法人治理制度的启示

我国医院法人治理制度的设计与国外的情况不具有相似性，不能照搬其模式。纵览国外医院法人治理制度的经验，对我国现代医院法人治理制度设计的启示是大力推动我国公立医院走向法人化，实现管办分离势在必行。在规范的法人治理医院，董事会是由医院利益相关者代表（包括医护人员、供货商、投资方、消费者或公众等）构成。医院的管理层，由董事会选聘并且向董事会负责。医院管理者不再是干部，而是职业管理者，自然不会操心其行政级别，而是会真正关心其管理的机构在医疗市场竞争中的地位。公立医院走向法人化，才能为其发展创造良好的制度环境。它们可以根据自己的情况确定适宜的市场定位，也可以选择水平一体化的发展模式，将其门诊部下沉到社区。同时，现代医院可以选择向专科医院进行发展，以独有的医术来竞争转诊病人。少数医院或许还会同医疗保险机构合作，学习美国式"管理型医疗"的模式，为民众提供从医疗保障、健康关怀到医疗服务等一揽子服务。由此提出现代医院法人内外治理的思路和框架。

从内部治理来看，现代医院法人治理制度的基本构架由权力、决策、执行、监督组成，建立对管理者越权和违规行为的制约、防范机制。按现代医院的制度要求，比较可行的是实行董事会或医院管理委员会领导下的院长负责制，各自履行其职能，建立董事会和股东大会间的信任托管关系。在董事会和执行机构间建立一种委托-代理关系,构建各机构间相互制衡的关系,从而形成规范医院法人治理结构。因此,现代医院法人治理结构包括董事会、股东会、医院管理层和监事会,它们在医院中相互制衡、相互独立和相互协调,从机制和体制上保证其健康发展。

从外部治理来看,在现代医院的外部,对旧体制进行改革,转变政府的职能,把现代医院的产权关系理顺,转变政府卫生监管手段,即由行政管理变成综合手段(经济手段、规划手段、法律手段、行政手段等)管理。政府也可改革卫生投融资体制和机制,通过委托授权的方式来构建新型国有资产管理体制和机制,妥善解决政府与现代医院的产权关系。政府作为公立医院出资人享有出资人权利(如委任医院理事会理事或医院管理委员会委员以及审核重要行政管理人员的任命等),建立明确的产权关系和规范的医院法人治理结构,可以保障国有集体资产的安全以及医院社会目标的实现;同时,政府间接调控和服务医院,使其依法享有法人财产权、收益权和经营自主权,因此,公立医院体制改革的内容包括:第一,将医院所有权与经营权分离,明确规范产权关系。第二,按法人产权的要求来构建治理结构,使现代医院成为自主管理、自我约束、自我发展的法人实体。

综上所述,现代医院法人治理制度的设计思路是正确的:即董事会、医院管理委员会或理事会是医院法人治理的主体,行使医院的重大决策,并代表政府及社会公共利益。医院管理委员会或董事会制度是医院法人治理的主要组成部分,也是国外对非营利性医院管理的有效制度。必须建立现代医院法人治理制度,而董事会或医院管理委员会领导下的院长负责制是实现现代医院法人治理的基本框架和有效途径,能解决我国非营利性医院治理结构中存在的问题。一般来说,国家或集体投资建立了非营利性医院,认为董事会代表医院产权出资人和社会利益,具有对内治理和对外联络功能。董事会成员的来源有产权所有者、独立董事、社会代表、利益相关者和医院经营者。医院院长对董事会负责,以监督与制衡医院内部管理和运行。根据分类管理及区域卫生规划的要求,卫生行政部门应该合理布局政府举办的医院,对政府卫生管理职能进行重新界定。为各医疗机构构建一个公平竞争的环境,政府必须转变职能,明确定位各级政府卫生管理职责,即由"办医院"向"管服务"转变,由"人治"向"法治"转变,由"直接干预"向"宏观间接调控"转变,不直接干预现代医院日常经营活动,改革政府与医院的行政隶属关系,使医院能根据医疗服务市场的需求自主安排医疗服务活动,扩大经营自主权,增强市场竞争的灵活性。

第二节 现代医院法人治理制度构建的原则

一、现代医院凸显社会公益性原则

公益性是现代医院的基本属性,为了社会和谐稳定,现代医院应真正承担起公益性的重任。现代医院要回归公益性必须有相应的制度作为保障。法人治理结构改革是现代医院改革的关键内容,是维护现代医院公益性的重要制度保障。一些学者认为完善现代医院的治理结构是坚持公益性的重要保证,突破现代医院落实公益性的难点,必须有政府的政策保障,以及医院运行机制的科学合理安排,而建立完善的现代医院法人治理结构,是实现管办分开的关键[1]。完善的现代医院治理结构是现代医院公益职能的体制保障[2]。现代医院治理的核心问题是要解决如何使管理者追求所有者的公益性目标,而合理的制度安排将有利于现代医院坚持公益性目标。因此,设计和改革现代医院法人治理结构、建立现代医院的出资人制度、现代医院理事会(董事会)的制度安排时必须坚持社会公益性原则。

---

[1] 方鹏骞、赵玉鑫:《非营利医院社会营销成本效益分析》,载《医学与社会》,2006年第2期,第12~14页。

[2] 李卫平、阮云洲、刘能:《医院治理结构分析》,载《卫生经济研究》,2005年第6期,第3~8页。

二、政府履行其职责的原则

在设计现代医院法人治理制度时必须考虑政府的职责,一是充当保险者,建立普遍覆盖的医疗保障体系,不仅促进社会公平,而且还能抑制医疗费用过快上涨。所有的居民均获得医疗保障,低收入者不会因费用问题而放弃购买医疗服务,医疗费用也可在健康人群和病患之间进行有效分摊,从而分摊了病人的医疗费用。二是充当购买者,约束医疗服务的费用上涨,通过多种手段规范医疗服务机构的经营行为,使医疗服务的价格与质量相匹配。三是充当规划者或资源配置者,在市场不足之处发挥积极作用。四是充当监管者,抑制医疗市场失灵。政府也是监管者,监管的对象是对医疗服务市场进入和推出的控制、对竞争行为的控制、对市场组织的控制、对从业人员待遇的控制、对医疗服务数量的控制、对医疗服务标准和质量的控制、对医疗服务安全性的控制。

三、现代医院利益相关者利益平衡原则

医改难是因为医改涉及每个城乡居民的切身利益,没有人不关心。但由于利益相关者存在不同的利益诉求,在任何一个国家平衡这些利益诉求的难度都相当大。所以医改难的主要原因是利益相关者的利益诉求难以平衡。不同类型的利益相关者对现代医院的支持和影响是不同的,现代医院作为一个经济实体对不同利益相关者的利益要求进行协调与平衡,并不是要对每个利益相关者平等对待,而是要根据利益相关者对现代医院发展的重要性不同,区别对待,对其利益要求进行不同程度的满足。因此,现代医院法人治理制度的构建必须考虑现代医院利益相关者的利益诉求。

四、社会资本参与办医原则

随着改革开放和我国医疗体制改革的推进,政府对医院的财政支持有限,因此,为了体现医院的公益性,现代医院在构建法人治理制度时必须要对医院产权制度进行改革,鼓励、支持和引导社会资本发展医疗卫生事业,支持部分公立医院改制重组,加快形成投

资主体多元化、投资方式多样化的办医体制。制定相关配套文件，吸引各类社会资本进入医疗领域，提高我国综合医疗服务能力和水平。

第三节 现代医院法人产权归属制度探讨

建立现代医院法人治理制度是使医院所有权与法人财产权相分离的重要途径，也是我国现代医院改革的方向。现代医院法人治理制度的特征是医院产权清晰、权责明确、政医分开、管理科学，成为经营公益化、发展福利化、管控约束的法人治理实体。在构建现代医院法人治理制度中，核心是建立现代医院的法人产权制度。

一、现代医院法人产权的归属

在政府与医院的隶属关系中，经过多年的改革实践可知，存在政府对医院专用性资源投资不足的问题，政府应该加大对医院的财政补偿性投资。在前面研究的基础上，提出现代医院应该实现两权分离，建立以董事会或医院管理委员会为最高决策机构的法人治理结构，落实医院独立运作对其行为和绩效负责的机制和责任，大量引入社会资本办医，丰富办医形式，实行现代医院服务水平一体化，降低交易成本。通过兼并重组或政府主导等方式实现医院与社区卫生中心（站）或县级医院的水平一体化，使现代医院实现外部交易的内部化，充分利用其医疗资源为辐射区域的居民提供优质的医疗服务，实现居民享受医疗卫生资源的公平性和可及性。

二、现代医院法人产权归属的特点

1. 现代医院的所有权与经营权相分离

现代医院实现所有权和经营权的分离，出资者与医院的经营者通过契约明确各自的权利和义务。医院的出资者不必直接参与医院的经营，而是通过委托代理契约，明确委托代理双方的权利与责任，将经营决策权授予现代医院的院长或者医院管理委员会的CEO，使其按照出资人的利益要求从事经营活动。

2. 现代医院经营行为以社会公益性为标准

社会公益性的含义不是指患者就医成本为零，不是患者不支付医疗费用，而是相对于患者收入来评价，即用相对于患者的支付能力来界定其公益性，提高居民的收入，使患者的医疗支出占收入的比重越小，这样居民对医疗服务的价格越缺乏弹性，则医院的社会效应就可以体现出来。同时，现代医院应该具有高度的社会责任，就是有效地识别吸引、保持培育数量不断增长的忠诚顾客(这里的顾客不能局限于病人，应扩展到亚健康人群和健康人群中的潜在顾客)，重点体现人性关爱，重点关注顾客满意度。现代医院的经营以社会效益为导向，可以提升医院内涵，拓展发展空间，更好地履行社会责任。因此，现代医院的社会效益是第一位的，要以社会效益提升经济效益，以经济效益促进社会效益，两者实现良性互动，这就是现代医院经营行为的社会公益性的体现。

3. 政府是现代医院法人治理制度的制定者和监督者

过去，由于政府卫生主管部门精力放在医院发展、人员编制、经费调拨等具体事务上，导致政府卫生主管部门在宏观管理领域缺位，卫生资源配置过度向大城市、大医院集中；政府卫生行政部门对医院干预随意性大，同时难以对医院实施专业化的管理，在医院微观管理上"越位"；对于民营医院，由于对其管制严格，使其无法与公立医院进行公平竞争。因此，现代医院法人产权制度的设计要达到以下目的：医院的法人产权不是由政府控制，政府将倾注于政策的制定和医院经营行为的监管，政府卫生主管部门不会干预医院的日常经营，而是通过一系列的制度来控制医院的经营行为。

三、现代医院法人产权归属的优势

1. 有利于现代医院之间的公平竞争

民营医院在医保定点、科研立项、职称评定和继续教育等方面不能与公立医院享受同等待遇；对其在服务准入、监督管理等方面也是区别对待。过去，民营医疗机构没有形成与公立医院对等竞争的局面，主要是制度原因造成的，这主要包括两个方面：准入存在很大障碍；健康的成长条件受到制约。重新界定现代医院的产权归属可以改变政府对公立医院与民营医院的区别对待。所有的医院都面对相同的政策和评价标准，在同样的环境下，提供医疗服务，政府为医疗市场主体提供平等竞争的环境，支持社会资金发展各种医疗卫生事业，逐步改变医疗服务体系基本由公立医院包办的状况。

2. 有利于政府对医院的监管

通过这种新型的产权归属界定，政府卫生主管部门从繁重的医院管理中摆脱出来，政府可以重新配置医疗资源以满足不同利益群体的医疗需求，重点设计相应制度来控制医疗成本和提高服务质量。同时，借助医疗保障制度创新以推动医疗机构管理体制改革。从发展趋势来看，政府应采取相应的鼓励措施，引导和规范商业医疗保险的健康发展，并逐步使城镇基本医疗保险、合作医疗保险和商业保险发挥协同效应，从而使消费者自由选择不同类型的医疗服务，促进医疗机构管理体制的市场化竞争。

3. 有利于调动和发挥社会力量发展医疗卫生事业

在过去，社会力量办医从政策规定和实际操作看，都面临着发展平台和支持条件的限制。政府退出办医的角色，可以让社会资本进入医疗领域。现代医院产权归属的重新界定可以改善民营资本进入医院的发展条件和生存环境，正确引导和改善长期形成的对民营医疗机构的社会偏见，促进医疗供应能力的提升。

四、现代医院法人产权归属政策分析

(一) 政府实现福利政策

在卫生系统，政府福利政策的享受对象是广大的消费者，特别是患有各种疾病的病人，而且卫生机构的职工也是政府福利的享受对象，尽管在卫生系统承办政府福利政策实施的工作人员是卫生机构的职工，但是他们也应该享受政府的福利政策，因此，政府应该提高现代医院医技人员的福利。

(二) 建立新型的现代医院领导体制和管理体制

不仅要终止政府卫生主管部门和医院之间的上下级关系，而且要终止由政府决定医院院长人选的局面。医院要按现代法人治理结构组建领导班子，实行医院领导体制上决策权和执行权的分离。

（三）妥善界定国家和医院之间的产权关系

公立医院改制的必备条件是确保国有财产神圣不可侵犯。首先必须经过清产核资明确医院国有资产金额，包括无形资产和知识产权，并考虑地理位置和其他可带来级差收入的垄断优势。总之，从财政上改变计划经济下的实物产权观念，以及与此相适应的规章制度，是公立医院产权制度改革的实现条件。

第四节　现代医院的法人制度设计

一、现代医院治理结构的选择

通过界定现代医院所有者和管理者的责权，建立董事会或医院管理中心为核心的水平一体化医院经营模式，该模式主要是围绕医疗服务市场面临的"看病贵，看病难"的现象所设计的，预期建立以公益性为核心的现代医院绩效评估管理体系和医疗质量安全评价管理体系，严格控制现代医院建设标准和规模，严格控制特需医疗服务比例。部分现代医院可有计划、按步骤地进行优化重组，包括迁建、转型、改制、整合。建立院长任职资格、激励约束和问责奖惩等机制；改革医院的补偿机制，政府负责其基本建设和大型医用设备购置、重点学科发展、住院医师培训等，对其公共卫生服务给予转型补助，在此基础上，取消药品加成政策。医院由此减少的收入或形成的亏损，通过增设药事服务费、调整部分技术服务收费标准和增加政府投入解决。药事服务费纳入基本医疗保障报销范围。适当提高技术劳务型服务价格，降低药品、医用耗材、部分大型诊疗设备偏高的收费标准。

（一）现代医院法人治理结构

医院的最高权力部门是董事会或医院管理委员会，医院所有业务均隶属于董事会或医院管理委员会，实行董事会或医院管理委员会领导下的院长负责制。管理委员会的成员按一定的条件公开选聘。院长应是工商管理学或经济学专家，负责行政、医疗业务和财务管理事务，对管理委员会负责。只有这样才能真正实现医院"两权分离",建立规范、完善的法人治理结构,实现医院经营管理制度化。董事会或医院管理委员会是现代医院法人治理的主体,以政府和社会公共利益为导向,行使医院重大决策,制定医院发展规划和战略。医院的经营管理者由管理委员会来选择,并贯彻执行管理委员会的决策。医院的经营管理者拥有经营管理权,全面负责医院日常工作,定期向管理委员会汇报工作,接受其监督。

(二)现代医院的组织结构

构建现代医院水平一体化的组织结构如下图(见图6-1)。

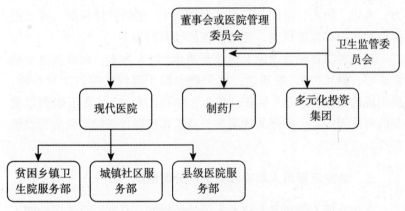

图6-1 最优交易成本下现代医院组织结构关系

这种组织结构具有以下优点:第一,医院不仅可以充分利用自身医疗资源为医院辐射区域的居民提供优质的医疗服务,而且可以向医疗资源匮乏的地区进行辐射,实现居民享受医疗卫生资源的公平性和可及性。第二,通过一体化的战略,降低患者的就医成本。医院通过兼并重组或政府主导等方式让那些有条件的医院实现外部交易的内部化,从而降低交易成本。第三,利用医药公司或制药企业的企业性质融合医院的优质资产,根据国家的相关法律实行整体上市,融资,这样可以缓解医院体现公益性而政府投资不足所引发的资金短缺,同时在资金充裕情况下进行多元化投资,借鉴我国社保资金的运作模式为医院提供更多的资金。在卫生监督委员会(类似国资委的功能和职责)的严格监管下进行业务开展和资金管理。

二、确立先进的现代医院经营理念

在现代医院经营问题上有两个方面需要加强：一是提高医疗质量。提高医疗质量的根本就是医疗技术进步及医疗科技创新。建立规范质量管理制度，在关键技术上获得自主创新成果，形成其特色和优势；第二，加强现代医院的经营管理。扩大现代医院经营管理内涵，逐步建立健全成本核算机制、收入补偿机制、资源优化配置机制、投资决策机制、支出约束机制等，有效利用各方面资源(财力、人力、物力、空间、信息、时间等)。建立审计机制、责任追究机制和内部监督机制，规范医院的经营行为。

现代医院在经营理论上应该是秉承"以人为本，以医济世，诚意正心，救死扶伤"的理念，这个理念源于现代医院的产权性质，提出现代服务理念是"专家、专业、专心、专注"，真正做到以患者的利益为中心，价廉质优服务，真正体现现代医院的社会公益性特点。

三、建立新型用人制度和灵活的分配机制

建立管理人员和专业技术人员聘任制度，有利于营造医院职工奋发、创新的工作环境；建立卫生人才的流动渠道，使卫生人才由"单位人"变成"社会人"；构建医疗卫生人才的培养机制，培养一批能适应现代医院发展需要、素质较高、结构合理的医技人才队伍。完善现代医院的激励机制，深化现代医院分配制度改革，探索适合医疗行业特点的岗位工资制，增加岗位竞争的激励；制定生产要素(如技术、管理等)分配办法和途径，激励创新。

四、理顺现代医院补偿机制

对体现医疗技术价值的劳务价格进行适当提高，通过兼并重组医药公司或制药企业降低药品价格。发挥资本市场和技术市场优势，探索依靠技术市场、资本市场和劳务收入补偿的新途径，改变现代医院依靠药品收益的补偿机制；通过兼并重组医药企业，外部

交易内部化，切断大部分药品的购销环节，降低医生寻租的概率，凸显医疗劳务的技术价值，切断医生与药品销售间的利益联系，通过制度规制"医生回扣"的现象，以便控制不合理的医药费用，实现现代医院的良性发展。因此，基于市场需求、资源结构和服务能力，现代医院应当在政府指导价的基础上构建灵活的价格运行机制，以激活现代医院和医疗服务市场。

第五节 现代医院法人治理制度优化

医疗市场是一个特殊的市场，现代医院应该以社会公益性为目标，而不应该是以盈利为目标。政府的改革不是为医院实行经济利益铺路的，政府为解决医疗服务"市场失灵"而干预时产生了医技人员的寻利行为，"大处方、过度医疗"是作为政府干预医疗服务市场的一种副产品而出现的，而且往往出乎政府预料之外。由于干预的方式方法不当，造成了协调失灵，是一种主观与客观相脱离的表现。它构成政府解决医改问题的潜在代价。

一、现代医院医技人员的管理制度

根据本书第四章的经济模型分析可知，尽管医院有相应的制度，但是医院的管理者在纵容医技人员寻利行为的同时，实现医院经济利益最优化。由于政府的无意创租，给医技人员带来了寻利的良机，与生产性的寻利相比，显然非生产性的寻利是一条获益的捷径，为保住和扩大这一"捷径"，由政府无意创租形成的既得利益群体结成了特殊利益集团（即医院及其利益相关者）。这一利益集团为了维护既得利益，他们竭力保持现行的政策双轨状态。因此，提出加大寻利的成本，减小寻利的收益，使寻利的净收益小于寻利的净成本，要从制度上全面、有效地抑制寻利，就必须做到"四不"，即使经济人不能为、不敢为、不必为和不愿为。因此，以制度创新治理医技人员的寻利行为需要建立如下制度：

（一）对医技人员建立科学的薪酬补偿机制

医技人员是一种特殊的人力资源，有效的医技人员激励结构应该既能反映人力资本水平,又能反映提供优质诊疗服务的水平。应该使提供高水平、优质诊疗服务的长期预期收益高于短期机会主义行为的收益。而当前的薪酬机制没有使医技人员的价值得到体现,应当建立以医技人员医疗水平和职业声誉为基础的薪酬机制,将医技人员的声誉和长期收益联系在一起,从而建立起对医技人员行为长期激励和约束的机制。如现代医院可以借鉴国外医院绩效评估体系设计的先进经验,运用平衡计分卡理论建立包括服务质量、工作效率等在内的评估体系,以此作为医务人员薪酬标准的科学依据。提高医技人员的收入水平有这样几种途径:一是提高诊疗服务费,通过提高诊疗服务费,体现医技人员劳动价值,使其付出的劳动与获得的报酬趋于一致;二是医技人员工资纳入财政专项补偿体系,使医技人员的工资大大高出社会的平均工资水平。借鉴国外的经验(如澳大利亚医技人员工资水平比社会平均工资水平高出很多,其薪资增长在过去20年达244%。护士入职薪金为年3.1万澳元,不过由于要轮班,一般比底薪多一些,有八年经验的注册护士的底薪为年4.3万澳元,而护士长的薪酬则达到年8.7万余澳元①。目前护士是以女性占大多数,男护士只占百分之十几),应该让我国的医技人员的工资水平高出社会平均工资水平3倍以上②。

(二) 实现严格的医技人员准入制度

该制度应该与医技人员准入制度结合起来,在我国,医技人员的准入制度相对比较宽松,医生基本上是实行"流水线"培养,主要是以医学高等院校的培养模式在培养,只要能拿到毕业文凭通过一定的执业考试(至于采取什么手段或方式通过考试难以界定)就成为所谓的"医生",至于在业务能力、职业道德等方面是否真正达标,很难用数据来佐证。建议政府卫生主管部门对医技人员制定严格的准入制度,这个工作可以分两步走:第一步,改革现有医药高等院校人才培养模式及教育制度,高校毕业生并不能马上从事医生这个职业,只能是临床医生助理,4年后参加全国统一的医生资

---

① 澳大利亚2011年《卫生统计年鉴》。
② 2011年《中国卫生统计年鉴》。

格考试，获得资格后实习两年，再经过全国临床实训技能考核，合格后才能正式成为医生、从事临床，才能享受医生高于社会平均工资的收入；第二步，对现有已经从事临床的医生根据工作年限及年龄的不同进行统一考核，就相关指标体系进行综合评分，确定其是否获得医生资格证、可以行医，不合格的给以1~2年的缓冲期，对其重新进行考核，不合格则吊销从医资格。

(三)执行严格的惩罚制度

该项制度与前面的制度相配套，医技人员的收入高、准入门槛高，医技人员在工作中表现出的寻利行为付出的代价也应当很高。一旦医技人员违反相关制度或规定，将给予高额的罚款，情节严重的吊销职业资格证，并终生不得行医。这样其寻利的机会成本很高，从而使医技人员对自己的违规行为负责。

(四)强化医务人员的角色意识

只有角色意识的建立和被强化，角色行为才有可能被正确及时地使用。医务人员的角色意识要在医学教育的后期乃至结束后才得以形成。强化医务人员的角色意识，首先要从医学教育一开始时就抓，如对学生开设医务角色行为课程，开展角色行为训练，角色转换练习，模拟不同求医求救信号，训练其对刺激的反应，使医务人员建立牢固的角色意识。

二、现代医院外部治理制度

现代医院法人治理结构实际上是在外部治理环境基础上的一套内生性制度安排。医院的内部治理和外部治理是一个紧密相连的整体，应当充分重视医院外部治理环境的建立。

(一)转变政府职能，做到医院与政府主管部门之间权责明确

政府对医院的管理只能是间接的、宏观的管理，而不能直接干预医院正常的业务经营活动，政府应该退出对现代医院正常的业务活动管理等微观层面的介入，充分利用财政、价格、人才引进等政策措施从宏观层面上引导医院沿着社会公益性方向发展。明确现代医院独立的法人地位，在经营过程中，现代医院凭借法人财产权，按照"逐步体现公益性"的原则，独立执行理事会决策，独立承担

相应的民事责任,履行相应的民事义务。

(二)制定法律法规

现代医院的正常运行需要立法同步,特别是要制定现代医院管理法律和医疗机构的组织法,前者是规范医院管理的运作规则、组织机构,及明确相应的权利和义务;后者则是规范医疗机构的设立、权利、组织、义务的法律。社会资本举办医疗机构的权利、义务、市场准入标准,也应通过立法予以明确,目的是使转制中出现的问题(产权性质、经营管理、产权设立、破产等)有法可依,同时也为现代医院创造了良好的竞争环境。现代医院具有独立的法人地位,这是我国医疗体制改革必须坚持的方向,是现代医院必须具备的基本要素,也是现代医院产权制度改革的关键所在。医技人员的能力和努力如果长时间同报酬不挂钩,对医技人员来说会逐渐丧失工作的积极性和动力,使其最大潜能得不到很好发挥,为了寻求自身效用最大化,就会根据医患信息不对称进行寻租,最终的结果就会出现"过度医疗、大处方",严重损害患者的利益,导致社会福利降低。因此,应尽快出台相应的法律文件约束医院管理层、医技人员以及患者的行为,使其在法律规定的框架下履行各自的职责,消除以往随意侵蚀和剥夺患者权利的现象,为现代医院法人治理创造良好的法制环境。

(三)鼓励和引导社会资本举办医疗机构

坚持公立医疗机构为主导、民营医院共同发展,加快形成多元化办医格局,是医药卫生体制改革的基本原则和方向,放宽社会资本举办医疗机构的准入范围,鼓励和支持社会资本举办各类医疗机构,进一步改善社会资本举办医疗机构的执业环境,促进民营医院持续健康发展。有利于增加医疗卫生资源,扩大服务供给,满足人民群众多层次、多元化的医疗服务需求;有利于建立竞争机制,提高医疗服务效率和质量,完善医疗服务体系。出台民营医院准入、执业、监管等方面的政策措施,结合实际,制定和完善鼓励引导社会资本举办医疗机构的实施细则和配套文件,消除阻碍民营医院发展的政策障碍,促进民营医院持续健康发展,为社会资本举办医疗机构营造良好氛围。

(四)建立现代医院信息发布制度

在现代医院提供医疗服务的过程中,医疗服务的供需双方非对称信息是导致医疗行为不规范、卫生费用过度增加的主要原因。在医疗保险制度构建和实施过程中,建议成立医疗成本审核委员会和建立医疗卫生服务信息发布制度,这些制度的建立必须由医疗保险管理部门、药品监督管理部门和卫生行政部门共同参与。具体而言,从两个方面来建立现代医院信息发布制度:

第一,医院之间。医院间的信息发布由卫生行政部门与医保机构共同进行,双方在共同研究、磋商、讨论基础上达成医疗服务信息发布的意见,充分利用卫生行政部门的行风调查、成本测算、医院评比数据,构建指标体系(包括服务态度、服务质量、行为表现、服务效率、患者满意度、价格水平等),按月或季度对医院实施单项、综合评价,并在新闻媒体上公布量化评价结果,定期发布指导价格,并寻求一套合适的基本医疗服务需求方案。

第二,医院内部。在卫生部门和医保制度的共同努力下,要求医院开展病人选医生制度与住院费用每日清单制度,对患者实行信息公开,增强医疗服务的透明度。除此之外,药品信息的发布也是这一制度的内容。药品信息的发布由药监部门和医保部门共同参与进行,定期向社会公布相关信息(如基本药物制度情况、招标采购药品数量、药品招标前后价格对比、医院药品总体价格水平等),将药店和医院主要药品价格信息(如批发价、零售价、出厂价等)编印成册,供参保人员使用。

(五)建立医疗服务第三方评价制度

治疗的恰当与否是医生的私人信息。要防止不恰当诊治,必须比较准确地界定什么是恰当诊治,并由专家利用恰当治疗的原则标准对医生诊治的个案进行比照衡量,做出判断。判断是否恰当治疗需要3个基本条件:一是价值中立的医疗评价专家;二是记录完备、真实的病历;三是医学科学中存在一般性的诊治原则。所谓价值中立,一方面是防止医疗评价专家因来源于医生而偏袒医生;另一方面又要容许医生正常存在的技术性失误,保护医生合法权益。做到价值中立,要求组织评价的机构不隶属于政府医疗行政部门

(政府医疗行政部门是非营利性医院的上级主管部门),还需要聘任医德品行端正,具有良好声誉,并拥有丰富的临床实践经验的医疗评价专家。这些医疗评价专家按照学科划分为若干评价组,通过病历抽样,负责对隐匿名称和姓名的医院和医生进行评价。以上评价的结果其实反映了医生投机性使用其私人信息的概率,称为"信誉指数",其公开发布以指导患者选择医院。在这里回避了看不见、摸不着的私人信息,取而代之的是一个简单的、患者易于把握的信誉度指标。在反复博弈的情况下,这一指标可以比较准确地反映医生的诚信以及医院的医疗服务质量,对医生和医院具有一定的约束力。在进行评估时,社会劳动保障部门与商业保险可以发挥积极的作用。公布医院的信誉度是一种公益性信息服务。保障这类信息服务的公信度和公正性需要政府积极创建借鉴性规则,引入政府、社会和个人之间相互促进、相互监督的机制。政府、社会、私人这三方面的互动和制约关系如果建立在良好的制度基础上能形成合力,将有助于进行制度创新,进行多样化制度安排。具体到医疗服务评价机制来说,在社会中介机构评价的同时,也要充分体现患者的诉求,赋予他们一定的评价权力。患者根据社会中介机构对医院的信誉评估来选择医院,在诊治结束后,患者可以依照自己的切身感受对中介单位的评价结果进行评价。如此形成一个中介评价机构监督医院、医院监督医生、患者监督中介评价机构的循环监督体系。

三、现代医院内部激励制度

现代医院的激励制度属于对称性的激励制度,既要激励医院院长,也要激励医技人员。只有这样,才能调动院长和医技人员间的互动关系,进而提高医院的效率。

(一)医院院长的激励制度

对医院院长的激励制度包括对医院院长的产权激励制度、声誉激励制度、市场竞争激励制度。

1. 产权激励制度

对医院院长的产权激励制度是关于现代医院产权如何授予医

院长的制度安排，在两个方面可以给医院院长带来效用，即享有在职消费的特权及满足权力、社会地位的需要，以及由此带来的额外物质利益。产权激励会对医院院长产生明显的激励作用，实践证明，激励程度越高，其效果就越好。

2. 声誉激励制度

对医院院长的声誉激励制度是指影响医院院长声誉的多种因素（如能力、努力、职业道德、社会评价、机遇等）间相互关系对医院院长产生的激励作用。好的声誉能赢得更多的利益，反之，差的声誉则会毁掉其职业生涯。故医院院长非常注重其在行业内的声誉。一般来说，医院院长的声誉激励效果表现为倒 U 形。在建院初期，医院院长的边际激励效果递增，当声誉到达一定高度，激励效果递减。

3. 市场竞争激励制度

对医院院长的市场竞争激励制度是指医疗服务市场、职业院长市场对医院院长行为的负激励和正激励作用。医疗服务市场的竞争显示了医院院长的能力和努力；职业院长市场的逐渐规范会使违规的医院院长面临被解雇的风险。

(二) 现代医院院长的监督机制

1. 医院院长必须接受董事会的监督

从原则上来看，院长仅贯彻执行董事会决定，但医院运营过程中，董事会和医院院长间存在信息不对称，以及院长在专业知识和技能方面相比于董事会成员具有优势，在实际的工作中，院长反过来会对董事会产生很大影响。从某种意义上来看，医院管理人员均是董事会成员，因此，董事会中应增加一定比例的外部董事以提高监督效果。

2. 院长受监事会监督

监事会既要对董事会运作进行监督，也要对医院院长的行为进行监督，以防止董事和院长相互勾结，同时，医院职工亦可以监督医院院长。因医院院长的决策会与职工切身利益有关联，医院内部职工更易观察医院院长的真实行为，故让职工参与董事会及监事会行使其监督权。

(三) 医技人员激励制度

1. 医院院长在对医技人员激励中的角色

对于医院院长来说，为达到委托-代理契约中的目标，他必须要在现代医院提供医疗服务过程中做出正确决策，并鼓励医技人员为实现其目标而努力工作。倘若医院院长的管理才能使其做出正确决策，则满足院长效用并达到目标的关键因素就是调动医技人员积极性、创造性。在现代医院治理结构下，医院院长同医技人员虽然都是董事会的雇佣者，但通过一定的激励机制，院长在某种程度上又代表董事会的利益，所以，医院院长同医技人员间的关系是二重的。一方面，医院院长作为董事会的雇佣者，同医技人员的利益具有一致性，因为他为了实现其效用最大化不得不同医技人员密切合作，并维护其利益；另一方面，医院院长是医院出资人的代理人，在管理医院的过程中维护董事会利益，董事会将建立相对完善的激励制度来使院长维护其利益，这样就会与医技人员利益不一致。尽管医院院长处于两难境地，但院长效用目标的实现取决于医技人员努力的程度，同时医院院长与医技人员的关系是否融洽又影响其在职业院长市场上的价值，并最终对现代医院的效率产生影响，所以，医院院长与医技人员的激励也是现代医院激励制度的重要内容。

2. 医院院长的目标

医院院长为了实现其效用最大化目标，在其职权范围内通过制定合理利益分配的制度安排，以激励医技人员做出最大的贡献。同时，还要在同政府谈判及订立合约中替医技人员争取利益，增加医技人员激励的范围和力度。

3. 院长对医技人员激励的设计

医技人员激励制度的设计要考虑这样一个假定前提：医院院长是否充分了解医技人员的全部信息。

第一，如果院长完全了解医技人员的信息，则医院院长可凭其在医院的地位获知医技人员的绩效和表现，并通过契约约定医技人员的收入，从而达到激励目的。

第二，假如医院院长不能得到医技人员的信息，则医院院长就可能针对人性假设来设计适合现代医院医技人员的激励制度。如果医技人员是经济人，医技人员追求自身利益最大化，则医院院长建立严厉的制度去约束医技人员的行为，只用物质激励作为手段，并惩罚违规者，该激励制度通常有较强的普遍性和稳定性。如果医技人员是社会人，医技人员在追求自身物质利益的同时还有情感和精神需要，则医院院长就会以人为本对员工进行管理，既进行物质激励还进行精神激励，不仅积极进行短期激励还加强长期激励。如果医技人员是复杂人，医院院长将对医技人员进行分类，深入分析其行为和效用函数，以此来设计激励制度。总体来看，医技人员激励制度包括产权激励制度、声誉激励制度、市场竞争激励制度和收益激励制度。

四、现代医院薪酬分配制度

在薪酬激励制度设计时，可以将薪酬激励制度与医疗服务市场竞争激励结合起来，因为医疗服务市场的收益是反映现代医院经营状况的一个基本指标，对医院院长努力程度、能力判断的标准就是医院的发展状况。现代医院的薪酬激励制度是医院出资者关于医院所有职员薪酬多少和发放方式的制度安排，医院职工的薪金起到的激励作用较小；职工的奖金是现代医院的短期绩效，与薪金相比较有较大的激励效应，但容易导致短期行为。因此，本书提出如下薪酬制度：

（一）实行年薪制

依据岗位责任的不同、承担风险的程度差异、技术劳动复杂程度以及工作量大小不同设计薪酬制度。健全的激励机制是将技术要素、责任要素、管理要素纳入其中进行分析来确定岗位工资，实现按岗定酬，从而将薪酬档次拉开，薪酬制定适当向优秀人才和关键岗位倾斜(尤其是医技人员的薪酬)，对那些水平能力贡献突出的技术管理骨干无法用简单工作数量评价其对医院和社会的贡献，因此，提出对其实行年薪制，通过年薪制反映其劳动价值。年薪制有较多的方式，如固定年薪、协议年薪等。

(二)提高医院总支出中的薪酬总额比例

人力资源是组织机构中最重要的资源,在核算机构成本时,医疗机构成本中的人力成本显得更重要,因此,人力成本在支出中往往处于比较大的部分。为了医院的可持续发展,必须加强人力资源管理,提高医院的行业竞争力,使医技人员的收入高于社会职业平均收入水平。同时,政府应调整医疗服务的价格政策,降低医院药品收入在医院总收入中的比例,增加工资总额支出和人员经费占医院总支出的比例。

(三)实行分类管理来制定薪酬

事实上,医院是由各类专业技术人员组成的,人员结构呈现多样化,如医生、管理人员、护士、后勤服务人员、医疗技术辅助人员等。类别不同的人员其责任、风险、技术含量、工作性质等存在较大的差别,需要对其采取分类管理,实施差别化的分配模式,在医院构建适合不同类别人员的考核评价体系,针对专业技术人员(如医生、护士等),根据其岗位责任、技术水平、风险、贡献、病人满意度、医疗质量等方面实行综合考核,而不是以工作数量的多少为评价依据给予薪金分配;一般来说,管理人员可分为普通、中级、高级,而高级管理人员薪酬的分配依据包括管理要素、贡献、岗位责任等;关于医疗技术辅助人员的薪酬设计上,应基于其成本核算的结果以及工作数量的大小来采取分配方式;对于后勤服务人员而言,应将实际能力、职业工种、服务数量和质量、技能等级等指标作为依据对其进行考核分配。

(四)建立医院风险激励基金

根据医院经营状况,从医院每年的利润中提取一定的比例作为医院的风险激励基金,该基金有两个用途,一是对于医院岗位不同、风险差异的人员在完成一定工作量时给予不同程度的风险奖励,该奖励的额度要超出医技人员的心理预期,具有较强的吸引力,同时对于违规的人员给予高额的罚金,并作为风险激励基金;二是当医技人员因非故意(通过专业评估和鉴定)而引发的意外医疗事故(包括患者或医技人员),需要补偿时,可以动用该基金予以弥补,这样有利于激励医技人员,这也是间接给予医技人员薪金激励。

五、现代医院的文化制度

现代医院的文化对内是一种精神的凝聚，对外是一种保障性的宣言。现代医院人力资本产权的实现效率与现代医院组织文化密切相关，实现现代医院人力资本产权，充分发挥现代医院人力资本的能动性还需要现代医院组织文化制度建设的及时跟进。一般情况下，每个医院组织都有着组织的趋同性看法、态度和价值观念等现代医院文化理念，这些现代医院文化对人才载体的行为具有制约和整合作用。因此，依此为参照加强现代医院组织文化建设，可以有效地规范主体行为，强化团队精神，提高组织绩效。加强现代医院组织文化建设是调动现代医院人力资本所有者的积极性，增强现代医院组织凝聚力，实现人力资本产权的又一制度安排。

第七章 本书主要研究成果

第一节 研 究 成 果

本书从新制度理论的视角来研究现代医院法人治理制度,首先探讨现代医院的财产权、交易成本和关键资源,并取得一定的研究成果。在研究成果的基础上,构建现代医院法人治理制度经济分析模型;运用投入-产出模型,将现代医院的投入、产出指标实行定量化研究;在经济分析的基础上,构建现代医院法人治理制度,使现代医院市场定位和社会定位保持一致、医院公益性和医院自身利益最大化相统一和医院提供的医疗服务具有正外部性。因此,本书的研究成果主要有:

一、现代医院法人治理制度的传导路径研究成果

1. 现代医院法人财产是由出资人投入的股本和经营期间负债形成的财产,是医院法人依法对法人财产所拥有的财产权利。法人财产权的本质是一种派生的权利,它不是所有权,而是经营权。通过对武汉市公立医院产权制度改革的研究发现,民营医院的病床使用率并不高,但呈现出较快的增长势头。从变化的趋势来看,公立医院与改制医院的病床使用率在增加,而民营医院却在一定范围内波动。民营医院年诊疗人次、出院人次发展速度大大高于公立医院和转制医院发展速度,呈现每门诊人次费用和每出院病人费用均持续上涨的趋势。公立、民营和转制医院在投入指标为床位和人员,产出指标为门诊人次和住院人次方面,其效率没有显著性差异。

2. 新制度经济学思想的核心是选择和确立合理有效的制度,

以降低交易成本。研究发现,在现行管理制度下,医院是以管理交易为主,契约或组织保障可以大大降低交易成本,这就是水平一体化的内在动力。当交易受到不确定性的影响时,人们就会在交易成本尽量低的情况下对不同的合约安排进行选择,交易成本不能随交易频率地增加而无限地减少,而是趋近于一个较低的常量。通过一个简单的合约框架来说明资产专用性对现代医院法人治理结构影响的经济分析,研究显示,通过强调技术、合约的治理保障措施,为比较现代医院法人治理制度、降低交易成本提供基础。机会主义行为的存在增加了交易成本。从不同治理模式对现代医院交易成本影响分析来看,在现代医院发展的初期,政府管制可以有效地降低交易成本,在医院进入稳定发展时期或者规模达到一定程度时,医疗服务市场可以降低交易成本。

3. 研究显示,医疗水平越高的人,占用医院资源的数量越多,获得医院的投资也越多。医技人员不受制度约束时医技人员利用自身所拥有的资源,表现出寻租行为。医技人员实施非生产性寻利(Directly Unproductive Profit-seeking,简称 DUP)行为条件是他们认为在实施该行为时,其预期收益大于其成本。当医技人员获得劳动报酬超过社会的平均报酬时,医技人员寻租的机会成本很大,则医技人员会放弃寻租;反之,会加大寻租。运用医院与医技人员的合谋模型进行分析得出,医院在某一给定的货币回报下,医技人员的努力越大,医院货币价值越大,同时,医技人员获得的效用也越大。当前医院和医技人员之间的默契行为,虽然带来了医院的利益最优化和医技人员效用最大化,但是造成的影响是患者的福利损失,即患者用于就医消费的消费剩余减少了。

4. 不同的利益相关者都会通过其利益代言人之间的利益关系而外化,在社会秩序和制度的约束下,平衡各利益主体的利益,建立相应的制度或制度创新以实现利益均衡。现代医院公益性功能的体现不仅仅是医院本身的问题,应该将其供应商的利益纳入分析框架,现代医院不仅仅要关注其内部成员的微观利益(如医生的诊疗费提高、医护人员劳动价值体现的问题等),还应该关注社会利益目标(如医院提供公共产品或准公共产品、降低患者就医成本、缓解医患矛盾等);而只有实现了微观利益与社会利益的兼顾与均衡,医院公益性的凸显才具有坚实的基础。

二、现代医院法人治理制度下经济分析模型研究成果

1. 研究显示,交易成本在一定条件下可以增强或者削弱公立医院(或民营医院)基于生产成本的比较优势,也可能抵消甚至逆转民营医院(或公立医院)基于生产成本的比较优势。诊疗服务是具有高度专业性和高度技术性的服务,供需双方处于较严重的信息不对称状况,在给定诊疗方案变量分布的情况下,随着医院给予医生的激励因子减小,医生选择无效率诊疗方案的可能性将增加。医生在无效率诊疗方案和有效率诊疗方案的私人收益的差距越大,医院的价值损失就越大,因此,医院和医生的选择就是:医院提高对医生的激励因子从而调动医生提供更多诊疗服务的积极性,这就印证了当前医疗市场出现的"看病贵"的现象,促使患者支付更多。

2. 由于存在交易成本,使得医院的经营行为发生了变化,医疗资源的集中趋势明显增强。同时由于外部性的存在,医院不仅存在为降低生产成本、提高服务效率而购买专利的主动购买动机,还存在为避免对手购买专利而对自己施加负外部性的被动购买动机。因此,从理论上证明了当前医院竞相提高诊疗技术,购买先进仪器,提高诊疗服务价格的内在驱动力。医院提供诊疗服务的过程中存在逆向选择或道德风险等信息约束问题,使得医院在提供诊疗服务过程中交易成本较高,进而增加了患者的就医负担。

3. 在分担契约成本约束参数假设条件下,构建了现代医院最优交易成本模型。当医院无法观察到医技人员的努力程度时,采用激励相容约束,应尽可能地增加工资或采用晋升等方式以激励其付出努力。按签约双方成本的分担建立两种约束控制参数,在信息不对称条件下,可以求出医技人员优化的利益期望值,通过成本最小化使医院的利益最优化。同时,在约束变量下进行现代医院运营成本控制,建立起成本控制的组合约束式和医院运营成本控制的目标函数式,从而联立解出约束变量的优化值,使成本的总和最小。

4. 现代医院主要的营运业务分为两个部分:一部分是经营药

品，一部分是提供诊疗服务。通过分析发现医院对诊疗业务和药品销售两个主营业务的偏重程度取决于两种业务的相对边际成本以及收入弹性。这个研究结果与现实中的医院出现的"大处方、过度医疗"、"以药养医"的局面是一致的。因此，医院在政府投入不足的情况下，医院以经济利益最大化来运营就可视为合理的经营行为，尽管与医院的定位目标相违背，但是符合组织存在的目标。医技人员通过非生产性寻利行为，不仅使医院员工的收入提高，而且医院也获得更多的营业收入，所以，医院利益最优化模型证明了，在当前"以药养医"的背景下，医院纵容医技人员寻租行为的必然性。基于我国当前的医保制度建立了医院与患者的收益平衡优化模型，差价合约可以使医患双方达到规避风险的作用，若医保支付比例过小，则不利于医院与医院之间竞争机制的发挥，社会效益得不到提高；若医保支付比例过大，容易引起医院利用医疗信息不对称来操纵医疗服务市场，抬高医疗服务价格。

5. 基于演化博弈理论研究显示，医院在与利益相关者之间进行博弈时，只有医院提出的主导契约被利益相关者接受时才能实行利益均衡，这也是符合当前我国医疗服务市场现状的。现代医院与利益相关者之间通过学习与协调，优化其决策，使得利益博弈均衡点收敛于不同均衡的结果，现代医院与其利益相关者之间进行演化博弈过程中，最终收敛于不同均衡的概率取决于系统演化的各参数。

6. 利用德尔菲法确定现代医院投入产出指标体系，包括8个一级指标，31个二级指标。采用随机抽样方法，抽取50家综合医院作为研究对象，基于Cobb-Douglas生产函数及修正模型，对其效率进行研究，结果显示，政府举办的医院的整体运行效率比民营医院低，这是由中国国情决定了的。从分析的结果来看，政府举办的医院要调整规模，提高其管理水平，以提高医院的效率。政府举办的医院应提高病床使用率、缩短平均住院日，以提高服务效率。对民营医院来说，重要的是创造公平环境，研究发现在中国医疗服务市场，民营医院的规模偏小，限制其发展。同时，民营医院的总体有效性的影响因素中医保政策是个非常重要的影响因素。因此，政府应该给国内的民间资本举办医疗机构创造一个公平的竞争环境（如职称评定、税收优惠等方面），这样可以使其形成良性竞争体制，从而使中国的医疗服务系统的服务效率提高。

7. 提出了现代医院公益性的界定标准：患者有支付能力是现代医院功能实现的基础，医院的公益性不是患者不支付医疗费用，而是相对于患者收入来评价；医院交易成本的补偿是现代医院提供医疗服务的前提，基本医疗保健服务才是医院公益性体现的重点，加大政府对医院交易成本补偿，建立规范的医疗服务价格机制，让普通的居民享受到优质价廉的基本医疗服务。故医院的公益性必须是基本医疗保健服务的公益性，医疗资源的合理配置是医疗服务可及性、公平性的必由之路。

三、现代医院法人治理制度的构建研究成果

1. 现代医院应该实现两权分离，建立以董事会或医院管理委员会为最高决策机构的法人治理结构，大量引入社会资本办医，丰富办医的形式，实行现代医院服务水平一体化，降低交易成本。通过兼并重组或政府主导等方式实现医院与社区卫生中心（站）或县级医院的水平一体化，使现代医院实现外部交易的内部化，充分利用其医疗资源为辐射区域的居民提供优质的医疗服务，实现居民享受医疗卫生资源的公平性和可及性。

2. 现代医院法人治理制度的特征是医院产权清晰、权责明确、政医分开、管理科学，医院成为经营公益化、发展福利化、管控约束的法人治理实体。在构建现代医院法人治理制度中，核心是建立现代医院的法人产权制度。服务对象不能局限于病人，应扩展到亚健康人群和健康人群中的潜在顾客。政府应采取相应的鼓励措施，引导和规范商业医疗保险的健康发展，并逐步使城镇基本医疗保险、合作医疗保险和商业保险发挥协同效应，从而使消费者自由选择不同类型的医疗服务，促进医疗机构管理体制的市场化竞争。

3. 提出现代医院诊疗服务一体化战略，通过兼并重组医药企业，外部交易内部化，切断大部分药品的购销环节，降低医生寻租的概率，合理体现医疗技术的价值，切断医生与药品经营企业之间

的经济利益联系，从制度上扭转"医生回扣"的弊端。取消药品加成政策，医院由此减少的收入或形成的亏损，建议通过金融市场进行资本运营，控制和支配资产运作，用较低的成本，实现规模效益。发挥技术优势和资本市场的优势，走出一条依靠资本市场、技术市场和劳务收入补偿的新路子。通过增设药事服务费、调整部分技术服务收费标准和增加政府投入来解决。适当提高技术劳务型服务价格，降低药品、医用耗材、部分大型诊疗设备偏高的收费标准。

4. 提出现代医院医技人员的管理制度。加大寻利的成本，减小寻利的收益，使寻利的净收益小于寻利的净成本，应当建立以医技人员医疗水平和职业声誉为基础的薪酬机制，将医技人员的声誉和长期收益联系在一起，从而建立起对医技人员的长期激励和约束机制。提高医技人员收入水平的途径有：一是提高诊疗服务费，通过提高诊疗服务费，体现医技人员劳动价值，使其付出的劳动与获得的报酬趋于一致；二是将医技人员工资纳入财政专项补偿体系。实现严格的医技人员准入制度，执行严格的惩罚制度和强化医务人员的角色意识。

5. 建立现代医院外部治理制度，通过转变政府职能，做到医院与政府主管部门之间权责明确、制定法律法规、鼓励和引导社会资本举办医疗机构、建立现代医院信息发布制度和医疗服务第三方评价制度，公布医院的信誉度是一种公益性信息服务，是加强现代医院内外部激励的制度。

第二节　主要的创新点

一、研究视角创新

在现代医院法人治理中引入新制度理论的分析方法，并拓展了研究思路，本书的研究假设并不是对传统医院法人治理研究假设条件的否定，而是根据环境的变化对过去研究的假设条件进行修正和拓展。一是对追求最大化的经济人假设的拓展，从医院所有参与者

第七章　本书主要研究成果

出发，探究是什么样的经济人，追求的是何种利益最大化。二是机会主义的行为假设。在这种现实制度环境中，医院所有参与者在利益最大化行为动机的驱使下，利用信息的不对称和正交易费用等客观经济现实，以违背对未来行动的承诺等不合法手段来获得自身利益。三是个人偏好的内生性假定。本研究把个人偏好作为对医院分析的一部分进行研究。四是理性有界的行为假定。利用该假定来说明医院所有参与者在进行决策判断时暗含着他们在做出选择时，所拥有的认识系统为他们提供了关于世界的真实模型。现有文献多是从医院改革、法人治理结构等角度研究现代医院，尚未发现从新制度理论的角度研究现代医院法人治理制度经济分析。本书是基于新制度理论的视角，拓展现代医院法人治理的研究领域，将制度的研究和经济分析置于一个统一的分析框架下，因此本书的研究具有全局性、前瞻性。

二、理论创新

本研究除了研究医院法人治理的相关内容以外，还探讨了现行的各种可供选用的有关现代医院法人治理的社会法规（产权）和医院如何影响参与者的行为、资源配置和均衡结果；在同样的法律制度下，医院的治理结构为什么会使参与者的行为发生变化等问题。一是对医院法人治理制度经济分析模型中的指标进行定量化的分析研究，综合运用规范分析法和实证分析法对现代医院法人治理制度的传导路径进行研究，具有一定的创新性。二是在分析医院法人治理制度时将现代医院公益性和医院自身利益最大化进行统一分析、将现代医院提供的医疗服务具有正外部性纳入研究的范畴，在理论上更具有系统性。

三、利益相关者研究创新

现代医院利益相关者通过对医院的所有权的分配进行谈判，谈判结果决定了医院的治理结构和治理模式，其理论思路也与我国医疗卫生体制改革的方向保持一致，顺应了我国医疗卫生市场环境变化的趋势，将现代医院的经营目标定义为多元的，其中既有社会性的、政治性的，也有经济性的。"新医改"前医院的经营目标是一元的，即按照市场经济规律来运行，其目的是实现医院经济利润最大化。与"新医改"前相比，将交易成本理论和利益相关者理论纳入现代医院的法人治理分析领域具有一定的创新性。

第三节 本书的不足

一、定性指标的量化分析欠缺

影响医院组织结构权变因素较多，其中常见的有医院所面临的环境、医院经营战略、医院规模、医院所处的生命周期，从而确定出组织结构的二级指标分别为组织决策的效率、组织沟通顺畅的程度、组织运行的效率、组织创新的水平。这些指标无法量化分析，缺乏数据的支持。因此，本书仅对可量化的指标值进行了分析研究，如投入产出模型的研究，选择一些数据可得性的指标进行了分析，但是在构建的指标体系中还有些无法量化的指标，如组织结构的部分二级指标、管理水平中的部分二级指标，无法进行量化分析，这成为本书研究的一个不足之处。

二、未能深入探讨公益性与医院利益最大化

本书研究只是突破以前对公益性的界定，对现代医院公益性的内涵和外延进行了分析，同时还分析了现代医院公益性的实现条件，但是对该定义下的其他内容未进行深入的探讨。同时未对现代医院公益性现状及国内外现代医院的运行机制进行分析，也未对现代医院运行机制影响因素和现代医院的公益性进行评价研究，这也是本书研究的一个不足之处。

三、真实数据获取存在一定的困难

由于我国医院统计制度、统计手段、统计信息服务意识不强、对统计工作的重视不够、统计专业人员业务水平和素质不高等因素，我国医院真实的运营数据比较难获得。因此，除了从历年的

《中国卫生统计年鉴》获得一些量化的数据外,还组织成员对湖北省 50 家综合医院进行了实际调查,在一定程度上获得了第一手数据。但是对现代医院的医技人员的寻租及医院经营行为问题的分析只能通过理论推导,未能进行量化分析,也成为本书的一个不足之处。

第四节　本项目的拓展方向

一、"新医改"下医疗服务体系的构建研究

"新医改"目标:"改革公立医院管理体制、运行机制和监管机制。公立医院要坚持维护公益性和社会效益原则,以病人为中心……鼓励地方探索注册医师多点执业的办法和形式……逐步将公立医院补偿由服务收费、药品加成收入和财政补助三个渠道改为服务收费和财政补助两个渠道。政府负责公立医院基本建设和大型设备购置、重点学科发展、符合国家规定的离退休人员费用和政策性亏损补偿……加快形成多元办医格局。鼓励民营资本举办非营利性医院。"我国公立医院产权改革应该分层次进行,如何保证基本医疗服务的公益性,如何发挥县级公立医院和社区卫生服务站以及卫生服务中心的功能,值得在本书研究的基础上进行拓展研究。

二、医院补偿模式研究

在本书研究的基础上,可以从医院成本、医院激励、医院效率和政府财力等四个方面研究医院补偿机制传导路径,探索医院补偿机制的内在机理,目的是使公共卫生资源得到合理的配置,在提高资源利用效率中体现医院的社会公益性。但是在本书研究中只是探讨交易成本的存在,在医院产权改革后,现代医院如何进行补偿,补偿的标准、补偿的模式未进一步深入探讨。

三、基于"医药分业"现代医院的制度重构研究

国内学者在探讨我国的医药分业问题时,大都是从医药分业能

否解决我国医疗卫生领域的现实问题以及配套制度是否完善的角度分析医药分业改革的必要性、可行性及难点问题。在"医药分业"背景下，构建什么样的制度使医院保持正常运营，同时凸显医院公益性？因此，这也可以成为本书研究的拓展研究方向。

四、医院管理委员会的资本市场研究

探讨现代医院管理委员会如何基于医院的经营管理，将战略投资拓展到资本市场，实现社会资本筹资多元化，以此来弥补政府对医院投资的不足，医院如何进行资本运作以及筹资的模式、监管等内容值得深入探讨，寻求不同于普通 IPO 的医院资本市场运作模式。

主要参考文献

[1] 李卫平. 公立医院法人治理模式与绩效管理[J]. 卫生经济研究, 2012(5): 16-18.

[2] 贺超. 公立医院在法人治理改革中如何做到其公益性[J]. 中国科技信息, 2012(1): 111-112.

[3] 韩优莉. 北京市公立医院法人治理结构改革的外部环境分析[J]. 中国医院管理, 2012(5): 5-7.

[4] 陈培钦. 公立医院法人治理下医师绩效考核标准体系创新研究[J]. 中国医院管理, 2012(8): 62-64.

[5] 张丽. 公立医院法人治理研究现状评析[J]. 医学与社会, 2012(9): 53-55.

[6] 朱乃庚. 基于利益相关者理论视角分析我国实行公立医院法人治理结构的可行性[J]. 中国卫生事业管理, 2012(5): 339-340.

[7] 柏高原. 我国公立医院法人治理——研究现状与未来展望[J]. 医院管理, 2012(1): 30-32.

[8] 柏高原. 我国公立医院法人治理的路径选择及政策建议[J]. 中国卫生政策研究, 2012(1): 11-15.

[9] 周靖. 我国公立医院法人治理结构下的管理者激励机制探讨[J]. 中国医院管理, 2012(9): 41-43.

[10] 柏高原. 我国公立医院法人治理结构研究综述[J]. 卫生软科学, 2012(2): 81-83.

[11] 吴丹. 公立医院法人治理结构与改革[J]. 中国医院管理, 2010(4): 9-11.

[12] 汪孔亮. 公立医院治理结构变革对战略绩效管理的影响研究

[J]. 中国医院管理，2010(12)：4-5.

[13] 易学明. 以法人治理推进公立医院管理自主化[J]. 中国医院管理，2011(4)：21-22.

[14] 余健儿. 公立医院法人治理探索与实践[J]. 中国医院，2011(5)：33-37.

[15] 陈敏. 探索建立和完善公立医院法人治理结构的途径[J]. 重庆医学，2011(2)：507-509.

[16] 陈宏. 建立以董事会为核心的公立医院法人治理结构的实践和思考[J]. 中国医院管理，2011(1)：9-12.

[17] 黄少瑜. 对公立医院法人治理结构的认识和思考[J]. 卫生软科学，2011(5)：291-293.

[18] 蔡江南. 我国公立医院治理结构改革的实现路径[J]. 中国卫生政策研究，2011(10)：33-38.

[19] 蔡江南. 我国公立医院治理结构改革的基本理论[J]. 医院管理，2011(10)：26-32.

[20] 湛志伟. 对完善公立医院治理结构的思考[J]. 政策研究，2012(6)：8-10.

[21] 吉琳. 公立医院法人治理结构改革难以绕开的三大难题[J]. 现代医院，2010(8)：1-2.

[22] 魏光波. 我国公立医院法人治理结构完善及治理模式研究综述[J]. 中国医院，2010(9)：20-22.

[23] 王国栋. 产权结构变革与民营医院可持续发展之思考[J]. 江苏卫生事业管理，2009(3)：11-13.

[24] 陈迎春. 产权式医院刍议[J]. 中国卫生经济，2012(8)：9-11.

[25] 毛克宇. 从产权理论看我国医院的产权归属和经营目的[J]. 北京理工大学学报，2009(3)：83-86.

[26] 邓云成. 公立法人产权法律制度新论——以公立医院为例[J]. 中国卫生法制，2009(3)：25-27.

[27] 王高玲. 公立医院产权制度改革与核心竞争力培育[J]. 中国药业，2009(4)：3-4.

[28] 刘勇. 欠发达与落后区域公立医院产权改革模式建议[J]. 中国医院管理, 2010(2): 8-9.

[29] 原学明. 未来医院产权模式趋向分析[J]. 经济师, 2009(3): 73-75.

[30] 王小丽. 我国公立医院产权改革探析[J]. 医学与哲学, 2010(3): 34-35.

[31] 郝玉. 我国公立医院产权改革研究[J]. 科技信息, 2010(1): 444-445.

[32] 李玲. 我国公立医院管理与考核的现状、问题及政策建议[J]. 中国卫生政策研究, 2010(5): 12-16.

[33] 宋平. 新形势下公立医院产权改革的探讨[J]. 中国卫生事业管理, 2010(2): 82-84.

[34] 胡小璞. 新医改方案中公立医院产权解读[J]. 社区医学杂志, 2010(8): 3-4.

[35] 刘勇. 转型期公立医院产权制度选择与政府行为[J]. 中国医院管理, 2009(12): 26-28.

[36] 杜乐勋. 医院资本经营的战略和策略[J]. 现代医院管理, 2005(3): 45-48.

[37] 张铎. 北京市国有医院产权制度改革基本目标与保障[J]. 北京社会科学, 2005(1): 21-25.

[38] 任萍. 大连地区企业医院产权制度改革的实践与思考[J]. 医学与哲学, 2005(5): 23-25.

[39] 许淑君、马士华等. 供应链企业间的交易成本研究[J]. 工业工程与管理, 2001(6): 25-27.

[40] 董军. 当前我国医院产权资本经营理论和实践上的误区[J]. 中国医院管理, 2005(4): 5-6.

[41] 石秀杰. 对医院产权制度改革的几点认识[J]. 实用全科医学, 2005(3): 271-272.

[42] 王前强. 公立医院产权性质刍议[J]. 卫生经济研究, 2005(5): 8-9.

[43] 冯显威. 公立医院产权制度改革理论与模式分析[J]. 医学与

哲学, 2005(5): 18-20.

[44] 郑雪倩等. 国外公立医院法人治理结构模式研究[J]. 中国医院, 2007(5): 8-10.

[45] 朱伟良. 论现代医院制度的构建[J]. 中国医院管理, 2003(2): 6-8.

[46] 吕长江、肖成民. 最终控制人利益侵占的条件分析——对LLSV模型的扩展[J]. 会计研究, 2007(10): 82-86.

[47] 宫明波、黄少安. 格罗斯曼-哈特-莫尔模型评析[J]. 经济学动态, 2002(12): 78-80.

[48] 江芹、高继明等. 对医院产权制度改革的思考[J]. 中国卫生经济, 2003, 22(11): 27-29.

[49] 韩慧娟、袁淑英. 对医院产权制度改革"两权论"思考[J]. 卫生经济研究, 2002(9): 42-43.

[50] 褚福建. 对部分公立医院股份制改造的现实思考[J]. 卫生经济研究, 2009(3): 19-20.

[51] 王素云、李天珉. 对医院实行股份制的思考[J]. 中国卫生经济, 2003(5): 22-49.

[52] 石健、周子君. 法人治理结构在政府举办的非营利医院中的应用探讨[J]. 中国医院, 2003, 7(3) 12-15.

[53] 谭间、苏卫东. 公立医院法人治理的理论分析[J]. 中华现代医院管理杂志, 2005(2): 125-127.

[54] 王淑娟、石晓宇. 体现公立医院公益性的补偿机制与运行机制研究[J]. 卫生经济研究, 2010(8): 42-43.

[55] 胡苏云. 公立医院补偿和运行机制分析:问题和对策[J]. 中国卫生经济, 2006(7): 11-13.

[56] 阎肖凯. 公立医院的补偿机制、运行机制及监管机制的探讨[J]. 财税统计, 2010(9): 24-28.

[57] 马雷、李道苹等. 我国公立医院补偿机制现状浅析[J]. 中国医院管理, 2011(7): 7-9.

[58] 段德龄. 现行公立医院补偿机制的缺陷与对策[J]. 管理观察, 2010(33): 206-207.

[59] 岳瑞娟. 适应新医改要求，进一步完善公立医院补偿机制[J]. 经济论坛, 2009(9): 56-58.

[60] 侯婷. 完善公立医院补偿机制的思考[J]. 经济与管理, 2010(9): 53-56.

[61] 白帆. 对公立医院管理体制的几点思考[J]. 现代经济, 2008(7): 139-141.

[62] 马进. 创新公立医院管理体制[J]. 中国卫生, 2009(5): 36-37.

[63] 李华、俞卫. 我国公立医院管理体制和运行机制改革的进展与难点[J]. 中国卫生政策研究, 2011(7): 28-29.

[64] 程之红、徐德武. 管办分开下公立医院运行机制改革与实践[J]. 中国医院管理, 2010(2): 54-56.

[65] 陈万春、孙希昌. 关于规范公立医院管理体制与运行机制研究[J]. 中国卫生经济, 2011(5): 68-70.

[66] 吉琳等. 公立医院管理体制、运行机制的制度再设计[J]. 中国医院, 2008(9): 26-28.

[67] 陈曙光、范萌等. 公立医院管理体制改革和运行机制改革调查分析[J]. 中国卫生事业管理, 2003(6): 325-326.

[68] 欧景才、吉琳等. 公立医院管理体制与运行机制改革的探讨[J]. 中华医院管理杂志, 2008(10): 659-661.

[69] 马进. 创新公立医院管理体制[J]. 中国卫生, 2009(5): 36-37.

[70] 张理智. 从医疗的本质谈医疗体制改革[J]. 卫生经济研究, 2008(11): 12-14.

[71] 黄利鸣、黄洋. 基于公益性的我国公立医院运行机制分析[J]. 中国医院管理, 2010(5): 1-3.

[72] 徐开林、刘晓萍. 公立医院运行机制改革的实践与探索[J]. 中国医院管理, 2011(3): 78-79.

[73] 李磊等. 对公立医院运行机制改革的思考[J]. 卫生经济研究, 2010(4): 7-9.

[74] 方如平. 我国公立医院运行机制改革的思考[J]. 中国医院管

理,2009,29(8):5-6.

[75] 蔡庆福等. 公立医院运行机制的市场、政策失灵和完善财政补偿机制的思考[J]. 中国科技信息,2010(18):170-171.

[76] 邓建新. 公立医院运行机制弊端分析与改革[J]. 解放军医院管理杂志,2011,18(12):45-47.

[77] 郝瑞文等. 城市综合医院内部运行机制探讨(附医院并购案例分析)[J]. 齐鲁医学杂志,2009,24(4):367-368.

[78] 刘崧. 改革公立医院经济运行机制[J]. 卫生经济研究,2009,(5):19-21.

[79] 卢兴烈. 转变运行机制、加强内部管理加快推进公立医院改革[J]. 决策探索,2010(14):9-11.

[80] 陈献东. 医院内部运行机制改革的实践和探索[J]. 右江民族医学院学报,2011(2):237-239.

[81] 罗志阳. 再论科学构建公立医院内部管理模式[J]. 中国医院管理,2008,28(2):1-4.

[82] 廖康恕等. 创新体制机制 构建公立医院运行的新模式[J]. 中南六省(区)卫生经济学术研讨会暨第二十四次学术会议,广州,2010.

[83] 陈险峰. 实施临床路径是完善公立医院运行机制的重要举措[J]. 江苏卫生事业管理,2009,20(5):14-15.

[84] 吉琳等. 创建适应医药卫生体制改革的公立医院五大运行机制[J]. 现代化纵论,2009,9(4):10-12.

[85] 李淮涌等. 公立医院经济运行博弈分析和机制选择[J]. 解放军医院管理杂志,2010,17(5):428-430.

[86] 林汉利等. 建立低成本运行机制促进医院和谐与发展[J]. 中国医院管理,2008,28(2):52-53.

[87] 尹春艳等. 建立政府对公立医院监管的长效运行机制[J]. 中国医院,2008,12(9):35-37.

[88] 方鹏骞等. 取消药品加成对公立医院运行模式的影响[J]. 中国医院管理,2009,29(5):4-6.

[89] 胡盘秀. 新医改催生公立医院运行管理新机制[J]. 医院管理

论坛, 2010, 27(7): 12-14.

[90] 包黎刚、易利华. 医改新形势下公立医院运行机制三项改革之试行探索[J]. 医院院长论坛, 2010, 7(1): 52-56.

[91] 毛志民. 体制和机制问题是公立医院改革的关键[J]. 中国卫生经济, 2008, 27(9): 34-36.

[92] 李凤. 对医院绩效分配的思考[J]. 卫生经济研究, 2009(7): 48-49.

[93] 庄俊汉等. 基于委托代理关系的公立医院院长激励约束机制研究[J]. 中国医院管理, 2007(10): 34-36.

[94] 胡洋、戴萌. 基于委托代理理论的公立医院内部激励约束机制研究[J]. 中国医院管理, 2009, 29(10): 37-39.

[95] 张利萍、郑彦玲、王春燕. 信息非对称条件下委托-代理关系的公立医院激励约束机制研究[J]. 科技情报开发与经济, 2010(14): 189-191, 201.

[96] 周莹. 深化公立医院绩效分配激励机制改革[J]. 中国美容医学, 2010(3): 356-358.

[97] 解伟. 发展民营医院, 政府有心也有苦[J]. 中国卫生, 2009(8): 36-37.

[98] 张宇坤、童仁. 欧盟国家公立医院及非营利性私立医院的资金筹措和计划[J]. 国外医学·卫生经济分册, 2004(4): 164-170.

[99] 储振华. 美国非营利性医院与营利性医院比较研究[J]. 国外医学·卫生经济分册, 2001(3): 97-100.

[100] 林美华. 福州市民营医院的现状与发展[J]. 卫生经济研究, 2001(29): 29-31.

[101] 孙婧. 论产权改革中国有民营医院法人治理结构的构建[J]. 中国卫生质量管理, 2004(3): 8-10.

[102] 曲江斌、孟庆跃. 市场经济转轨时期的政策与民营医疗机构发展[J]. 中国卫生经济, 2004(9): 8-10.

[103] 北京大学公共卫生学院. 中国民营医疗服务的作用与范围研究[J]. 国外医学·医院管理, 2002(3): 4-6.

[104] 曾广基、郭荣平等. 肿瘤专科医院医疗质量管理绩效评价体系[J]. 现代医院, 2006(10): 1-3.

[105] 王国军. 医疗保险、费用控制与医疗卫生体制改革[J]. 中国卫生经济, 2000(19): 5-6.

[106] 胡善联. 对医疗体制改革的思考[J]. 中国医院管理, 2004(5): 1-3.

[107] 任益炯、欧崇阳等. 多点行医对医疗卫生系统的影响[J]. 解放军医院管理杂志, 2009(8): 727-728.

[108] 陈文. 寻求公立医院改革试点的突破[J]. 中国卫生, 2010(1): 29-30.

[109] 张雷、张军等. 基于需求流动网降低交易成本的动因分析[J]. 现代物流, 2007(10): 84-86.

[110] 郑小迎、陈金贤. 有交易成本的期权定价研究[J]. 管理工程学报, 2001(3): 35-37.

[111] 夏骏军. 论保险市场交易成本的构成及控制方法[J]. 企业技术开发, 2006(11): 75-77.

[112] 杨元泽、童菲等. 交易成本对市场波动性的影响：来自中国股市佣金改革的证据[J]. 生产力研究, 2010(1): 104-107.

[113] 陈应侠、叶松勤. 企业交易成本及其控制[J]. 企业发展, 2008(6): 119-123.

[114] 黄新华. 政治过程、交易成本与治理机制[J]. 厦门大学学报, 2012(1): 16-24.

[115] 蔡赛男、吴海民. 基于交易成本视角的企业第四利润源泉研究[J]. 企业战略, 2012(4): 29-32.

[116] 张旭昆. "交易成本"概念：层次、分类[J]. 商业经济与管理, 2012(4): 64-70.

[117] 唐勇、陈继祥. 存在交易成本的权证避险策略实证研究[J]. 上海管理科学, 2009(6): 24-26.

[118] 万华林、陈信元. 治理环境、企业寻租与交易成本——基于中国上市公司非生产性支出的经验证据[J]. 经济学, 2010(1): 553-569.

[119] 侯铁锋. 从企业会计视角看交易成本[J]. 经济研究, 2007(4): 93-94.

[120] 解慧英, 杨丽等. 浅谈医院实行产权制度的几种形式[J]. 中国医院管理, 2002(7): 56-57.

[121] 田文华. 现代医院产权制度研究[J]. 卫生经济研究, 2005(1): 9-11.

[122] 李吾尔、王继武等. 浅论我国医院产权制度改革的发展方向[J]. 中国医院管理, 2003(3): 4-5.

[123] 杜乐勋. 关于国有医院产权制度转化与治理结构问题[J]. 中国医院管理, 2003(7): 5-6.

[124] 薛海宁. 医院产权制度改革的策略选择和制度安排[J]. 中国卫生法制, 2004(2): 12-15.

[125] 陈东旭. 医院产权制度创新的基本思路[J]. 理论与探索, 2003(1): 45-46.

[126] 程广德. 浅议医院产权制度改革方法[J]. 中国卫生事业管理, 2001(7): 388-389.

[127] 杨声辉、蒋映纯等. 医院产权与会计关系论[J]. 中国卫生经济, 2003(10): 57-58.

[128] 孙晓明. 公立医院管理体制改革战略思考[J]. 中国卫生资源, 2003(11): 249-251.

[129] 郝秀兰. 公立医院法人治理结构研究[J]. 中国医院, 2007(5): 1-2.

[130] 梁铭会、邓利强等. 公立医院法人治理结构改革[J]. 中国医院, 2007(5): 15-18.

[131] 吴小南、刘菲菲等. 浅议公立医院法人治理结构与医院管理体制改革[J]. 福建医科大学学报, 2007(6): 1-5.

[132] 王霞、郑雪倩等. 公立医院法人治理结构现状综述[J]. 中国医院, 2007(5): 2-4.

[133] 韩玉珍. 基于信息不对称的我国公立医院过度医疗治理研究[D]. 哈尔滨工程大学博士论文, 2008.

[134] 马玉琴. 农村医疗卫生服务系统建模与政策研究[D]. 第二

军医大学博士论文，2009.

[135] 陈欣. 公立医院激励约束机制研究[D]. 天津大学博士论文，2005.

[136] 刘忠民. 中国医院经营者激励与约束机制研究[D]. 上海交通大学硕士论文，2005.

[137] 刘岩. 医院人力资本定价与增值激励研究[D]. 天津大学博士论文，2006.

[138] 徐茂国. 中国公立医院激励性薪酬体系的设计研究[D]. 西南大学硕士论文，2008.

[139] 赵军. 公立医院战略成本管理理论与实证研究[D]. 同济大学博士论文，2006.

[140] 张莉. 中国医院治理结构与治理效率研究[D]. 同济大学博士论文，2009.

[141] 庄霞. 综合医院关键绩效评价指标体系研究及应用[D]. 山东大学硕士论文，2006.

[142] 周莉. 分层知识平台下医疗服务流程的绩效改善策略研究[D]. 天津大学博士论文，2008.

[143] 张文东. 医院绩效管理体系的研究[D]. 江苏大学硕士论文，2009.

[144] 赵军. 公立医院战略成本管理理论与实证研究[D]. 同济大学博士论文，2006.

[145] 张莉. 中国医院治理结构与治理效率研究[D]. 华中科技大学博士论文，2009.

[146] 庄霞. 综合医院关键绩效评价指标体系研究及意义[D]. 山东大学硕士论文，2006.

[147] 刘念. 新医改形式下我国公立医院运行机制的研究[D]. 宁波大学硕士论文，2011.

[148] 董云萍. 公立医院公益性运行机制初步构建[D]. 华中科技大学博士论文，2010.

[149] 井国兰. 某三级甲等医院医保患者住院费用构成及相关因素研究[D]. 山东大学硕士论文，2009.

[150] 卢山冰. 21世纪西方利益相关者理论研究[D]. 厦门大学博士学位论文, 2007.

[151] 肖元涛. 利益相关者参与公司治理研究——来自30家企业的调查[D]. 浙江大学硕士研究生论文, 2004.

[152] 王世玲等. 吴明：公立医院改革核心是管理体制[N]. 21世纪经济报道, 2010-03-05.

[153] 余健儿. 公立医院管理体制与运行机制创新[N]. 国际医药卫生导报, 2004(17)：34-37.

[154] 方鹏骞. 中国公立医院法人治理及其路径研究[M]. 科学出版社, 2010.

后 记

经历了二十多个月的心耕笔耘,将多年来的思索和探研化作这薄薄的一册。其中凝聚着导师、本书的评阅老师、家人和自己的辛劳和汗水,寄托着自己追求理论研究与实践应用之完美结合的理想,也蕴含着我未来理论研究工作和实践工作的新高度和新起点。

在本书完成之际,首先要感谢我的导师张华容教授、陈涛教授,是他们带我走进学术的殿堂,并在我研究课题期间给予我许多细心的指导和热情的帮助,用他们的智慧和眼界为我的研究工作指明了正确的方向,他们务实、进取、严谨的工作风格激励和感染着我和他们身边的每一位学生。同时也感谢李习元教授、黄明安教授对本书提出的宝贵意见和建议。

在此还要衷心感谢一直以来默默承担起全部家务、用行动给了我无言帮助和支持的善良妻子刘薇薇和懂事聪慧的女儿李秋潇,我所走出的每一步都与她们息息相关,都有她们的支持和鼓励,她们是我最好的精神支柱,没有他们的鼓励和支持,我很难完成项目的研究及本书的撰写工作,谢谢你们对我的支持和理解。

在这里向所有给予我帮助的老师、同学、同事、朋友致以诚挚的谢意!

李习平

2013 年 12 月

于武昌县华林